MÉTIERS ET SCIENCES DE LA SANTÉ

GUIDE INFIRMIER

Pharmaco & médicaments

Étudiants et professionnels

André Le Texier

Docteur en pharmacie
Diplômé en hygiène hospitalière – Infections nosocomiales
Intervenant en pharmacologie
dans les formations :
- IFSI Semestres 1, 3 et 5 (UFR Santé Versailles-St Quentin en Yvelines),
- Master I Infirmiers anesthésistes (ERIA – Hôpital de Saint-Germain-en-Laye - UVSQ),
- Licence Imagerie médicale et radiothérapeutique (ENCPB – Paris).

SUP FOUCHER

ISBN : 978-2-216-17133-0

PAPIER CERTIFIÉ

FOUCHER s'engage pour l'environnement en réduisant l'empreinte carbone de ses livres.
Celle de cet exemplaire est de :
1.2 kg éq. CO_2
Rendez-vous sur
www.editions-foucher-durable.fr

Achevé d'imprimé en Espagne à Basauri par Grafo
Dépôt légal : 17133-0/01 - Août 2024

PRÉAMBULE

La sortie de cette nouvelle édition du « Guide infirmier pharmaco & médicaments » représente toujours un moment fort pour son auteur.

L'année 2023 que nous avons traversée montre les limites de notre système de santé. Outre les difficultés rencontrées par les pharmaciens titulaires d'officine pour trouver des successeurs à la reprise de leur activité, et donc la crainte de voir disparaître un service aux patients, l'offre en médicaments se trouve contrainte par de nombreux blocages de production à plusieurs maillons des chaînes de valeur. Ceci génère des tensions d'approvisionnement et une explosion des coûts (production, approvisionnement, etc.).
En plus de ces difficultés d'approvisionnement matériel, l'accès à la main-d'œuvre s'est montré plus difficile au cours de l'année.
Il faut pourtant que les futures générations de soignants gardent la foi en leur métier.

Grâce à cet ouvrage, je souhaite que les étudiants en soins infirmiers puissent compléter leur formation théorique à partir des fiches mémos élaborées, et ce, dans le but de permettre à chacun de comprendre le mécanisme d'action du principe actif et de mémoriser les principales indications des médicaments décrits. Par ailleurs, en lien avec les données de pharmacodynamie et de pharmacocinétique, les étudiants seront amenés à mieux intégrer les principaux effets indésirables, les éventuelles interactions médicamenteuses et les contre-indications majeures à l'emploi des médicaments des différentes classes ou familles thérapeutiques.
Pour se familiariser avec la notion de médicament, les premières fiches mémos rappellent l'histoire et la conception des médicaments.
En outre, les aspects réglementaires et généraux de la délivrance ainsi que l'administration des médicaments sont développés afin de pouvoir maîtriser les précautions à prendre avant usage professionnel du médicament. Pour un aspect pratique fondé sur les différentes activités de soins, les fiches mémos sont groupées selon les spécialités médicales. L'index relatif aux notions abordées au cours des différents chapitres figure en début d'ouvrage. De plus, l'index alphabétique des DCI des principes actifs et des noms commerciaux des médicaments facilite la recherche ciblée dans les mémos.

Cet ouvrage est destiné aux personnes soucieuses de comprendre les enjeux liés tant à la production par les industries pharmaceutiques qu'à la prescription, l'administration des médicaments et à la santé publique. Un public très varié peut y trouver une aide efficace, aussi bien pour la révision des contenus des modules de pharmacologie inscrits dans le référentiel de formation initiale que pour la mise à jour de ses connaissances sur le médicament. En plus des étudiants en soins infirmiers, il s'agit en particulier des étudiants inscrits en PACES (médecine, odontologie, pharmacie, maïeutique).

J'espère répondre aux attentes pédagogiques de ces étudiants et leur souhaite une bonne formation, un avenir professionnel à la hauteur de leurs ambitions et de leur dévouement

André LE TEXIER

SOMMAIRE

SOMMAIRE

SOMMAIRE

SOMMAIRE

INDEX DES NOTIONS

Chaque mot indexé renvoie au numéro de page

INDEX DES NOTIONS

L'ANTIQUITÉ

FICHE 1

PARTIE 1

Les plus anciennes preuves écrites de l'usage de médicaments remontent au IIIe millénaire av. J.-C. Il s'agit de tablettes sumériennes découvertes à Nippur. Elles prennent la forme d'un codex décrivant une longue liste de « recettes ».

1 L'AVÈNEMENT D'HIPPOCRATE ET DE GALIEN

L'histoire de la pharmacie remonte à la plus haute Antiquité. On n'y retrouve pourtant pas de personnage identique au pharmacien actuel. La principale raison est qu'à cette période les fonctions de médecin et de pharmacien étaient confondues.

Deux personnages marquent la période de l'Antiquité : **Hippocrate** et **Galien**.

A HIPPOCRATE LE GRAND OU HIPPOCRATE DE COS (460-377 AV. J.-C.)

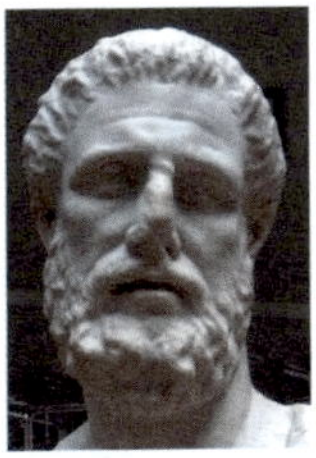

By ESM, CC BY-SA 4.0, via Wikimedia Commons.

Philosophe grec, il est considéré comme le « père de la médecine ». Il a fondé en 420 av. J.-C. l'école de médecine hippocratique qui a révolutionné intellectuellement la médecine en Grèce antique. Il est réformateur car il a séparé cet art des autres disciplines de la connaissance faisant ainsi de la médecine une profession à part entière. En particulier, il a fait avancer l'étude systématique de la clinique médicale en compilant la somme des connaissances médicales des écoles précédentes. Il a institué des règles éthiques entre le médecin, son patient et la collectivité, ainsi que les principes régissant l'exercice de la profession à travers le serment d'Hippocrate.

B CLAUDE GALIEN OU GALIEN DE PERGAME (129-201 APR. J.-C.)

Galien est un médecin grec de la période de l'empereur romain Marc Aurèle. Ce dernier appela Galien et lui confia la santé de son fils Commodus.

Considéré comme l'un des pères de la pharmacie, il a eu une influence durable sur la médecine du Moyen Âge. Dans son schéma de physiologie humaine, Galien reprend la théorie des humeurs d'Hippocrate fondée sur les quatre éléments (terre, eau, air et feu) décrits par Aristote qui, combinés aux 4 qualités physiques (chaud, froid, humide, sec) ont une influence sur les quatre humeurs (sang, bile, pituite et atrabile).
De plus, il décrit quatre tempéraments classant les hommes en sanguins (chaleureux et aimables), flegmatiques (lents et apathiques), colériques (emportés et prompts à réagir) et mélancoliques (tristes et déprimés).

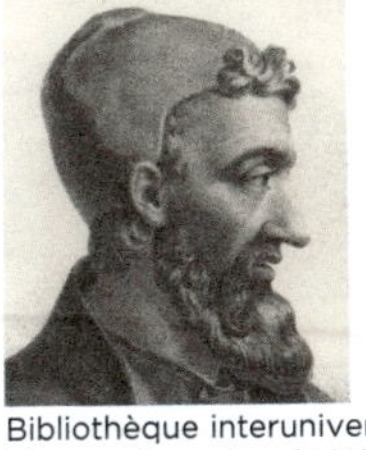

Bibliothèque interuniversitaire de Santé, Licence Ouverte, via Wikimedia Commons.

L'importance donnée par Galien à la **saignée** comme remède « universel » à n'importe quelle maladie a influencé les pratiques médicales occidentales jusqu'au XIXe siècle. Enfin, il a donné son nom à la **pharmacie galénique**, science de la mise en forme des médicaments.

2 LES SPÉCIALISTES DE LA BOTANIQUE

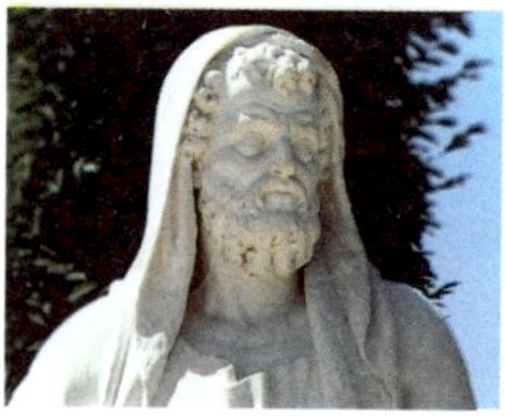

By Coyau, CC BY 3, *via* Wikimedia Commons.

A THÉOPHRASTE (372-288 AV. J.-C.)

Spécialiste de la botanique, il décrit dans ses manuscrits, *Histoire des plantes* et *Causes des plantes*, plus de 500 plantes (exemples : pavot, ciguë, mandragore, hellébore) avec leurs propriétés et leurs toxicités.

B DIOSCORIDE (40-90 APR. J.-C.)

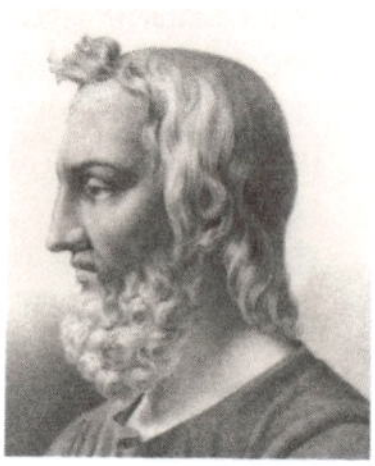

Bibliothèque interuniversitaire de Santé, Licence Ouverte, *via* Wikimedia Commons.

Plus tard, Dioscoride, médecin, pharmacien et botaniste grec, écrit son ouvrage *De materia medica* qui précise la description et l'utilisation médicale de plus de 500 plantes.

Il est à l'origine d'une méthode empirique d'observation du monde des plantes médicinales répandue de l'Antiquité jusqu'au XVIIIe siècle appelée « Théorie des signatures ». Selon ce principe, la forme et l'aspect des plantes est à rapprocher de leurs propriétés thérapeutiques : *similia similibus curantur* ou « les semblables soignent les semblables ».

Durant cette période, les formes pharmaceutiques employées pour l'administration des remèdes sont basées sur l'infusion, la décoction, la macération. Ce sont en particulier des potions, des inhalations, des onguents, des pilules, des suppositoires et des collyres.

FICHE 2

DE L'ANTIQUITÉ À LA RENAISSANCE

PARTIE 1

Les médecins et les futurs apothicaires

La première mention d'une association de prescripteur des drogues et de celui qui les délivre au public date du Ve siècle après J.-C.
Le philosophe Olympiodore écrit ainsi : « le médecin prescrit et le pigmentarius exécute l'ordonnance ». Le pigmentarius pourrait être ainsi comparé à l'ancêtre des apothicaires et des pharmaciens modernes.
Au VIe siècle, les chrétiens nestoriens créent à Gondishapur (Perse) une grande école de médecine, l'Academia Hippocratica. Entre les VIIe et Xe siècles, les califes de Bagdad désignent les nestoriens comme médecins attitrés. Les textes gréco-romains dont ceux de Galien sont alors traduits en arabe.

1

A AL RAZI OU RHAZÈS (865-932)

Al Razi fut médecin, chimiste et philosophe de l'ancienne Perse. Il est souvent considéré comme le père de la médecine expérimentale.

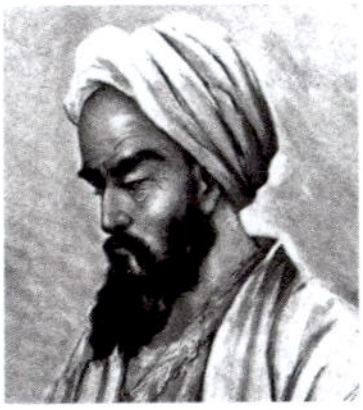
Portrait of Rhazes (al-Razi), CC BY 4.0, *via* Wikimedia Commons.

Excellent clinicien, il fonde la première structure hospitalière arabe. Il insiste sur l'importance de l'interrogatoire minutieux du malade et sur la recherche des symptômes pour dresser le diagnostic afin d'appliquer la thérapeutique la plus adaptée.

Des spécialistes de la fabrication et la délivrance des médicaments apparaissent pour la première fois à Bagdad.

Dès le VIIIe siècle, on remarque l'existence des **sayadila**, ancêtres des **apothicaires**. Leur activité doit être conforme aux **grabadins**, textes comparables aux **pharmacopées** ou **codex**.
Le grand grabadin de Sapur ibn Sahl, médecin de l'école de Gondishapur, constitue le premier codex régissant légalement les préparations pharmaceutiques.

B AVICENNE OU IBN SĪNĀ (980-1037)

Avicenne est un philosophe et médecin persan. Il a rédigé le *Canon de la Médecine*, encyclopédie médicale en cinq volumes qui coordonne la doctrine d'Hippocrate et de Galien avec les concepts biologiques d'Aristote et des médecines asiatiques.

Avicenne propose, en particulier, la liste de médicaments simples avec une description de la préparation des remèdes et de leurs propriétés thérapeutiques. Il rédige également un formulaire de médicaments

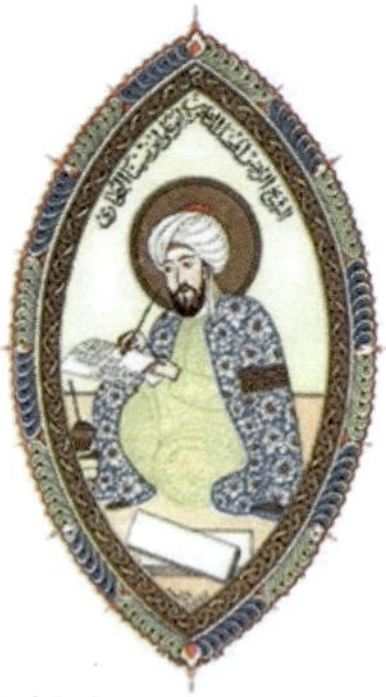

Michel Bakni, CC BY-SA 4.0, *via* Wikimedia Commons.

composés, dont la Thériaque al Faroud ou **Thériaque d'Andromaque**. La Thériaque est un remède complexe, présenté comme une panacée. Elle comprend de très nombreux composants d'origine végétale (ex. : l'opium), animale (ex. : vipère sèche) et minérale (ex. : terre sigillée).

C IBN AL BAYTAR (1190-1248)

Plus tard, Ibn al Baytar, botaniste et pharmacologue, rédige le *Traité des simples*. Il s'agit d'un ouvrage de référence sur la pharmacopée arabo-persane du XIIIe siècle qui propose une description de 1500 drogues d'origine végétale, animale ou minérale.

Mais c'est au début du XIIe siècle seulement que l'on constate en Europe, les premières délimitations entre les professions de médecin et de pharmacien. À cette époque, les médecins considèrent l'art de préparer les drogues indigne d'eux. Ils confient dès lors cette activité à leurs apprentis, précurseurs des apothicaires. L'apothicaire possède un savoir technique et exerce un art « mécanique » lié à l'usage de la main, tandis que le médecin possède un savoir docte dispensé à l'Université.

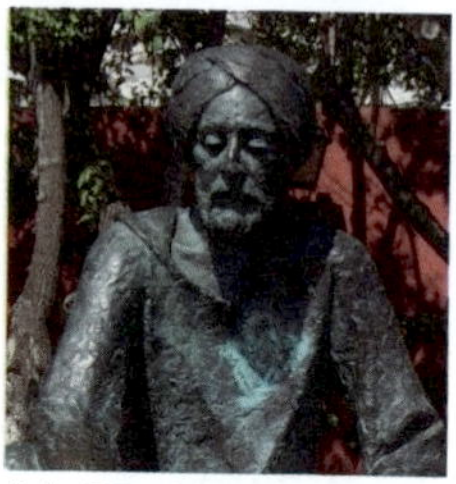

Keke999, CC BY-SA 4.0, *via* Wikimedia Commons.

Des **officines**, appelées parfois **ostels**, sont créées à Paris en 1180. Les vendeurs de remèdes portent diverses dénominations : *speciarii, apothecarii, piperarii* ou *pebrarii, aromatorii*.

La pharmacie est devenue, à cette période, une profession indépendante et rapidement réglementée. La première réglementation fut celle adoptée à Naples par l'empereur **Frédéric II de Hohenstaufen** qui instaura en 1231 les Constitutions de Melfi. Un code de lois « *liber augustalis* » peut être considéré comme le premier recueil réglementaire traitant de la fabrication des médicaments. Selon le règlement de Frédéric II, tout aspirant apothicaire devait subir un examen devant les médecins délégués qui l'autorisaient ou non à ouvrir une officine.

Mais, au Moyen Âge et jusqu'au début du XIXe siècle, les moyens thérapeutiques restent surtout emprunts de magie et de religion. Les médecins extirpent le mal grâce à une pratique remontant à l'Antiquité, la saignée.

FICHE 3

DE LA RENAISSANCE À NOS JOURS : LES SCIENCES ET LES BIOTECHNOLOGIES

PARTIE 1

Au XVIe siècle, la Renaissance permet l'essor de sciences de base, comme l'anatomie, et une première remise en cause des dogmes antiques. Plus tard, au XVIIIe siècle, les sciences physiques et chimiques se développent. Elles sont, au XIXe siècle, à l'origine des premières études scientifiques des remèdes anciens. Des substances actives sont ainsi isolées et purifiées, les effets pharmacologiques sont étudiés chez l'animal. On peut dire que c'est à partir de cette connaissance qu'émerge la science du médicament ou pharmacologie.

1

A PARACELSE (1493-1541)

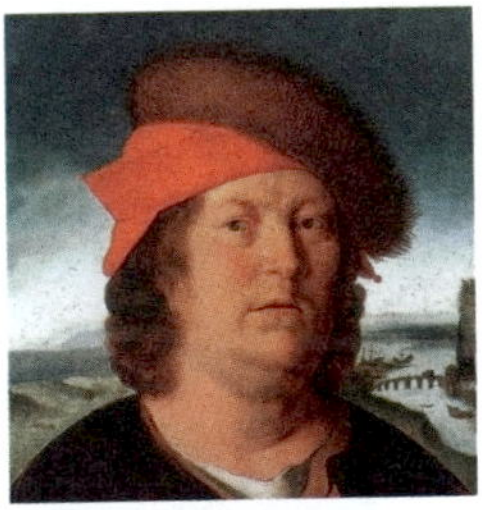

After Quentin Matsys, Public domain, *via* Wikimedia Commons.

Au XVIe siècle, Paracelse, médecin, astrologue et chimiste, rédige en 1520 le *Volumen medicinae paramirum* en distinguant cinq méthodes médicales (les plantes contraires, les médicaments, le verbe, les herbes et racines semblables, et la foi) et cinq entités qui produisent et engendrent toutes les maladies. Il propose l'idée de la nécessité d'un médicament spécifique pour chaque maladie. Sa théorie alchimique de la vie est fausse, mais permet de promouvoir l'esprit critique et l'expérimentation en médecine.

En outre, il énonce des principes de base de la toxicologie : « Toutes les choses sont poison, et rien n'est sans poison ; seule la dose détermine ce qui n'est pas un poison. »

B CARL VON LINNÉ (1707-1778)

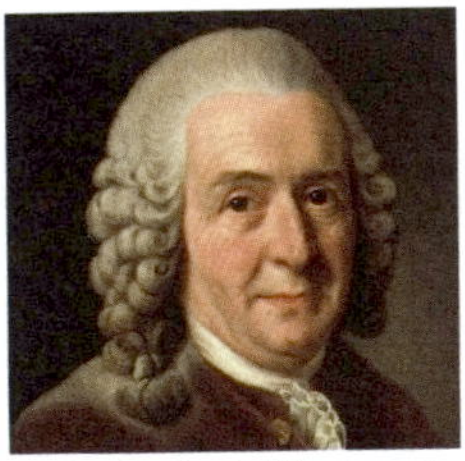

Alexander Roslin, Public domain, *via* Wikimedia Commons.

Vers la fin du XVIIIe siècle, la botanique devient une vraie discipline scientifique. Les travaux de Linné, médecin, permettent la publication en 1735 d'une méthode de classification systématique (*Systema naturae*) des espèces. Linné donne une définition de l'espèce : « ensemble d'individus qui engendrent, par la reproduction, d'autres individus semblables à eux-mêmes ».

C ANTOINE LAVOISIER (1743-1794)

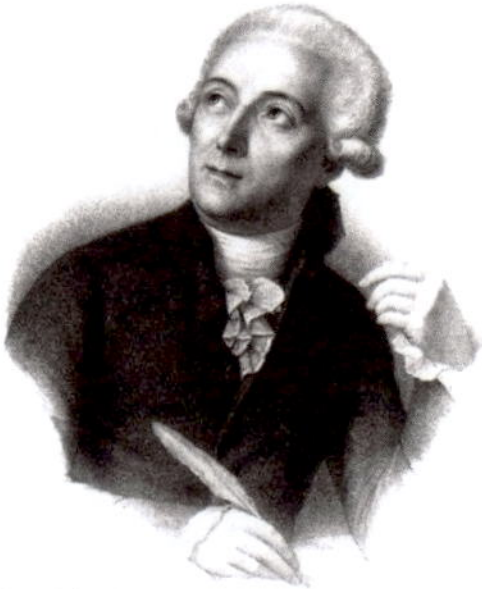

David Pinoct, Public domain, *via* Wikimedia Commons.

Lavoisier est considéré comme le père de la **chimie** moderne. Il donne la possibilité d'extraire les principes actifs issus des plantes et de les définir chimiquement.

À partir de 1805, le pharmacien allemand **Friedrich Sertürner** a publié ses travaux sur une substance cristallisée isolée. Il dénomma ce premier alcaloïde connu « **morphine** » au vu de ses effets comparables au dieu des songes Morphée.

Plus tard en 1853, le chimiste **Charles Frédéric Gerhardt** (1816-1856) synthétise l'acide acétylsalicylique et dépose un brevet. Il nomme cette substance acide acétylsalicylique. Le composé est thermolabile et impur. En 1897, le chimiste Félix Hoffmann découvre le moyen pour obtenir de l'acide acétylsalicylique pur. L'aspirine peut alors être commercialisée par la société Bayer pour la première fois en 1899.

D LOUIS PASTEUR (1822-1895)

Le terme de **vaccination** a été utilisé pour la première fois en 1880 par le chimiste Louis Pasteur sur la base des travaux de l'Anglais **Jenner**, qui avait immunisé des patients contre la variole de la vache. Pasteur a mis au point les premiers vaccins (contre le choléra et contre l'anthrax) à partir de germes atténués.

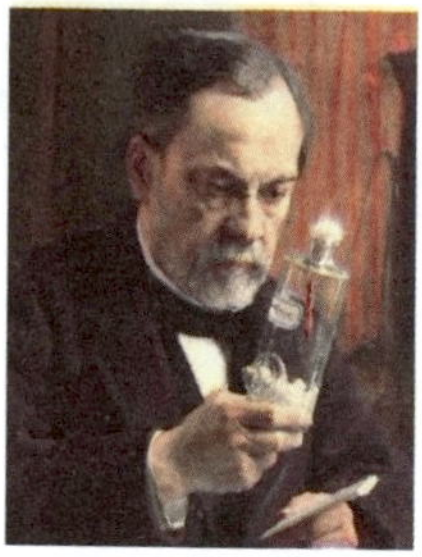

Albert Edelfelt, Public domain, *via* Wikimedia Commons.

En 1885, il utilisa pour la première fois un vaccin contre la rage, élaboré grâce au même procédé de l'atténuation des virus. En utilisant ce vaccin sur l'enfant Joseph Meister, mordu par un chien enragé, Pasteur donne naissance à la vaccination moderne.

E SIR ALEXANDER FLEMING (1881-1955)

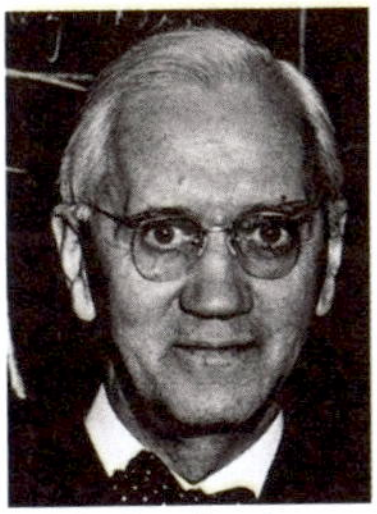

Public domain, *via* Wikimedia Commons.

Les travaux du bactériologiste Fleming, en 1928, ont montré que la culture en boîte de Pétri de staphylocoques était inhibée par la présence d'une moisissure *Penicillium notatum*. Fleming proposa une explication basée sur la sécrétion par la moisissure d'une substance bactériostatique qu'il appela **pénicilline**. Ce n'est que douze ans plus tard, avec les travaux de Sir Howard Walter **Florey** et d'Ernst Boris **Chain**, que l'on réussit à extraire et purifier la pénicilline. En 1941, la pénicilline fut utilisée pour la première fois pour traiter un patient atteint d'une septicémie à staphylocoques.

Ensuite, de nombreux autres **antibiotiques** furent isolés à partir de moisissures (*Penicillium, Cephalosporium*...) et de bactéries (*Streptomyces, Bacillus*...).

Les biotechnologies

Depuis la fin des années 1970, c'est vers les **biotechnologies**, fondées sur des outils performants tel le génie génétique, la biologie moléculaire, les cellules-souches, que s'oriente la recherche sur les médicaments.

Les biomédicaments regroupent diverses classes de médicaments dont le point commun est de faire appel à une source biologique comme matière première du principe actif. L'industrie pharmaceutique a fait produire ces biomédicaments par des micro-organismes, puis par des lignées cellulaires spécialement mises au point.

Le champ d'application de ces recherches est immense. Les **biomédicaments**, aujourd'hui déjà très implantés, vont représenter dans les années à venir une place majeure dans la thérapeutique médicamenteuse.

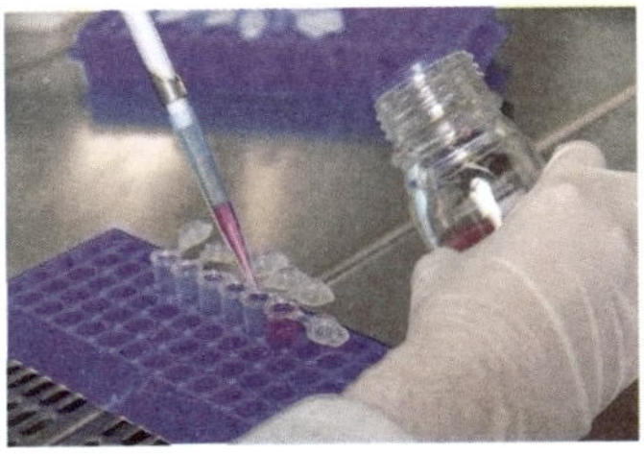

Imcfhkrems, CC BY-SA 4.0, *via* Wikimedia Commons.

Avec les nouvelles biotechnologies basées notamment sur l'ADN recombiné ou sur les ARN (vaccin anti COVID-19), l'immunothérapie, les thérapies ciblées, de nouvelles générations de médicaments sont nées.

FICHE 4

ÉTAT DES LIEUX DU MARCHÉ DU MÉDICAMENT EN FRANCE

En raison de son importance sanitaire, de son cadre législatif et budgétaire très strict, le marché du médicament en France est un secteur économique à part.
En 2020, chaque Français a consommé pour 447 euros en moyenne. La part des dépenses pharmaceutiques a ainsi représenté 1,6 % dans le PIB de la France.

1 UNE ÉVOLUTION DU MARCHÉ HÉTÉROGÈNE

En 2021, le chiffre d'affaires global de l'industrie pharmaceutique en France s'est élevé à 63,1 milliards d'euros (sur les 1 290 milliards que représente le marché mondial du médicament) dont 49 % à l'exportation.

Le marché français du médicament a atteint un chiffre d'affaires de 31,9 milliards d'euros (en prix HT fabricant) dont 23,5 milliards d'euros pour les ventes aux officines et 8,4 milliards d'euros pour les ventes aux hôpitaux. Après 2 années de baisses successives, on constate une hausse du marché du médicament de 4,5 % entre 2020 et 2021.

Le chiffre d'affaires des médicaments en ville s'est élevé à 23,5 milliards d'euros (en prix fabricant hors taxes), soit + 7,7 % par rapport à 2020. Cette progression s'explique par la hausse des volumes de médicaments, liée à de fortes hausses de consommation sur plusieurs classes thérapeutiques et à l'arrivée sur le marché de nouveaux traitements coûteux.

- Le marché des médicaments remboursables a vu son chiffre d'affaires croître de 8,4 % entre 2020 et 2021.
- Les médicaments non remboursables représentent, quant à eux, un marché de 1,7 milliard d'euros et qui est stable par rapport à 2020 (- 0,8 %).

Le marché hospitalier a connu une forte croissance en 2021 pour atteindre 8,4 milliards d'euros.

Le chiffre d'affaires remboursé (avant régulation) a ainsi augmenté de 10,6 % entre 2020 et 2021 pour atteindre 30,1 milliards d'euros d'après le Groupement pour l'élaboration et la réalisation de statistiques (GERS).

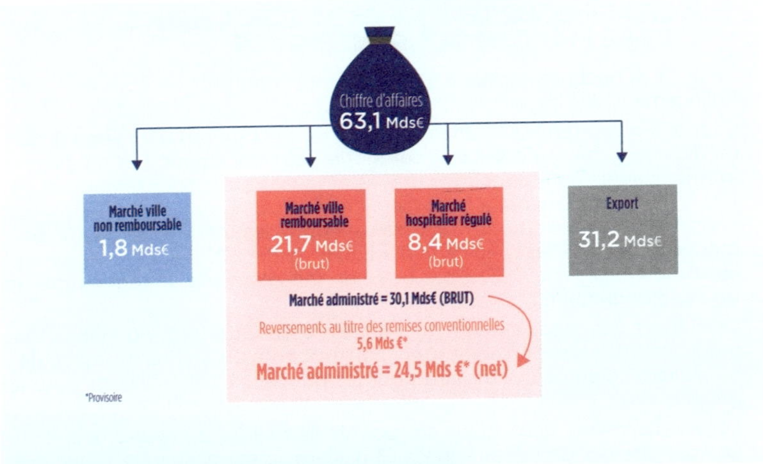

Évolution du chiffre d'affaires des médicaments

Source : GERS

2 LA PROGRESSION SELON LES FAMILLES THÉRAPEUTIQUES

En France, 2 800 substances actives différentes ont été commercialisées en 2021. Elles correspondent à plus de 8 000 **produits** (produit = tout médicament spécialisé contenant une ou plusieurs substances de base et vendu sous une même dénomination quels que soient les associations, dosages, formes d'administration ou modèles divers sous lesquels il est vendu).

En ville, les 100 premiers médicaments réalisent 46,1 % du chiffre d'affaires 2021 des officines. En volume, ils ont doublé entre 2008 et 2021. Les antinéoplasiques et immunomodulateurs représentent la classe la plus importante du marché officinal en valeur (21,5 %), suivis par les médicaments du système nerveux central (14,1 %) et par les médicaments de l'appareil digestif et du métabolisme (11,4 %).

À l'hôpital, les antinéoplasiques sont leaders en chiffre d'affaires. La croissance est surtout portée par les médicaments rétrocédables, en particulier par les médicaments en ATU (autorisation temporaire d'utilisation) dont le nombre de nouvelles commercialisations est en progression, ainsi qu'en post-ATU.

3 LE REMBOURSEMENT DES MÉDICAMENTS ET LE MARCHÉ DES GÉNÉRIQUES

En 2021, la Sécurité sociale a assuré en moyenne près de 85 % du financement des besoins en médicaments.

Le montant du remboursement dépend du taux de remboursement du médicament, qui varie selon la catégorie de médicament. Les médicaments irremplaçables pour affections graves et invalidantes sont remboursés à 100 %, les médicaments à SMR (service médical rendu) majeur ou important et préparations magistrales à 65 %, les médicaments à SMR modéré à 30 % et les médicaments à SMR faible à 15 %. La franchise sur les médicaments est de 0,50 € par boîte de médicaments ou toute autre unité de conditionnement.

Le marché des médicaments génériques représente 24 % du marché des médicaments remboursables. Ceci correspond à un chiffre d'affaires de 5,1 milliards d'euros (1,2 milliard pour les princeps et 3,9 milliards pour les génériques).

Les médicaments génériques ont permis de réaliser de réelles économies au cours de ces dernières années (3 milliards d'euros chaque année depuis 2000, selon l'association Gemme (générique, même médicament)).

En décembre 2021, les ventes de génériques représentaient 84 % en volume du nombre de boîtes vendues dans le répertoire, contre 80,8 % en 2019.

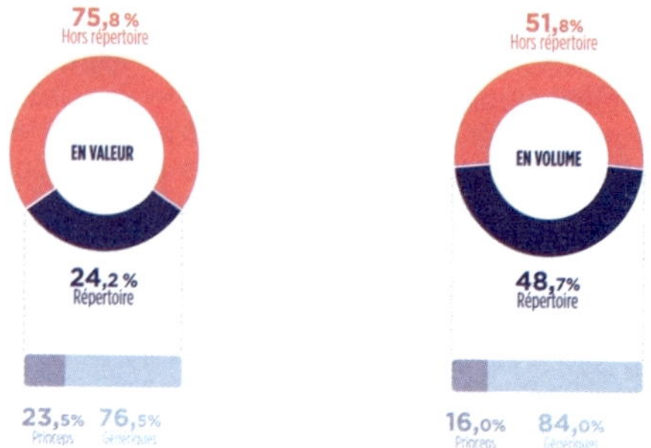

Marché des médicaments génériques en 2021 (en valeur et en volume)

Source : GERS

FICHE 5

DOMAINES DE LA PHARMACOLOGIE

PARTIE 2

1 GÉNÉRALITÉS

En France, c'est en 1942 que le Conseil supérieur de la pharmacie choisit le **caducée** comme emblème de la **pharmacie** française. Les médicaments sont fabriqués, distribués et dispensés par le **pharmacien**. La science des médicaments est appelée **pharmacologie**. Son champ couvre à la fois :

- l'étude des différents mécanismes des interactions existant entre la substance active du médicament, ou **principe actif**, et les structures tissulaires et cellulaires de l'organisme ;
- l'étude des effets du médicament, aussi bien ceux qui sont bénéfiques et donc recherchés (**effets thérapeutiques**), que ceux qui sont à éviter (**effets indésirables**).

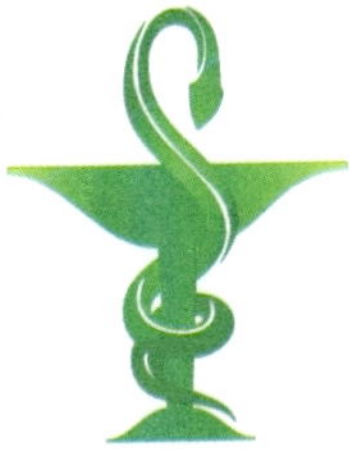

Wikipédia.

2 DOMAINES

La pharmacologie est divisée en plusieurs domaines disciplinaires. Les études menées au sein de chacune des disciplines assurent la mise au point de médicaments efficaces et un suivi des médicaments tout au long de leur commercialisation.

- La **toxicologie** étudie les mécanismes des effets nocifs des médicaments sur l'organisme ainsi que leur dosage et leur détection.
- La **pharmacocinétique** étudie le devenir du principe actif dans l'organisme. Elle permet de suivre *in vivo* la substance active depuis son absorption jusqu'à son élimination.
- La **pharmacodynamie** étudie les mécanismes liés à l'action du principe actif sur sa cible : liaison aux récepteurs cellulaires, conséquences métaboliques et fonctionnelles.
- La **pharmacogénétique** étudie les modes d'influence des facteurs génétiques sur les réactions de l'organisme à la prise de médicaments.
- La **pharmacogénomique** étudie les interactions existant entre l'ensemble des gènes et le principe actif après absorption.
- La **pharmacoépidémiologie** étudie les effets des médicaments sur les populations utilisatrices en situation réelle.
- La **pharmacovigilance** est chargée de la surveillance et la prévention du risque d'effets indésirables des médicaments après mise sur le marché.

DÉFINITION LÉGALE DU MÉDICAMENT ET PHARMACOPÉE

FICHE 6

PARTIE 2

Un médicament est un produit industriel et commercial couramment utilisé en médecine humaine ou en médecine vétérinaire. Sa fabrication selon les indications de la pharmacopée, sa détention et sa délivrance sont soumises à des réglementations particulières. L'activité de l'industrie du médicament s'exerce dans un cadre fixé par les Codes de la santé publique et de la sécurité sociale. Le pharmacien est le garant, par sa responsabilité liée au monopole, de la qualité du médicament.

1 DÉFINITION DU MÉDICAMENT

Article L. 5111-1 CSP

L'**article L. 5111-1** du Code de la santé publique précise la définition suivante :

« *On entend par* **médicament** *toute substance ou composition présentée comme possédant des propriétés curatives ou préventives à l'égard des maladies humaines ou animales, ainsi que toute substance ou composition pouvant être utilisée chez l'homme ou chez l'animal ou pouvant leur être administrée, en vue d'établir un diagnostic médical ou de restaurer, corriger ou modifier leurs fonctions physiologiques en exerçant une action pharmacologique, immunologique ou métabolique* ».

Extensions et limites de la définition

Par extension, l'article L. 5111-1 du CSP précise en outre que « *sont notamment considérés comme des médicaments les produits diététiques qui renferment dans leur composition des substances chimiques ou biologiques ne constituant pas elles-mêmes des aliments, mais dont la présence confère à ces produits, soit des propriétés spéciales recherchées en thérapeutique diététique, soit des propriétés de repas d'épreuve* ».

De plus, « *lorsque, eu égard à l'ensemble de ses caractéristiques, un produit est susceptible de répondre à la fois à la définition du médicament prévue au premier alinéa et à celle d'autres catégories de produits régies par le droit communautaire ou national, il est, en cas de doute, considéré comme un médicament* ».

Par contre, l'article L. 5111-1 CSP mentionne que « *les produits utilisés pour la désinfection des locaux et pour la prothèse dentaire ne sont pas considérés comme des médicaments* ».

2 PHARMACOPÉE

Définition

La **pharmacopée** est un recueil à caractère réglementaire publié sous forme de **monographies** ou fiches descriptives pour chaque produit ou composant utilisé dans la fabrication de médicaments.

En France, c'est la 11e édition qui est en vigueur depuis le 1er juillet 2012. Au niveau européen, la Pharmacopée européenne en est à la 11e édition depuis le 1er janvier 2023. Elle est applicable dans 38 pays européens et utilisée dans plus d'une centaine de pays dans le monde.

L'ensemble des réactifs publiés dans la Pharmacopée européenne peut être utilisé dans les monographies de la Pharmacopée française. Les autres réactifs décrits dans des monographies françaises sont publiés dans la Pharmacopée française.

Rôle de la pharmacopée

La pharmacopée constitue le référentiel scientifique faisant autorité pour toute substance entrant dans la préparation des médicaments.

La pharmacopée est destinée à être utilisée par les professionnels de santé.

Elle définit en particulier :

- **les critères de pureté des matières premières** ou des préparations entrant dans la fabrication des médicaments (à usage humain et vétérinaire) ;
- **les méthodes d'analyses** à utiliser pour en assurer leur contrôle. Elle permet d'assurer une qualité optimale.

Le rôle de la pharmacopée est de participer à la protection de la Santé publique par le biais notamment de l'élaboration de spécifications communes reconnues relatives aux substances entrant dans la composition d'un médicament.

Il relève de la responsabilité de l'utilisateur de vérifier si une substance donnée est couverte par une monographie spécifique.

Tous les laboratoires fabricants de médicaments ou producteurs de substances pour usage pharmaceutique, doivent donc se conformer à la Pharmacopée européenne pour pouvoir commercialiser et utiliser ces produits en Europe.

FICHE 7

DÉNOMINATIONS DES MÉDICAMENTS

PARTIE 2

Il existe plusieurs milliers de médicaments disponibles. Sous l'appellation « médicament » sont réunies des préparations très variées dans leur appellation, leur mode de préparation et leur utilisation thérapeutique.

1 SPÉCIALITÉ PHARMACEUTIQUE

La **spécialité pharmaceutique** est un médicament préparé à l'avance par l'industrie pharmaceutique. Elle est présentée sous un conditionnement particulier.

Trois caractéristiques concernent les spécialités pharmaceutiques :

- le **nom de fantaisie ou commercial** ou de **spécialité** suivi de « ® » (® = *registered* = nom déposé ou propriété commerciale, *ex.* : ADVIL®) ; ce nom est choisi de façon à éviter toute confusion avec d'autres médicaments et ne pas induire en erreur sur la qualité ou les propriétés de la spécialité ;
- la **dénomination commune ou DCI** (**dénomination commune internationale** ou *International Non-proprietary Name* ou *INN* du principe actif) suivi du nom du laboratoire ; la DCI est attribuée par l'Organisation mondiale de la santé (OMS) (*ex.* : ibuprofène) ;
- la **dénomination chimique** : elle correspond à la formule chimique de la molécule active.

Les spécialités pharmaceutiques représentent la très grande majorité des médicaments proposés à la vente.

2 PRÉPARATION MAGISTRALE

La **préparation magistrale** concerne tout médicament préparé extemporanément en pharmacie, c'est-à-dire qui ne peut pas être préparé à l'avance, selon une prescription destinée à un patient déterminé (art. L. 5121-1 al. 1° du CSP).

3 PRÉPARATION OFFICINALE

On entend par **préparation officinale** tout médicament préparé en pharmacie, inscrit à la pharmacopée ou au formulaire national et destiné à être dispensé directement aux patients approvisionnés par cette pharmacie (art. L. 5121-1 al. 3° du CSP).

4 PRÉPARATION HOSPITALIÈRE

Une **préparation hospitalière** correspond à tout médicament, à l'exception des produits de thérapie génique ou cellulaire, préparé, en raison de l'absence de spécialité pharmaceutique disponible ou adaptée dans une pharmacie à usage intérieur d'un établissement de santé, ou dans l'établissement pharmaceutique de cet établissement de santé autorisé (art. L. 5121-1 al. 2° du CSP).

5 PRÉPARATIONS DE THÉRAPIE GÉNIQUE

Les **préparations de thérapie génique** sont les médicaments autres que les spécialités pharmaceutiques, servant à transférer du matériel génétique et ne consistant pas en des cellules d'origine humaine ou animale.

Ces préparations sont préparées à l'avance et dispensées sur prescription médicale à un ou plusieurs patients. Elles font l'objet d'une autorisation de l'ANSM (Agence nationale de sécurité du médicament et des produits de santé) pour une indication thérapeutique donnée.

6 PRÉPARATIONS DE THÉRAPIE CELLULAIRE XÉNOGÉNIQUE

Les **préparations de thérapie cellulaire xénogénique** sont des médicaments constitués de cellules d'origine animale et de leurs dérivés utilisés à des fins thérapeutiques, y compris les cellules servant à transférer du matériel génétique, quel que soit leur niveau de transformation.

Ces médicaments sont préparés à l'avance et dispensés sur prescription médicale à un ou plusieurs patients. Ils font l'objet d'une autorisation de l'ANSM pour une indication thérapeutique donnée.

7 MÉDICAMENTS BIOLOGIQUES

Les **médicaments biologiques** sont les médicaments dont la substance active est produite à partir d'une source biologique ou en est extraite.

Sont en particulier considérés comme médicaments biologiques, les médicaments immunologiques (vaccins par exemple) et les médicaments dérivés du sang et du plasma humains.

8 SPÉCIALITÉS GÉNÉRIQUES

L'exclusivité de la commercialisation d'un médicament est maintenue jusqu'à l'expiration du brevet (20 ans en principe). Des copies du médicament original peuvent être ensuite développées et commercialisées par le même ou par d'autres laboratoires pharmaceutiques. Cette copie est appelée « **générique** » (*voir Mémo « Médicaments génériques »*).

9 MÉDICAMENTS BIOSIMILAIRES

Un **médicament biosimilaire** est similaire à un médicament biologique de référence qui a déjà été autorisé en Europe. Il est évalué par l'Agence européenne des médicaments (EMA).

Ce médicament doit avoir des propriétés physico-chimiques et biologiques similaires, la même substance pharmaceutique et la même forme pharmaceutique que le médicament de référence.

L'efficacité et la sécurité doivent être équivalentes au médicament de référence. Le principe de biosimilarité s'applique à tout médicament biologique dont le brevet est tombé dans le domaine public. C'est donc l'équivalent d'une spécialité générique appliqué au médicament biologique.

10 MÉDICAMENTS HOMÉOPATHIQUES

Un **médicament homéopathique** est un médicament obtenu à partir de substances appelées souches homéopathiques, selon un procédé de fabrication homéopathique décrit par la pharmacopée.

L'**homéopathie** repose sur trois principes énoncés par le médecin Samuel Hahnemann (à partir de 1800) :

- la **personnalisation** : chaque personne répond différemment à une maladie ou à un traitement, l'homéopathie s'efforce donc de personnaliser le traitement pour chaque individu ;
- la **similitude** : selon le principe de l'homéopathie, on peut traiter une maladie en administrant à très petite dose une substance qui à haute dose serait responsable de l'effet principal de la maladie ;
- la **dilution** : chaque remède homéopathique est hautement dilué (ou dilutions infinitésimales), notamment pour contrer l'effet de la similitude.

La teinture-mère passe par une série de dilutions successives permettant d'obtenir des solutions filles de concentrations différentes. Il s'agit, soit de dilutions au dixième (DH pour décimale hahnemannienne) soit au centième (CH pour centésimale hahnemannienne).

Pour obtenir la solution 1 CH, il faut prélever 1 volume de teinture-mère que l'on dilue dans 99 volumes de solvant (un mélange d'eau et d'alcool). L'étape se répète à partir de la solution 1 CH pour obtenir la solution 2 CH et ainsi de suite. Ainsi, on obtient une trentaine de dilutions homéopathiques, allant jusqu'à la 30 CH.

FICHE 8

MÉDICAMENTS GÉNÉRIQUES

PARTIE 2

Lorsque le brevet qui protège un médicament original appelé médicament princeps ou spécialité de référence expire au bout de 20 ans (augmenté éventuellement de la durée de protection d'un certificat complémentaire de protection de 5 ans maximum), des génériques de ce médicament peuvent être développés par les entreprises pharmaceutiques.

1 DÉFINITION D'UN MÉDICAMENT GÉNÉRIQUE

Le Code de la santé publique précise la définition du **générique** : « *on entend par spécialité générique d'une* **spécialité de référence**, *celle qui a la même composition qualitative et quantitative en principes actifs, la même forme pharmaceutique, et dont la* **bioéquivalence** *avec la spécialité de référence est démontrée par des études de biodisponibilité appropriées* » (art. L. 5121-1).

Les excipients (substances sans activité pharmacologique jouant un rôle dans l'absorption du médicament, sa stabilité et son acceptabilité : couleur, goût, etc.) peuvent être différents de ceux du médicament princeps, de même que la présentation (couleur, forme, goût...) et le nom commercial.

La spécialité de référence et les spécialités qui en sont génériques constituent ainsi un groupe dit « groupe générique ».

La dénomination des génériques est soit la dénomination commune internationale (DCI) suivie du nom du laboratoire, soit un nom de fantaisie suivi de « Gé ».

2 AUTORISATION DE MISE SUR LE MARCHÉ

L'autorisation de mise sur le marché (AMM) d'un générique est délivrée par l'Agence nationale de sécurité du médicament et des produits de santé (ANSM). Cette AMM repose sur la même méthode d'évaluation que celle appliquée à la spécialité de référence. Le laboratoire fabricant le générique doit donc fournir toutes les données permettant d'évaluer et de garantir sa qualité, son efficacité et sa sécurité d'emploi.

La demande d'AMM pour générique auprès de l'ANSM comprend :

- un **dossier pharmaceutique** : il comporte toutes les données apportant la preuve de la qualité du médicament ;
- un **dossier biopharmaceutique** : il apporte la preuve de la **bioéquivalence** du générique par rapport au médicament de référence.

Le dossier requis par l'ANSM pour l'enregistrement de cette copie est donc réduit par rapport à celui du produit original, notamment une dispense d'études pharmaco-toxico-cliniques.

3 PRESCRIPTION DES GÉNÉRIQUES

Depuis janvier 2015, la prescription en dénomination commune internationale (DCI) est obligatoire, en ville comme à l'hôpital (art. L. 5121-1-2 du CSP).

Remarque : Prescrire dans le répertoire des médicaments génériques en utilisant la DCI, c'est permettre au pharmacien d'exercer son droit de substitution. Ainsi, le « parcours du médicament générique » est amélioré en facilitant la continuité du traitement entre prescripteurs, la dispensation par le pharmacien et la compréhension du patient.

4 PRIX DES GÉNÉRIQUES ET DROIT DE SUBSTITUTION

Le prix du médicament générique est en général moins élevé que celui du princeps puisque la R&D concernant le générique a été considérablement allégée.

- À l'officine, le pharmacien dispose d'un **droit de substitution** depuis 1999.

Remarque : Ainsi, il peut remplacer la spécialité de référence par une spécialité générique ou, au sein d'un même groupe générique, remplacer une spécialité générique par une autre. Dans ce cas, le pharmacien indique sur l'ordonnance le nom du médicament délivré. Il précise également la forme pharmaceutique du médicament délivré si celle-ci diffère de celle du médicament prescrit. Il fait de même pour le nombre d'unités de prise correspondant à la posologie du traitement prescrit, si ce nombre d'unités diffère pour le médicament délivré de celui du médicament prescrit.

- Avant d'user de son droit de substitution, le pharmacien doit tenir compte de trois facteurs :

- la spécialité délivrée et la spécialité initialement prescrite doivent appartenir au même groupe générique ;
- la substitution ne doit pas entraîner de dépense supplémentaire pour l'assurance maladie ;
- en pratique, si un prescripteur souhaite faire valoir un des trois motifs d'exclusion à la substitution, il doit le préciser sur l'ordonnance. Pour cela, trois catégories de mentions « non substituable » sont créées :
  - mention « **non substituable (MTE)** », pour la prescription d'un médicament à marge thérapeutique étroite chez un sujet stabilisé,
  - mention « **non substituable (EFG)** », pour la prescription d'une forme galénique sans équivalent générique chez un enfant de moins de 6 ans,
  - mention « **non substituable (CIF)** », en cas de contre-indication à un excipient à effet notoire.

Remarque : Le pharmacien peut, depuis l'arrêté du 30 janvier 2020, ne pas proposer la substitution à un patient, même en l'absence d'une mention « non substituable » par le prescripteur, afin d'assurer la stabilité de la dispensation pour les patients déjà traités et stabilisés par un médicament à marge thérapeutique étroite, à l'exclusion des phases d'adaptation du traitement, et uniquement pour les médicaments comportant les principes actifs autorisés avec le motif « non substituable (MTE) » (liste en annexe de l'arrêté du 12 novembre 2019 complétée par l'arrêté du 20 juillet 2022).

Le pharmacien doit alors indiquer la mention « **non substituable (MTE-PH)** » sur l'ordonnance, sous forme manuscrite, et en informer le prescripteur.

Remarque : Si le patient refuse la substitution d'un médicament princeps par un générique, le « tiers payant » ou la dispense d'avance de frais peut lui être refusée par le pharmacien. Il sera néanmoins remboursé par son organisme de sécurité sociale après lui avoir adressé la feuille de soins.

Principe de bioéquivalence

La **bioéquivalence** sera acceptée si la quantité et la vitesse de passage du principe actif dans le sang sont proches des valeurs observées avec le médicament de référence (ou médicament princeps). Les études requises sont des études de **pharmacocinétique** (voir *Mémo « Investigations pharmacocinétiques »*). Si la bioéquivalence est démontrée, on peut considérer que l'efficacité sera équivalente.

Différences et similitudes entre médicaments génériques et princeps

Ce qui est identique	Ce qui diffère
• La composition qualitative et quantitative en principe(s) actif(s). • La forme pharmaceutique. • La DCI de la substance active. • La biodisponibilité. • Le profil de qualité, de sécurité et d'efficacité du produit. • Les procédures d'obtention de l'Autorisation de mise sur le marché (AMM). • Les principes et exigences permettant la démonstration de la qualité du médicament, sa reproductibilité d'un lot à l'autre et sa stabilité. • Les règles de prescription et de délivrance. • Le taux de remboursement par la sécurité sociale. • Les obligations des fabricants et exploitants de médicaments. • Le circuit de notification des effets indésirables. • Le suivi des médicaments par l'ANSM : - les inspections réalisées chez les fabricants de substances actives et chez les fabricants de médicaments ; - les inspections des activités de pharmacovigilance ; - le contrôle des produits finis ; - le contrôle de la publicité.	• Les excipients (souvent). • Le prix. • Le nom de marque. • La présentation (emballage, couleur, goût...). • Les essais de bioéquivalence, spécifiques aux médicaments génériques. • Le nom du laboratoire pharmaceutique commercialisant le médicament.

FICHE 9

CLASSIFICATIONS DES MÉDICAMENTS

PARTIE 2

En France, près de 8 000 spécialités pharmaceutiques sont disponibles. Chaque médicament est utilisé dans un but précis et par des spécialités médicales différentes. Plusieurs modes de classements des médicaments co-existent.

1 CLASSEMENT PAR DÉNOMINATION COMMUNE INTERNATIONALE (DCI)

Dans ce mode de classement, le médicament est classé selon son (ou ses) principe(s) actif(s).

La DCI est déterminée par l'OMS (Organisation mondiale de la santé). Elle sert de base pour de nombreux médicaments génériques.

Ce type de classification permet de retrouver un médicament quel que soit le nom commercial porté puisque la DCI ne dépend pas du pays dans lequel est commercialisé le médicament.

2 CLASSEMENT PAR CLASSE THÉRAPEUTIQUE

Le classement par action thérapeutique est basé sur l'existence de classes pharmaco-thérapeutiques.

Exemples :

- *les anxiolytiques, les hypnotiques et les neuroleptiques sont inscrits dans la classe thérapeutique « Psychiatrie » ;*
- *les antiarythmiques et les antihypertenseurs sont inscrits dans la classe thérapeutique « Cardiologie-Angiologie ».*

3 CLASSIFICATION SELON LE SYSTÈME ATC/DDD

Le **système ATC/DDD** a été mis au point pour permettre de faire des comparaisons internationales en ce qui concerne l'usage des médicaments. Ce système est géré par l'Organisation mondiale de la santé (OMS).

■ Classification anatomique, thérapeutique et chimique ou ATC

Le système ATC permet la classification des médicaments. Il a pour fondement la Classification anatomique (*Anatomical Classification = AC-system*) développée par l'EPhMRA (*European Pharmaceutical Market Research Association*) et le PBIRG (*Pharmaceutical Business Intelligence and Research Group*).

Le *Collaborating Centre for Drug Statistics Methodology* de l'OMS contrôle ce système de classification.

Dans le système ATC/DDD, il a été ajouté au système ATC une mesure de la dose d'entretien quotidienne moyenne supposée pour un médicament utilisé dans son indication principale pour un adulte ou **DDD** (*Defined Daily Doses* = **dose quotidienne définie**). La DDD est une estimation de la quantité de principe actif que reçoit un adulte d'un poids corporel d'environ 70 kg par jour (comme dose d'entretien en cas de traitement chronique) lorsque le médicament est prescrit pour son indication principale.

Pour chaque conditionnement, on peut calculer le nombre de DDD qu'il contient, on obtient alors la DPP (*Doses Per Package*). Lorsque la spécialité est prescrite à la DDD, la DPP correspond au nombre de jours de traitement avec ce conditionnement.

Codification

Le code ATC est un code en 7 éléments (lettres et chiffres) spécifique à un principe actif déterminé (ou à une association déterminée de principes actifs), et qui indique sa place dans la classification ATC.

Dans la classification ATC, les médicaments sont subdivisés en 14 groupes principaux sur base de l'organe ou du système sur lequel ils agissent. Ils sont ensuite encore répartis sur base de leurs propriétés chimiques, pharmacologiques et thérapeutiques en quatre niveaux supplémentaires.

Le code ATC est attribué à un médicament en fonction de la principale indication du principe actif (ou de l'association de principes actifs). Il n'y a en principe qu'un seul code ATC par principe actif (ou par association de principes actifs).

Le code ATC a la forme générale suivante **LCCLLCC** : **L** représente une lettre, **C** un chiffre.

Exemple : le code ATC des médicaments à base de diazépam (PA) est : N05BA01.

N : Système nerveux

05 : Psycholeptiques

B : Anxiolytiques

A : Benzodiazépines

01 : Diazépam

FICHE 10

ÉTAPES DE LA CONCEPTION D'UN NOUVEAU MÉDICAMENT

PARTIE 2

La conception d'un nouveau médicament nécessite deux grandes étapes de R&D : une phase de recherche, dont la durée varie entre 3 et 10 ans, et une phase de développement, dont l'issue est la demande d'autorisation de mise sur le marché ou AMM. Cette étape dure entre de 5 et 10 ans. Sur 10 000 molécules candidates potentielles pour devenir « médicament », une seule deviendra effectivement un médicament.

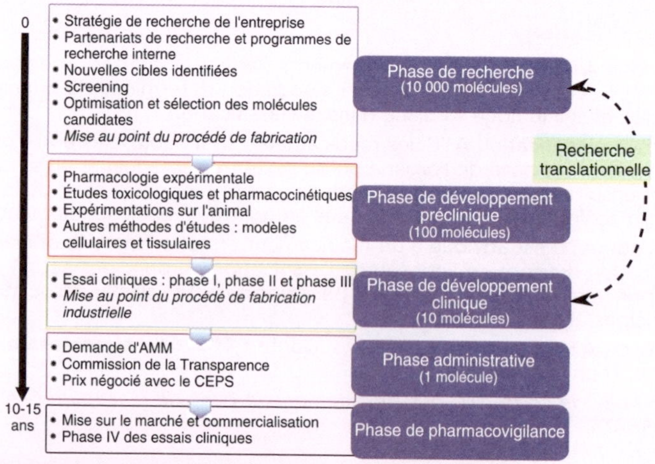

Déroulement de la mise au point d'un nouveau médicament

1 PHASE DE RECHERCHE

- La recherche cognitive ou *Drug Discovery* est une étape obligatoire pour la fabrication d'un médicament. Elle tente de comprendre les mécanismes de la maladie pour identifier la ou les cibles (*ex.* : récepteur, enzyme) incriminées dans le dysfonctionnement. Une fois les cibles identifiées et après avoir élucidé leur mécanisme de fonctionnement biologique, des milliers de molécules dont l'utilité pourrait être intéressante sont testées, une à une. Au moyen de tests rapides et automatisés (robotisation), il est alors possible de mesurer l'interaction entre la cible et la molécule chimique et de trouver les meilleures structures moléculaires possédant le profil d'activité souhaité : c'est l'étape de criblage (= *screening*).

- Les molécules les plus sélectives sur la cible sont appelées « **hits** ». Puis, les molécules sélectionnées subissent la **phase d'optimisation** de leurs caractéristiques physico-chimiques pour pouvoir les administrer *in vivo* plus tard.
- À l'issue du criblage et de l'optimisation, sont obtenues les molécules les plus aptes à devenir médicaments. Ce sont les « **leads** ». Sur 10 000 molécules au départ, seul 1 % subira la phase de développement.
- Un **brevet** sera déposé afin de conférer à son titulaire une exclusivité commerciale temporaire (20 ans) en contrepartie de la publication de l'innovation. Lorsque les droits de propriété intellectuelle ont expiré, la molécule « tombe dans le domaine public ». Le médicament original ou **princeps** peut être légalement copié sous forme de médicaments **génériques**.

2 PHASE DE DÉVELOPPEMENT

D'après l'Institut national du cancer (INCa), « *la* **recherche translationnelle** *doit permettre un flux bidirectionnel des connaissances de la recherche cognitive vers leur application au bénéfice des patients et des observations faites chez le malade vers la recherche cognitive. Elle implique une étroite coopération entre chercheurs et cliniciens* ». Ce concept passerelle de recherche vise à soutenir et promouvoir les études permettant d'accélérer le transfert des découvertes de la recherche fondamentale vers la recherche clinique. Le but est de progresser dans la compréhension des mécanismes, en particulier physiopathologiques, épidémiologiques, en favorisant le partage d'expertise entre chercheurs fondamentalistes et cliniciens.

Développement préclinique

Le **développement préclinique** consiste à expérimenter les candidats médicaments *in vivo* (animal ou modèles cellulaires) pour évaluer :

- le degré de tolérance du médicament,
- la façon dont le corps le transformera,
- les doses à préconiser,
- la voie d'administration la mieux adaptée.

Au cours du développement préclinique, de nombreuses études sont menées afin de qualifier les candidats médicaments sur le plan pharmacologique (mécanisme d'action, mesure de son activité sur les modèles vivants), pharmacocinétique (comportement et devenir *in vivo*) et toxicologique (identification des organes cibles et établissement des doses toxiques).

Développement clinique

Lors du **développement clinique**, l'innocuité et l'efficacité chez l'homme du candidat médicament sont évaluées. L'administration concerne tout d'abord des volontaires sains puis des patients atteints de la pathologie concernée.

- **Phase I ou étude de la tolérance** : au cours de la phase I est réalisée la première administration du médicament à l'Homme. Elle se fait sur un petit effectif de volontaires sains (sauf pour les anticancéreux cytotoxiques et certains antiviraux) hormis les personnes mineures et femmes en âge de procréer. Elle évalue la **toxicité** à court terme du produit.
- **Phase II ou étude de l'efficacité** : elle se pratique sur un groupe de patients (quelques centaines) modérément atteints par la pathologie cible de la molécule étudiée. Elle permet de déterminer la **dose optimale efficace et tolérable**.
- **Phase III ou essai comparatif** : c'est un essai contrôlé, comparatif, qui définit la place du produit comparativement aux autres composés reconnus efficaces dans la maladie. Il est réalisé sur un groupe plus important de patients (plusieurs milliers) constituant la cible thérapeutique. Le candidat médicament doit, au minimum, montrer une **équivalence au traitement de référence** et, au mieux, une supériorité par rapport à celui-ci.

Le laboratoire, enfin, dépose un dossier d'obtention de l'autorisation de mise sur le marché (AMM) auprès de l'Agence européenne du médicament ou EMA (cas général) ou auprès de l'Agence nationale de sécurité du médicament et des produits de santé ou ANSM.

- **Phase IV ou pharmacovigilance** : sont étudiés durant cette phase IV de développement, les effets dans les conditions habituelles de prescription, après AMM. La **pharmacovigilance** est la **surveillance et la prévention du risque d'effets indésirables**, que ce risque soit potentiel ou avéré, des médicaments lorsqu'ils sont consommés largement dans le cadre de leur commercialisation. La phase IV permet de mettre notamment en évidence les effets indésirables rares ayant peu de chance d'être détectés avant la commercialisation. Elle a pour but d'améliorer les conditions d'utilisation du médicament.

INFORMATIONS OBLIGATOIRES - CONDITIONNEMENTS ET NOTICE

FICHE 11

PARTIE 2

Les spécialités pharmaceutiques sont des médicaments préparés à l'avance par l'industrie pharmaceutique. Elles sont présentées sous un conditionnement particulier. Le Code de la Santé publique précise les mentions obligatoires devant figurer sur les conditionnements.

1 EMBALLAGES PRIMAIRES ET SECONDAIRES

- Le **conditionnement primaire** est celui en contact avec le médicament. Le conditionnement primaire a un rôle de protection et un rôle fonctionnel pour faciliter l'usage du médicament (flacon de sirop, blister des comprimés).
- Le **conditionnement secondaire**, également appelé conditionnement extérieur, est l'emballage dans lequel est placé le médicament (boîte dans laquelle se trouve le flacon). Le conditionnement secondaire permet le transport, la manipulation, l'information du malade.

Le conditionnement extérieur peut comporter, outre le signe distinctif de l'entreprise, des signes ou des **pictogrammes** explicitant certaines des informations ci-après ainsi que d'autres informations compatibles avec le **Résumé des caractéristiques du produit (RCP)**. Ces éléments doivent être utiles pour les patients et ne présenter aucun caractère promotionnel.

Lorsque le médicament ou produit a des effets sur la capacité de conduire des véhicules ou d'utiliser des machines, mentionnés dans le résumé des caractéristiques du produit, son conditionnement extérieur comporte un pictogramme, dont le modèle est déterminé, sur proposition du directeur général de l'ANSM, par arrêté du ministre chargé de la santé.

L'étiquetage du conditionnement extérieur ou, à défaut de conditionnement extérieur, l'étiquetage du conditionnement primaire des médicaments porte des **dispositifs de sécurité**. Ces dispositifs, visibles ou non, permettent aux personnes dont l'activité est la distribution en gros de médicaments ou la dispensation au détail de médicaments :

- de vérifier l'authenticité du médicament,
- d'identifier les boîtes individuelles de médicaments.

Depuis 2009, pour assurer l'accès de l'information aux malvoyants, les industriels doivent faire figurer sur l'emballage de tous les médicaments le nom et le dosage en braille et fournir, sur demande, des notices adaptées.

Différents pictogrammes imposant des restrictions à la conduite

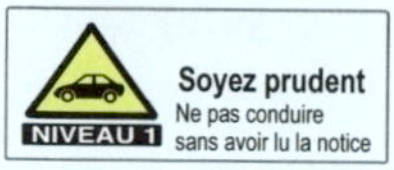
Soyez prudent
Ne pas conduire sans avoir lu la notice
NIVEAU 1

Ces médicaments, en général, ne contre-indiquent pas la conduite, mais peuvent parfois présenter des effets réellement dangereux (somnolence provoquée par certains médicaments du rhume ou de la toux, vertiges provoqués par certains antihypertenseurs).

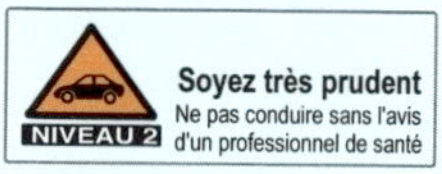
Soyez très prudent
Ne pas conduire sans l'avis d'un professionnel de santé
NIVEAU 2

Médicaments susceptibles de remettre en cause la conduite d'un véhicule ou l'utilisation d'une machine. Il s'agit, entre autres, des **psychoanaleptiques**, des analgésiques (notamment, ceux contenant des substances comme la codéine, la morphine...), des **anxiolytiques**, des médicaments du diabète, de la maladie de Parkinson et de l'épilepsie.

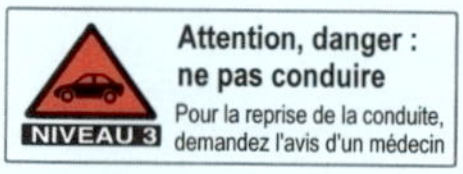
Attention, danger : ne pas conduire
Pour la reprise de la conduite, demandez l'avis d'un médecin
NIVEAU 3

Risque le plus élevé. Il s'agit de pratiquement tous les **hypnotiques**, de nombreux **anxiolytiques** et **psychoanaleptiques**, des anesthésiques généraux, certains collyres mydriatiques. La prise de ces médicaments entraîne une incapacité temporaire de conduire. Il faut donc que le patient s'informe du délai à respecter avant de pouvoir reprendre le volant.

Le **code DataMatrix** est un code à barres « 2D » ou « bidimensionnel » figurant sur le conditionnement secondaire en plus du code CIP 13. Il a la forme d'un symbole carré ou rectangulaire constitué de points. Il contient notamment des données de traçabilité telles que le code d'identification du produit, le numéro de lot et la date de péremption.

2 NOTICE

La **notice** est le document d'information accompagnant obligatoirement le médicament et destiné spécifiquement à l'utilisateur. Ce document constitue une des annexes de la décision d'AMM. Il restitue l'essentiel des informations figurant dans le RCP du médicament (nature, indications, posologie et mode d'emploi) et signale en particulier quels peuvent être les risques et, éventuellement, comment les éviter ou les minimiser.

FICHE 11

PARTIE 2

Mentions obligatoires sur le conditionnement et la notice des spécialités pharmaceutiques

Conditionnements	Notice
- Nom du médicament - Dosage - Forme pharmaceutique et contenu en poids, volume ou unités de prise - Mention du destinataire (cas échéant) : « nourrissons », « enfants », « adultes » - Modalités de l'inscription du nom ou du dosage en braille - Composition qualitative et quantitative en principe(s) actif(s) par unité de prise ou pour un volume ou un poids déterminé (selon la forme d'administration) - Liste des excipients - Mode d'administration et, si nécessaire, voie d'administration suivis d'un espace prévu pour indiquer la posologie prescrite - Mise en garde : « maintenir hors de la portée des enfants » - Mise en garde : spéciale si elle s'impose (exemple : « Respecter les doses prescrites ») - Numéro du lot de fabrication - Date de péremption en clair - Précautions d'élimination des produits non utilisés ou des déchets dérivés de ces produits - Nom et adresse du titulaire de l'AMM - Mention : « Médicament autorisé N° » suivie du numéro d'AMM - Indications thérapeutiques pour les médicaments non soumis à prescription - Classement du médicament en matière de prescription et de délivrance, mentionné dans l'AMM	**Identification du médicament** - Dénomination du médicament - Composition qualitative et quantitative en principe(s) actif(s) - Forme pharmaceutique et contenu (poids, volume, ou unités de prises) - Catégorie pharmaco-thérapeutique - Nom et adresse du titulaire de l'AMM **Indications thérapeutiques** **Informations nécessaires avant la prise du médicament** - Contre-indications - Précautions d'emploi - Interactions médicamenteuses (avec alcool, tabac...) - Mises en garde spéciales **Instructions pour un bon usage** - Posologie - Mode et voie d'administration (si nécessaire) - Fréquence d'administration - Durée du traitement (si doit être limitée) - Action à entreprendre si surdosage - Attitude à adopter en cas d'omission de prise - Indication d'un syndrome de sevrage (si nécessaire) **Description des effets indésirables** **Renvoi à date de révision figurant sur l'emballage**

FICHE 12

AUTORISATION DE MISE SUR LE MARCHÉ (AMM)

PARTIE 2

Pour être commercialisée ou être distribuée à titre gratuit, toute spécialité pharmaceutique ou tout autre médicament fabriqué industriellement doit faire l'objet d'une autorisation de mise sur le marché ou AMM (art. L. 5121-8 modifié du Code la santé publique). La première commission d'AMM a été créée le 4 février 1959. L'AMM est délivrée au niveau européen par la Commission européenne, après évaluation par le Comité des médicaments à usage humain (CHMP) de l'Agence européenne des médicaments (EMA), et au niveau national, par l'ANSM.

1 PARCOURS D'OBTENTION D'UNE AMM

L'AMM est délivrée pour une durée initiale de 5 ans (renouvelable sans limitation de durée) par les autorités compétentes nationales ou communautaires après examen d'un dossier établi sur la base de recommandations européennes et de la Pharmacopée européenne.

Ces autorités examinent la revendication thérapeutique, les propositions d'indications de traitement et les posologies recommandées. D'autre part, elles vérifient la qualité chimique, biologique ou microbiologique de la molécule active et du produit fini. Enfin, elles sont chargées de l'évaluation de l'efficacité et la sécurité du médicament.

Les procédures d'enregistrement

En vue de l'évaluation du dossier d'enregistrement, plusieurs procédures coexistent.

S'il est prévu d'enregistrer un médicament dans plusieurs pays européens, il existe actuellement quatre types de procédures différentes :

- La **procédure centralisée** auprès de l'**EMA** (Agence européenne des médicaments) implantée à Amsterdam ; elle donne lieu à une AMM communautaire unique, valable pour tous les pays de l'Union Européenne. Pour certaines classes thérapeutiques, c'est le seul système pouvant être utilisé. Le **Comité des médicaments à usage humain** ou **CHMP** (*Committee for medical products of human use*) évalue les demandes relatives aux médicaments dans le cadre des procédures centralisées d'autorisation communautaire de mise sur le marché. Le délai entre le dépôt du dossier d'enregistrement et l'obtention de l'AMM est de 300 jours environ.
- La **procédure de reconnaissance mutuelle** (MRP) qui permet d'obtenir une AMM identique dans plusieurs États membres à partir d'une première AMM obtenue dans un État membre de référence (RMS).
- La **procédure décentralisée** (DCP) qui permet d'obtenir une AMM simultanément dans plusieurs États membres choisis par le demandeur, lorsqu'aucune autorisation n'a été délivrée dans l'Union européenne ou dans un État partie à l'accord sur l'Espace économique européen (EEE).

- **La procédure nationale** qui permet d'obtenir une AMM dans un seul État membre.

Contenu du dossier d'enregistrement

Le dossier doit être présenté selon un format standard, le *Common Technical Document* dit ou **CTD**. Il est constitué de 5 modules :

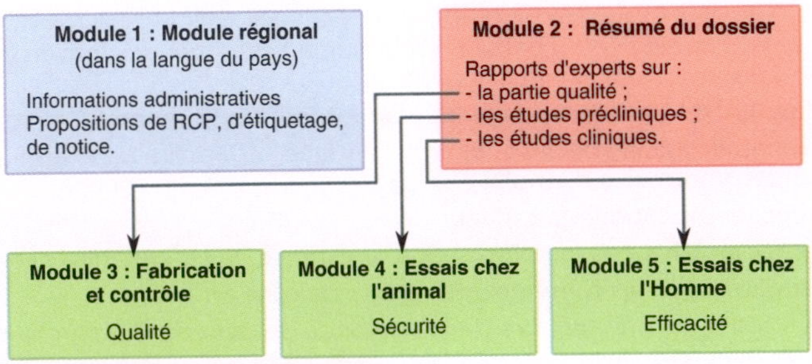

CTD (Common Technical Document)

Selon la procédure d'enregistrement retenue, la soumission peut être effectuée soit sur support papier, soit sur support électronique.

- **La soumission « papier ».** Au niveau français, des supports électroniques (CD ou DVD) contenant tout ou partie du dossier doivent également être fournis en plus du dossier papier. Cependant, le dossier de référence reste le dossier sur support papier.
- **La soumission « électronique ».** Deux types d'organisations du CTD sur le support électronique existent dans l'Union européenne et sont acceptées par l'ANSM : l'e-CTD et l'EU-NeeS.

Le format et le contenu de l'e-CTD sont communs et harmonisés aux États-Unis, au Japon et dans l'Union européenne, à l'exception du module 1 dont le contenu répond à des spécificités régionales.

2 DÉCISIONS PRISES PAR LES AUTORITÉS COMPÉTENTES

Le nouveau médicament doit présenter, lors de son évaluation scientifique, un rapport bénéfice/risque au moins équivalent à celui des produits déjà commercialisés. Le dossier passe ensuite devant les commissions d'AMM de l'Agence.

Issues possibles

À l'issue de ces examens, le Directeur général de l'Agence prend une décision au nom de(s) l'État(s). Trois issues sont alors possibles : avis favorable, demande de complément d'information ou avis non favorable.

- Dans le premier cas, l'AMM sera accompagnée de documents indispensables :

- le **Résumé des caractéristiques du produit** ou **RCP** ;
- la **notice** : destinée au patient, elle résume l'essentiel des informations du RCP dans un vocabulaire accessible.

- Mais, l'AMM peut être suspendue ou retirée à tout moment, lorsque :

- il apparaît que la spécialité pharmaceutique est nocive dans les conditions normales d'emploi ;
- l'effet thérapeutique fait défaut ;
- la spécialité n'a pas la composition qualitative et quantitative déclarée ;
- il apparaît que les renseignements fournis sont erronés ;
- les conditions prévues lors de la demande de mise sur le marché ne sont pas ou plus remplies ;
- l'étiquetage ou la notice du médicament n'est pas conforme aux prescriptions générales ou spécifiques prévues.

Après l'autorisation de mise sur le marché

En France, une fois l'AMM obtenue, le médicament doit être évalué par la Commission de la Transparence (CT), une des commissions spécialisées de la Haute Autorité de santé (HAS).

Elle détermine deux indicateurs du médicament : le Service Médical Rendu (SMR) et l'Amélioration du Service Médical Rendu (ASMR).

Une fois commercialisé, le médicament reste sous surveillance de telle sorte que le rapport bénéfices/risques du produit est constamment évalué (mesure des effets indésirables connus ou nouvellement identifiés).

Une décision de police sanitaire prenant la forme d'une restriction ou d'une modification des indications peut être appliquée en cas de risques pour la santé. Le médicament peut même faire l'objet d'un retrait du marché.

Enfin, le laboratoire peut être amené à explorer de nouvelles indications thérapeutiques et déclencher ainsi une nouvelle demande d'AMM.

AUTORISATIONS TEMPORAIRES D'UTILISATION (ATU)

FICHE 13

PARTIE 2

Des spécialités pharmaceutiques ne bénéficiant pas d'une autorisation de mise sur le marché (AMM) peuvent néanmoins, à titre exceptionnel, bénéficier d'une autorisation temporaire d'utilisation ou ATU. En pratique, il existe deux types d'autorisation temporaire d'utilisation :
- les ATU nominatives ;
- les ATU de cohorte.
Les demandes d'ATU sont adressées à l'Agence nationale de sécurité du médicament et des produits de santé (ANSM), qui pourra ou non délivrer les ATU.

1 CONDITIONS DE DÉLIVRANCE DES ATU

Les ATU sont délivrées dans les conditions suivantes :

- lorsque les spécialités sont destinées à traiter, prévenir ou diagnostiquer des maladies graves ou rares ;
- lorsqu'il n'existe pas de traitement approprié ;
- lorsque l'efficacité et la sécurité d'emploi du médicament sont présumées en l'état des connaissances scientifiques.

2 MODALITÉS DES DEMANDES ET RÉGLEMENTATION

ATU nominative

- Les ATU nominatives sont demandées par le médecin prescripteur au bénéfice d'un patient nommément désigné et ne pouvant participer à une recherche biomédicale.
- L'ATU nominative est accordée pour les médicaments dont le rapport efficacité/sécurité est en principe favorable au vu des données disponibles.

ATU de cohorte

- L'ATU de cohorte concerne un groupe ou sous-groupe de patients. Ceux-ci sont traités et surveillés suivant des critères parfaitement définis dans un protocole d'utilisation thérapeutique et de recueil d'informations.
- L'ATU de cohorte est sollicitée par le laboratoire et accordée à un médicament dont l'efficacité et la sécurité sont fortement présumées par les résultats d'essais thérapeutiques menés en vue d'une demande d'autorisation de mise sur le marché (AMM).
- La demande d'AMM doit avoir été déposée ou l'entreprise intéressée doit s'engager à la déposer dans un délai déterminé.

Autres dispositions réglementaires

Les ATU sont accordées pour une durée déterminée. Cette durée ne peut pas dépasser un an, mais une ATU peut être renouvelée.

- Les médicaments qui font l'objet d'une ATU ne sont disponibles que dans les établissements de santé au sein desquels ils sont, soit administrés aux patients hospitalisés, soit, dans certaines conditions, vendus au public par les pharmacies hospitalières dûment autorisées.
- Les médicaments faisant l'objet d'une ATU sont pris en charge par l'assurance maladie à prix libre à 100 % pendant leur durée de validité.
- Si, en cours de validité de l'ATU, le médicament bénéficie d'une AMM, la prise en charge par l'assurance maladie au titre de l'ATU se poursuit jusqu'à la date de fin d'effet de l'ATU de cohorte ou la date de fin d'octroi des ATU nominatives fixées par l'ANSM.
- Pour les établissements de santé prescripteurs (publics ou privés), les coûts des médicaments sous ATU (dont la liste est actualisée par l'ANSM) peuvent être pris en charge par une dotation spécifique au titre des Missions Enseignement, Recherche, Référence et Innovation (MERRI).

3 ARTICLE 78 DE LA LOI DE FINANCEMENT DE LA SÉCURITÉ SOCIALE (LFSS) POUR 2021

Il a été posé les bases d'une refonte de l'actuel système dérogatoire d'accès et de prise en charge des médicaments faisant l'objet d'autorisations temporaires d'utilisation (ATU) et de recommandations temporaires d'utilisation (RTU).

Cette refonte a ainsi mis en place deux nouveaux dispositifs d'accès et de prise en charge par l'assurance maladie en vigueur depuis le 1er juillet 2021 :

- l'« accès précoce » : il vise les médicaments répondant à un besoin thérapeutique non couvert, susceptibles d'être innovants et pour lesquels le laboratoire s'engage à déposer une autorisation de mise sur le marché (AMM) ou une demande de remboursement de droit commun ;
- l'« accès compassionnel » : il vise les médicaments non nécessairement innovants, qui ne sont initialement pas destinés à obtenir une AMM mais qui répondent de façon satisfaisante à un besoin thérapeutique non couvert.

FICHE 14

ESSAIS CLINIQUES

**Pour obtenir son AMM, un médicament doit faire l'objet d'un développement clinique fondé sur des essais cliniques.
Les recherches organisées et pratiquées sur l'être humain en vue du développement des connaissances biologiques ou médicales sont désignées par les termes de « recherche impliquant la personne humaine » (art. L. 1121-1 CSP modifié).**

PARTIE 3

1 RÔLE ET RESPONSABILITÉS DES PRINCIPAUX ACTEURS

A PROMOTEUR

Le **promoteur** est la personne physique ou morale qui prend l'initiative d'une recherche biomédicale sur l'être humain, en assure la gestion et vérifie que son financement est prévu. Il est le principal interlocuteur des autorités de Santé (**ANSM**) et du Comité de Protection des Personnes (CPP).

B INVESTIGATEUR

L'**investigateur** est la ou les personnes physiques qui dirige(nt) et surveille(nt) la réalisation de la recherche sur un lieu. Si, sur un lieu, la recherche est réalisée par une équipe, l'investigateur est le responsable de l'équipe et est dénommé investigateur principal.

Si la recherche est multicentrique, le promoteur nomme parmi les investigateurs un **coordonnateur**.

C COMITÉ DE PROTECTION DES PERSONNES (CPP)

Le promoteur soumet le projet de recherche à l'avis d'un **Comité de protection des personnes (CPP)**. Le CPP s'assure de la pertinence générale du projet et veille à ce que le participant à la recherche reçoive une information adaptée sur les risques et bénéfices de la recherche.

Depuis le décret no 2016-1537 du 16 novembre 2016 relatif aux recherches impliquant la personne humaine, les membres des CPP sont soumis à un programme de formation organisé par la **Commission Nationale des Recherches impliquant les personnes humaines** dépendant du ministère de la Santé.

D PATIENTS PARTICIPANTS

Aucune recherche ne peut être pratiquée sur une personne sans son consentement libre et éclairé et recueilli après l'information (art. L. 1122-1 du CSP).

Les droits du patient participant aux essais cliniques :

- être clairement et totalement informé (objectifs et intérêt de l'essai, risques encourus et inconvénients, modalités et contraintes de l'essai),
- refuser de participer à l'essai,

- quitter l'essai à tout moment tout en continuant, de recevoir des soins de qualité,
- être assuré de la confidentialité,
- être indemnisé (lui ou ses ayant droits) en cas de dommage lié à l'essai,
- être informé, dès leur disponibilité, des résultats de l'essai.

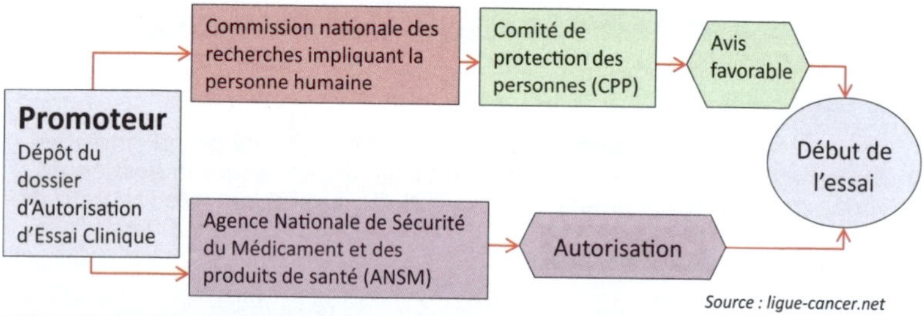

Source : ligue-cancer.net

Phase de validation et d'autorisation des essais cliniques

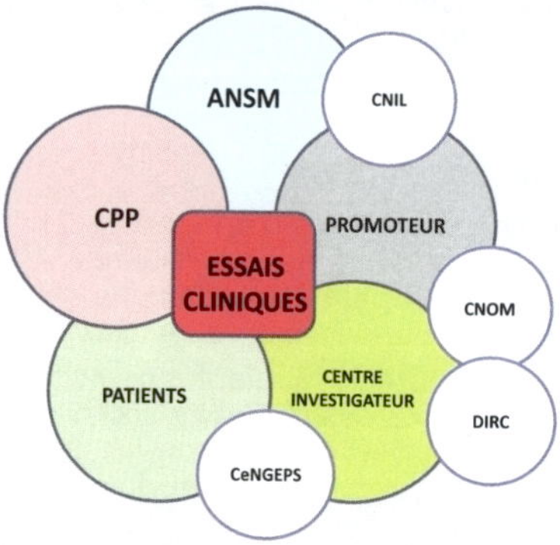

CPP : Comité de protection des personnes
CNIL : Commission Nationale de l'Informatique et des Libertés
CNOM : Conseil National de l'Ordre des Médecins
DIRC : Délégations Interrégionales à la Recherche Clinique
CeNGEPS : Centre National de Gestion des Essais de Produits de Santé

Règlement européen 536/2014 relatif aux essais cliniques de médicaments à usage humain Décret du 16 novembre 2016 relatif aux recherches impliquant la personne humaine

Différents acteurs de la recherche biomédicale en France

FICHE 14

2 PHASES DU DÉVELOPPEMENT CLINIQUE

A PHASE I OU ÉTUDE DE LA TOLÉRANCE

La **phase I** est réalisée sur des volontaires sains (sauf pour les anticancéreux cytotoxiques et certains antiviraux) au sein de structures particulières agréées. On étudie le profil de tolérance du produit et effectue les premières études de pharmacocinétique. À la fin de la phase I, la posologie à appliquer en phase II doit pouvoir être déterminée.

PARTIE 3

B PHASE II OU ÉTUDE DE L'EFFICACITÉ

La **phase II** se pratique sur un petit groupe de patients modérément atteints par la pathologie cible de la molécule étudiée. Elle permet d'affiner les connaissances sur la pharmacocinétique et le métabolisme du produit.

La phase II recense les propriétés pharmacologiques de la molécule, établit les courbes de relation concentration-effet. Elle poursuit l'étude toxicologique à court terme.

C PHASE III OU ESSAI COMPARATIF

L'essai clinique contrôlé, comparatif, définit la place du produit comparativement aux autres composés reconnus efficaces dans la maladie. Il est réalisé sur un groupe plus important de patients constituant la cible thérapeutique. Les tests sont souvent multicentriques.

À l'issue de cette évaluation de **phase III**, on procède à la synthèse et la fabrication de la forme pharmaceutique. C'est l'étape d'industrialisation.

Le laboratoire, enfin, dépose un dossier d'obtention de l'Autorisation de mise sur le marché (AMM) auprès des autorités sanitaires de l'État (ANSM) ou de l'UE (EMA).

D PHASE IV OU ÉTUDES DE PHARMACOVIGILANCE

Durant la **phase IV** d'investigation, sont étudiés les effets dans les conditions habituelles de prescription, après mise sur le marché du médicament.

La **pharmacovigilance** est la surveillance et la prévention du risque d'effet indésirable (*voir Mémo « Iatrogénèse médicamenteuse »*). La phase IV permet de mettre en évidence les effets indésirables rares ayant peu de chance d'être détectés avant la commercialisation.

3 MODALITÉS DES ESSAIS CLINIQUES

- **Essai randomisé** (*random* : hasard) : essai au cours duquel l'attribution aux différents groupes de traitement est effectuée au hasard, par tirage au sort.
- **Essai en « simple aveugle »** : essai au cours duquel le patient ignore le traitement qu'il reçoit, alors que le médecin le sait.

- **Essai en « double aveugle »** : essai au cours duquel le patient et l'investigateur ignorent le traitement reçu par le patient.
- **Essai « ouvert »** : essai au cours duquel le patient et le prescripteur connaissent la nature et la dose du médicament prescrit.
- **Essai « multicentrique »** : essai mené simultanément par plusieurs investigateurs à différents endroits selon un même protocole ; il nécessite des dispositions administratives spéciales.

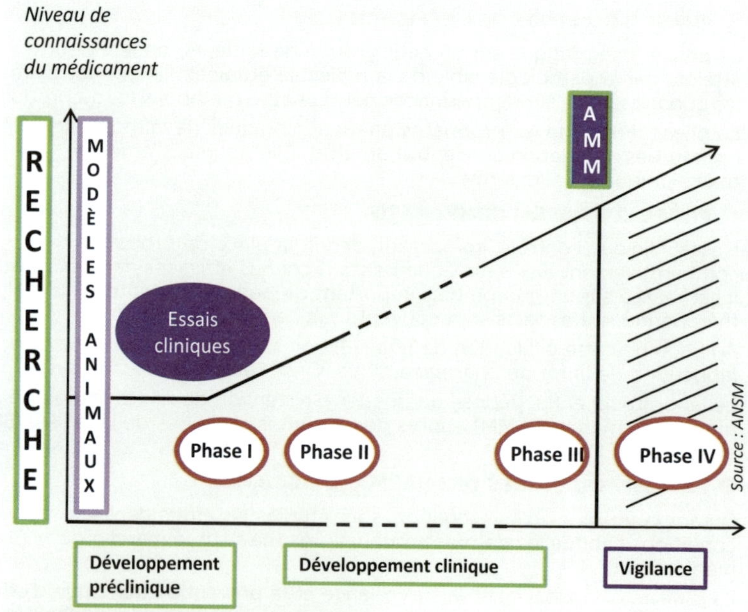

Conception d'un nouveau médicament

FICHE 15

ANSM ET EMA

Pour qu'un médicament fabriqué par l'industrie pharmaceutique puisse être commercialisé au niveau de l'Union européenne, il doit soumettre aux instances nationales et/ou européennes compétentes un dossier de demande d'Autorisation de mise sur le marché (AMM).

PARTIE 3

1 L'ANSM

En France, l'**Agence nationale de sécurité du médicament et des produits de santé (ANSM)** est une agence d'évaluation, d'expertise et de décision.

Création et organisation

- L'ANSM a été créée par la loi du 29 décembre 2011 relative au renforcement de la sécurité sanitaire des médicaments et des produits de santé. L'ANSM a remplacé le 1er mai 2012 l'Agence française de sécurité sanitaire du médicament et des produits de santé (AFSSAPS). Elle en a repris les missions, droits et obligations. Cependant, elle a été dotée de responsabilités et de missions nouvelles, de pouvoirs et de moyens renforcés.
- Établissement public placé sous la tutelle du ministère chargé de la santé, l'ANSM est financée par une subvention pour charge de service public reçue de l'État.
- L'ANSM s'appuie sur le fonctionnement de :

- 4 commissions : évaluation initiale du rapport entre les bénéfices et les risques de produits de santé ; suivi du rapport entre les bénéfices et les risques des produits de santé ; stupéfiants et psychotropes ; prévention des risques liés à l'utilisation des catégories de produits de santé ;
- 4 comités techniques de vigilance ;
- 25 groupes de travail et 4 groupes d'interface pour asseoir son expertise interne.

Missions et compétences

- L'ANSM possède deux missions centrales :

- offrir un accès équitable à l'innovation pour tous les patients ;
- garantir la sécurité des produits de santé tout au long de leur cycle de vie, depuis les essais initiaux jusqu'à la surveillance après autorisation de mise sur le marché.

- Ses compétences s'appliquent aux :

- **médicaments** : tous les médicaments (avant et après AMM) et matières premières, médicaments dérivés du sang, stupéfiants et psychotropes, vaccins, produits homéopathiques, à base de plantes et de préparations, préparations magistrales et hospitalières. L'ANSM donne un avis scientifique aux laboratoires pour le développement de nouvelles molécules. Elle contrôle les **bonnes pratiques de fabrication (BPF)** ;

- **produits biologiques** : organes, tissus ou cellules utilisés à des fins thérapeutiques, produits de thérapie cellulaire et génique, produits sanguins labiles, produits thérapeutiques annexes ;
- **dispositifs médicaux** : thérapeutiques, de diagnostic, diagnostic *in vitro*, des plateaux techniques, logiciels médicaux ;
- **produits cosmétiques et de tatouage** ;
- autres produits de santé : biocides, produits diététiques destinés à des fins médicales spéciales.

• L'ANSM développe plusieurs activités en France et pour le compte de l'UE :

- l'évaluation scientifique et technique de la qualité, de l'efficacité et la sécurité d'emploi des médicaments et produits biologiques ;
- la surveillance continue des effets indésirables prévisibles ou inattendus des produits de santé ;
- l'inspection des établissements exerçant des activités de fabrication, d'importation, de distribution, de pharmacovigilance et qui mènent des essais cliniques ;
- le contrôle en laboratoires pour libérer des lots de vaccins et de médicaments dérivés du sang, le contrôle de produits présents sur le marché, prélevés lors d'inspections, saisis par les autorités judiciaires ou les douanes.

• Ces actions débouchent sur la prise de décisions de police sanitaire pour le compte de l'État français, concernant :

- l'autorisation de mise sur le marché (AMM), retrait ou suspension d'AMM ;
- l'autorisation d'essais cliniques ;
- l'autorisation temporaire d'utilisation (ATU) nominative d'un médicament et ATU de cohorte ;
- les recommandations temporaires d'utilisation (RTU) de spécialités pharmaceutiques ;
- la libération de lots de vaccins et de produits dérivés du sang ;
- le retrait de produit ou de lots ;
- l'interdiction de dispositifs médicaux sur le marché français ;
- l'autorisation d'importation ;
- l'autorisation préalable ou interdiction de publicité...

• En outre, l'ANSM développe l'information auprès des patients, des professionnels de santé, des relais professionnels et sociétés savantes, de la presse.

• L'ANSM travaille en étroite collaboration avec les partenaires institutionnels (autres agences sanitaires, agences régionales de santé (ARS), assurance maladie...), les sociétés savantes des professionnels de santé et les associations de patients.

2 L'EMA

Au niveau de l'Union européenne, l'**Agence européenne des médicaments** ou **EMA** (*European Medicines Agency*) est une agence d'évaluation et d'expertise.

Création

L'EMA a été créée en 1995. Son siège est situé à Amsterdam (Pays-Bas). Cette agence européenne évalue, coordonne et supervise le développement des nouveaux médicaments à usage humain et vétérinaire dans l'Union européenne.

Son organisation est inspirée par celle de l'Agence équivalente des États-Unis, la *Food and Drug Administration* (FDA).

Principales missions

- L'EMA est principalement chargée de la protection et la promotion de la santé publique et animale à travers l'évaluation et la surveillance des médicaments à usage humain et vétérinaire.
- L'EMA évalue les demandes d'AMM au niveau européen (procédure centralisée). L'évaluation scientifique est réalisée par le **Comité européen des médicaments à usage humain (CHMP)**, avec le support des autres comités scientifiques qui peuvent faire des recommandations au CHMP selon leur domaine.
- Lorsque la procédure centralisée est mise en œuvre (*voir Mémo « Autorisation de mise sur le marché »*), les laboratoires pharmaceutiques soumettent à l'EMA une demande d'autorisation de mise sur le marché pour l'ensemble des pays de l'Union européenne. L'autorisation donnée par la Commission européenne, sur avis de l'EMA et du CHMP, est reprise automatiquement par les agences nationales sans autre examen. La commercialisation est possible dans les tous les pays de l'Union dans le mois qui suit l'autorisation accordée par l'EMA.
- Ainsi, l'ensemble des malades européens peuvent bénéficier simultanément des avancées thérapeutiques.
- En situation d'urgence, un pays peut toujours suspendre une autorisation centralisée.
- En outre, l'Agence joue un rôle dans la promotion de l'innovation et de la recherche dans l'industrie pharmaceutique. L'EMA fournit aux sociétés des avis scientifiques et une assistance au niveau du protocole pour la mise au point de nouveaux médicaments. Elle publie également des recommandations sur les procédures à mettre en œuvre pour évaluer l'innocuité et l'efficacité des médicaments.
- L'EMA est chargée de coordonner la pharmacovigilance au sein de l'Union européenne. Elle possède un **Comité d'évaluation des risques en matière de pharmacovigilance (PRAC)**, qui fournit des recommandations sur la sécurité des médicaments à usage humain.

FICHE 16

HAUTE AUTORITÉ DE SANTÉ (HAS)

PARTIE 3

La Haute Autorité de santé ou HAS est une autorité publique indépendante créée par la loi du 13 août 2004. Elle contribue à la régulation du système de santé par la qualité. Ses missions dans les champs de l'évaluation des produits de santé, des pratiques professionnelles, de l'organisation des soins et de la santé publique, visent à assurer à tous les patients et usagers un accès pérenne et équitable à des soins aussi efficaces, sûrs et efficients que possible.

1 COLLÈGE DE LA HAS

La Haute Autorité de santé comprend un collège de 8 membres et 8 commissions spécialisées présidées par un membre du Collège et auxquelles elle peut déléguer certaines de ses attributions.

- Les membres du Collège sont choisis en raison de leur qualification et de leur expérience dans les domaines de compétence de la Haute Autorité de santé : le Président du Collège est désigné par le président de la République ; 3 membres sont désignés par le président de l'Assemblée nationale, le président du Sénat et le président du Conseil économique, social et environnemental ; 4 membres sont désignés par le ministre de la Santé et de la Prévention.
- Les membres du Collège sont nommés par décret du président de la République. Le président du collège est nommé dans les mêmes conditions parmi ses membres.
- La durée du mandat des membres du collège est de six ans, renouvelable une fois.

2 MISSIONS DE LA HAS

Il a été attribué à la HAS une mission générale de contribution à la régulation du système de santé par l'amélioration de la qualité en santé.

Mais depuis 2005, le champ de ses missions s'est élargi. Ses missions sont définies aux articles L. 161-37 modifié et suivants du Code de la sécurité sociale. Elles peuvent être regroupées en deux activités principales :

- évaluation et recommandation ;
- accréditation et certification.

Les 8 **commissions spécialisées** sont chargées d'instruire les dossiers dans les différents domaines de compétence de la HAS. Elles s'appuient sur le travail réalisé par les différents services de la HAS. Chacune d'entre elles est présidée par un membre du Collège et possède son règlement intérieur.

FICHE 16

PARTIE 3

Commission	Périmètre des missions
Commission des stratégies de prise en charge	Bonnes pratiques, bon usage et stratégies de prise en charge
Commission certification des établissements de santé	Certification des établissements de santé
Commission de la Transparence	Évaluation des médicaments
Commission évaluation économique et de santé publique	Évaluation économique et de santé publique
Commission nationale d'évaluation des dispositifs médicaux et des technologies de santé	Évaluation des dispositifs médicaux des actes et des technologies de santé
Commission technique des vaccinations	Expertise sur les vaccins et la vaccination
Commission des pratiques et des parcours	Amélioration des pratiques, pertinence, accréditation, DPC, sécurité des soins et des patients
Commission information des patients	Information du patient et du grand public

Évaluation et recommandation

- La HAS évalue d'un point de vue médical et économique les produits, actes, prestations et technologies de santé, en vue de leur remboursement.
- En outre, elle définit des **recommandations de bonne pratique clinique (BPC)**, des recommandations de santé publique, des études médico-économiques, des guides de prise en charge, à destination des professionnels et des patients.
- Elle rend également des avis dans le cadre de sa mission d'aide à la décision des pouvoirs publics.

Accréditation et certification

- La HAS établit et met en œuvre les procédures de **certification** des établissements de santé. De même, elle met en œuvre les procédures d'**accréditation** des praticiens de certaines disciplines médicales et des équipes médicales sur la base du volontariat.
- Elle participe également à l'amélioration de la qualité de l'information médicale sur Internet et dans la presse. Elle certifie la visite médicale, ainsi que les logiciels d'aide à la prescription.
- La HAS a été dotée dès 2004 d'une mission d'information « *des professionnels de santé et du public sur le bon usage des soins et les bonnes pratiques* » et doit notamment informer le public sur la qualité de la prise en charge dans les établissements de santé.

3 OUTILS, GUIDES ET MÉTHODES

La HAS conçoit et met également à disposition des acteurs de santé des outils, guides et méthodes afin d'améliorer leur prise en charge ou la mise en œuvre de leurs projets.

Ainsi, les professionnels de santé, les patients, les étudiants en médecine ou les industriels peuvent trouver sur le site de la HAS des outils pour les accompagner dans leur pratique, leur prise en charge ou leurs projets.

La Haute Autorité de santé établit un rapport annuel d'activité adressé au Parlement et au Gouvernement avant le 1er juillet.

Ce rapport rend compte de la réalisation du programme de travail et des travaux des commissions ainsi que des actions d'information mises en œuvre.

Six priorités stratégiques à l'horizon 2024

Pour relever les défis du système de santé, la HAS s'est fixée six priorités stratégiques pour la période 2019-2024.

- Faire de l'innovation un moteur de l'action de la HAS et en favoriser l'accès sécurisé
- Faire de l'engagement des usagers une priorité
- Promouvoir des parcours de santé et de vie efficients
- Développer la culture de la pertinence et du résultat dans l'évaluation de l'offre de soins et d'accompagnement
- Renforcer l'efficience de la HAS
- Renforcer l'influence et la présence de la HAS à l'international

Six priorités de la HAS

Source : HAS (https://www.has-sante.fr/jcms/p_3214760/fr/plaquette-has-en-bref)

FICHE 17

COMMISSION DE LA TRANSPARENCE (CT)

PARTIE 3

Il faut attendre un arrêté du 12 décembre 1980, pour que la commission chargée de proposer la liste de spécialités pharmaceutiques remboursées aux assurés sociaux créée le 5 juin 1967, apparaisse sous le nom de la Commission de la transparence (CT). La CT est une instance scientifique aujourd'hui rattachée à la Haute Autorité de santé (HAS). Elle est composée majoritairement de médecins, pharmaciens et de spécialistes en méthodologie et épidémiologie.

1 COMPOSITION

La Commission de la transparence se compose d'un président, de 22 membres titulaires et de 7 membres suppléants ayant voix délibérative, nommés pour une durée de trois ans renouvelable deux fois (art. R. 163-15 du Code de la sécurité sociale).

2 MISSIONS

La Commission de la transparence évalue les médicaments ayant obtenu leur autorisation de mise sur le marché (AMM), lorsque le laboratoire qui les commercialise souhaite obtenir leur inscription sur la liste des médicaments remboursables (art. L. 162-17 du Code de la sécurité sociale et L. 5123-3 du Code de la santé publique).

En particulier, la Commission de la transparence :

- donne un avis aux ministres chargés de la Santé et de la Sécurité sociale sur la prise en charge des médicaments (par la sécurité sociale et/ou pour leur utilisation à l'hôpital), notamment au vu de :
  - leur **service médical rendu (SMR)** qui prend en compte la gravité de la pathologie, l'efficacité et les effets indésirables du médicament, et sa place dans la stratégie thérapeutique,
  - l'**amélioration du service médical rendu (ASMR)**, c'est-à-dire les progrès qu'ils sont susceptibles d'apporter par rapport aux traitements déjà disponibles ;
- contribue au bon usage du médicament en publiant une information scientifique pertinente et indépendante sur les médicaments.

COMMISSION DE LA TRANSPARENCE (CT)

PARTIE 3

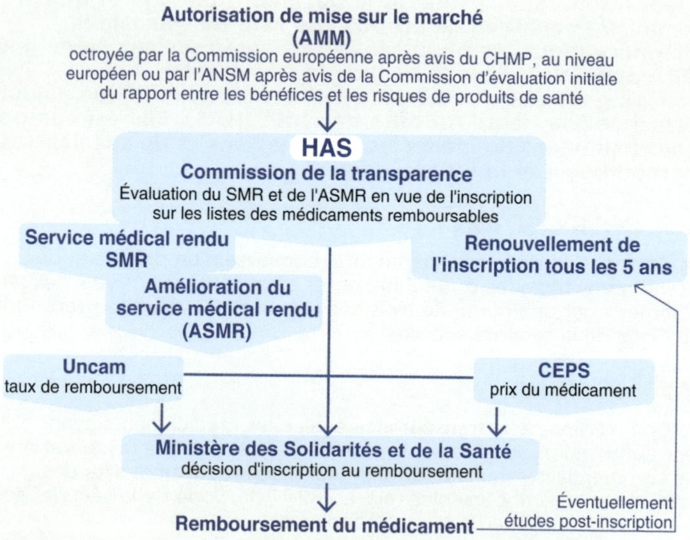

Rôle de la Commission de la Transparence de la HAS (Source : HAS)

- En outre, à partir des données disponibles, la CT détermine :
- la place du médicament dans la stratégie thérapeutique ;
- l'appréciation sur les modalités d'utilisation du médicament, notamment les durées de traitement, la posologie et les autres indications utiles au bon usage ;
- la population cible : l'estimation du nombre de patients concernés par les indications thérapeutiques pour lesquelles la Commission estime fondée l'inscription.

3 DEMANDE DE REMBOURSEMENT DÉPOSÉE PAR LE LABORATOIRE

- Pour soutenir sa demande de remboursement du médicament par la sécurité sociale, le laboratoire dépose un dossier qui est examiné par les membres de la CT. Au sein de la HAS :
- le **Service évaluation des médicaments (SEM)** assure le secrétariat scientifique, administratif et réglementaire de la Commission. Il instruit les demandes déposées par les laboratoires ;

- la **Direction de l'évaluation médicale, économique et de santé publique (DEMESP)** de la Haute Autorité de santé apporte son conseil à la Commission de la transparence.

Si le besoin se fait sentir, la CT peut faire appel à des rapporteurs externes.

- Après l'évaluation du SMR et de l'ASMR, la CT délibère, vote et rédige un projet d'avis qui est alors transmis au laboratoire demandeur pour une éventuelle contradiction.
- La CT rend ensuite son avis définitif auprès du ministère de la Santé où sera prise la décision et où sera négocié le prix du médicament. L'avis de la CT est également transmis :

- au **Comité économique des produits de santé (CEPS)**, organisme interministériel placé sous l'autorité conjointe des ministères de l'Économie et des finances, du ministère des Solidarités et de la Santé. Le CEPS est chargé par la loi de fixer le prix du médicament ;
- à l'**Union nationale des caisses d'assurance maladie (UNCAM)**, instance créée par la loi de réforme de l'assurance maladie d'août 2004. Elle regroupe les trois principaux régimes d'assurance maladie : le régime général, le régime agricole (MSA) et le régime social des indépendants (RSI). C'est elle qui, sur l'avis de la Commission de la transparence, fixe le taux prise en charge du médicament par les organismes d'assurance maladie.

4 DIFFUSION DES AVIS RENDUS PAR LA CT

- La Commission de la transparence diffuse sur Internet les synthèses d'avis qu'elle rend sur les médicaments. Ses synthèses sont destinées aux médecins généralistes et spécialistes, libéraux et hospitaliers, aux pharmaciens d'officine et hospitaliers. Elles présentent les avis sur les médicaments de manière synthétique en reprenant les messages clés de l'évaluation scientifique.
- Pour certains nouveaux médicaments, elle produit, en complément à son avis, une **fiche BUM** ou « **Bon usage du médicament** » présentant de manière synthétique la « valeur thérapeutique » du médicament. La fiche BUM précise ainsi la place du médicament dans la stratégie thérapeutique, par rapport aux moyens déjà disponibles et apporte des informations essentielles pour un bon usage du médicament par les professionnels de santé.

FICHE 18

SMR ET ASMR

PARTIE 3

La Commission de la transparence de la Haute Autorité de santé donne un avis au ministre chargé des Solidarités et de la Santé sur la prise en charge des médicaments, par la sécurité sociale et/ou pour leur utilisation à l'hôpital. Cet avis est rendu au vu du service médical rendu (SMR) et de l'amélioration du service médical rendu (ASMR).

1 SERVICE MÉDICAL RENDU (SMR)

Le service médical rendu (SMR) est un critère composite qui évalue l'intérêt clinique d'un médicament. Il est formulé par la Commission de la transparence et fonde l'intérêt de sa prise en charge par la collectivité.

Le SMR répond donc à la question : le médicament a-t-il suffisamment d'intérêt pour être pris en charge par la solidarité nationale ?

- D'après l'article R. 163-3 modifié du Code de la sécurité sociale, l'appréciation du SMR pour un médicament, faite par indication, prend en compte :

- l'efficacité et les effets indésirables de ce médicament ;
- sa place dans la stratégie thérapeutique, notamment au regard des autres thérapies disponibles ;
- la gravité de l'affection à laquelle il est destiné ;
- le caractère préventif, curatif ou symptomatique du traitement médicamenteux ;
- et son intérêt pour la santé publique.

- En fonction de l'appréciation de ces critères, plusieurs niveaux de SMR ont été définis :

- SMR majeur ou important (remboursement à 65 %) ;
- SMR modéré (remboursement à 30 %) justifiant quand même le remboursement ;
- SMR faible (remboursement à 15 %) ;
- SMR insuffisant pour justifier une prise en charge par la collectivité.

Remarque : SMR insuffisant ne signifie pas « inefficace ». Cela indique uniquement que le niveau de performance du médicament est jugé trop faible pour justifier une prise en charge financière par la sécurité sociale, c'est-à-dire par la solidarité nationale.

- Lorsque le SMR d'un médicament est jugé insuffisant, ce médicament ne peut pas être inscrit sur la liste des médicaments remboursables. Dans le cas où le SMR n'est pas insuffisant, l'inscription sur la liste est valable pour une durée de cinq ans (art. R. 163-2 du Code la sécurité sociale).

- Le **renouvellement de l'inscription** sur la liste ne peut se faire, après avis de la Commission de la transparence, que si le médicament continue de remplir la condition relative au SMR dans les indications thérapeutiques pour lesquelles le renouvellement de l'inscription est demandé. Dans l'appréciation du service médical rendu, constaté dans les conditions habituelles d'utilisation du médicament, il est tenu compte des nouvelles données disponibles sur le médicament et l'affection traitée ainsi que des autres médicaments inscrits sur la liste depuis la précédente appréciation et des autres thérapies devenues disponibles depuis lors.
- L'inscription sur la liste peut être assortie, pour certains médicaments particulièrement coûteux et d'indications précises, d'une clause prévoyant qu'ils ne sont remboursés ou pris en charge qu'après information du contrôle médical, selon une procédure fixée par un arrêté du ministre chargé de la sécurité sociale.

2 AMÉLIORATION DU SERVICE MÉDICAL RENDU (ASMR)

L'amélioration du service médical rendu (ASMR) correspond au progrès thérapeutique apporté par un médicament. La Commission de la transparence de la HAS évalue le niveau d'ASMR. **L'ASMR répond donc à la double question : le médicament apporte-t-il un progrès par rapport aux traitements disponibles ? Si oui, à quelle hauteur ?**

- Plusieurs niveaux d'ASMR ont été également définis :

- ASMR I majeure ;
- ASMR II importante ;
- ASMR III modérée ;
- ASMR IV mineure ;
- ASMR V (équivalent à « pas d'ASMR ») signifie « absence de progrès thérapeutique ».

- Un médicament qui est classé au niveau ASMR V ne peut être inscrit sur la liste des médicaments remboursables que s'il apporte une économie dans les coûts de traitement.
- Le niveau d'ASMR intervient dans la fixation du prix d'un médicament remboursable.

3 CODE DE TRAÇABILITÉ DATAMATRIX ET CONDITIONS DE REMBOURSEMENT DES MÉDICAMENTS

Jusqu'au 1er juillet 2014, il était possible de se référer à une vignette apposée sur le conditionnement secondaire (boîte) pour connaître le taux de remboursement et le prix d'un médicament. La suppression de la vignette pharmaceutique est effective depuis le 1er juillet 2014. Ainsi, les fabricants de médicaments remboursables n'apposent plus de vignettes sur les conditionnements.

Puisque les prix et les conditions de prise en charge ne figurent plus sur les conditionnements, ils doivent s'afficher sur le poste informatique de l'officine après avoir saisi ou scanné un code de traçabilité appelé **DataMatrix**. Les logiciels de dispensation sont alors reliés à une base de prix nationale commune, régulièrement mise à jour et placée sous la responsabilité du Comité économique des produits de santé (CEPS).

Le CEPS mettra quotidiennement ces éléments à disposition des éditeurs de bases de médicaments (BDM), de logiciels de gestion des officines (LGO), du Club CIP (fichiers des industriels), de l'assurance-maladie (CNAMTS, qui transmet aux autres régimes) et de l'Agence nationale de sécurité des médicaments et des produits de santé (ANSM).

Le Datamatrix est une conséquence de l'application depuis le 1er janvier 2011 de la législation française sur la traçabilité des médicaments à usage humain. Ce code contient des données telles que le code d'identification du produit, le numéro de lot et la date de péremption.

Le pharmacien peut accéder au prix et au taux de remboursement des médicaments remboursables en scannant le code de traçabilité DataMatrix, ou en tapant manuellement l'identifiant CIP (Code Identifiant de Présentation) à 13 chiffres du médicament ou en entrant les premières lettres du médicament sur le poste informatique de son officine. Le code CIP 13 est inscrit en clair à côté du DataMatrix, de même que le numéro de lot et la date de péremption.

L'information pour le patient sur les prix devra figurer sur le ticket Vitale, imprimé par la pharmacie au verso de l'ordonnance au moment de la dispensation.

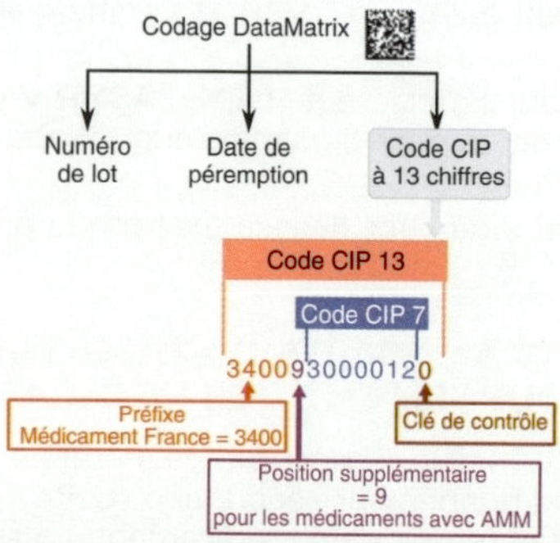

Codes DataMatrix et CIP 13 figurant sur les conditionnements

COMITÉ ÉCONOMIQUE DES PRODUITS DE SANTÉ (CEPS)

FICHE 19

Le Comité économique du médicament, institutionnalisé par un décret du 29 décembre 1997, est devenu en 2000, le Comité économique des produits de santé (CEPS). C'est un organisme interministériel placé sous l'autorité conjointe des ministres chargés de l'Économie et des finances, des Solidarités et de la Santé. Il est principalement chargé par la loi de fixer les prix des médicaments et les tarifs des dispositifs médicaux à usage individuel pris en charge par l'assurance maladie obligatoire.

PARTIE 3

1 COMPOSITION DU CEPS

Le CEPS est composé de 2 sections : la section du médicament et la section des dispositifs médicaux.

La loi du 29 décembre 2011 relative au renforcement de la sécurité sanitaire du médicament et des produits de santé, complétée par le décret du 9 mai 2012 relatif à la déclaration publique d'intérêts (DPI) et à la transparence en matière de santé publique et de sécurité sanitaire, a renforcé les obligations des institutions sanitaires en matière de transparence et de prévention des conflits d'intérêts et a étendu ces obligations à l'ensemble des acteurs publics du secteur de la santé.
Le CEPS fait partie des instances dont les membres sont soumis à l'obligation de déclaration publique d'intérêts.

2 MISSIONS DU CEPS

Les missions liées aux médicaments

Le CEPS contribue à l'élaboration de la politique du médicament.

- Il met en œuvre les orientations qu'il reçoit des ministres compétents, en particulier, le comité applique ces orientations à la fixation des prix des médicaments, au suivi des dépenses et à la régulation financière du marché. Pour mener cette action, le CEPS peut conclure avec les entreprises ou groupes d'entreprises des conventions portant sur le prix des médicaments et son évolution, sur les remises, sur les engagements des entreprises concernant le bon usage des médicaments et les volumes de vente, sur les modalités de participation des entreprises à la mise en œuvre des orientations ministérielles.
- Le CEPS fixe, après avis de la Commission de la transparence, les prix des médicaments remboursables par les régimes obligatoires d'assurance maladie. Il est possible de consulter les prix sur la base de données du CEPS.
- Chaque médicament est d'abord identifié par son nom, qui peut être un nom de marque ou une association du nom de la substance active et du nom du laboratoire exploitant.

- Sous un même nom de médicament, il peut exister plusieurs spécialités pharmaceutiques en fonction des dosages de substance active (*ex.* : 100 mg, 500 mg, 1 000 mg) ou des formes pharmaceutiques (*ex.* : comprimés, sirop).
- Chacune de ces spécialités pharmaceutiques peut, à son tour, exister sous une ou plusieurs présentations en fonction de la quantité vendue (nombre de comprimés par boîte ou volume du flacon par exemple).
- À chaque présentation, correspond une boîte dont le prix est le prix public toutes taxes comprises (prix public TTC = prix fabricant hors taxe ou PFHT + marge grossiste répartiteur + marge pharmacien + TVA). Les marges sont composées d'une petite part forfaitaire et surtout d'une marge variable qui ne dépend que du prix du médicament.
- Les prix des médicaments non remboursables, qui sont déterminés librement par les pharmaciens d'officine, ne figurent pas dans la base de données.

Les missions liées aux dispositifs médicaux à usage individuel

Dans le cadre des orientations qu'il reçoit des ministres, le CEPS est chargé de proposer les tarifs de remboursement des produits et prestations de l'article L. 165-1 du Code de la sécurité sociale et, le cas échéant, leur prix.

- Il peut pour la fixation de ces tarifs et de ces prix conclure avec les fabricants et/ou les distributeurs concernés des conventions pouvant notamment porter sur les volumes de ventes.
- Le CEPS assure un suivi périodique de ces dépenses.

FICHE 20

CIRCUIT DE DISTRIBUTION DU MÉDICAMENT EN PHARMACIES DE VILLE

La fabrication, l'importation, l'exportation, la distribution en gros de médicaments ainsi que l'exploitation des spécialités pharmaceutiques ne peuvent être effectuées que dans des établissements pharmaceutiques dont l'ouverture est subordonnée à une autorisation délivrée par l'ANSM ou par le ministère de la Santé.
Pour les pharmacies d'officine, la distribution en gros de médicament est majoritairement réalisée par les grossistes-répartiteurs.

PARTIE 3

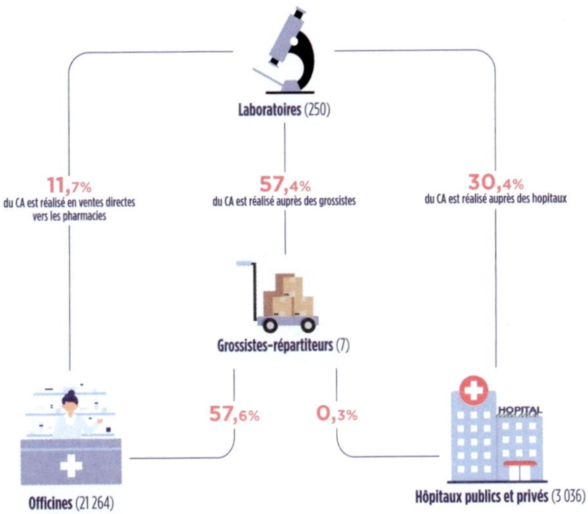

Les circuits de distribution du médicament en France

Source : LEEM

1 LA FABRICATION DES MÉDICAMENTS

En France, on dénombre environ 250 entreprises industrielles (= laboratoires) fabriquant les médicaments. Il existe en outre 250 entreprises consacrées strictement aux biotechnologies (start-up) dans le domaine pharmaceutique.

Durant toutes les étapes qui mènent au conditionnement, le médicament suit un processus extrêmement réglementé où le contrôle qualité et le respect des **bonnes pratiques de fabrication (BPF)** sont indispensables.

Les ventes de l'industrie pharmaceutique sont avant tout réalisées auprès des **grossistes-répartiteurs** qui revendent ensuite les produits aux pharmaciens d'officine (57,4 %). La partie restante se répartit entre les ventes directes auprès des pharmaciens d'officine (11,7 %) et les ventes auprès des établissements hospitaliers (30,4 %).

2 LES GROSSISTES-RÉPARTITEURS

La **répartition pharmaceutique** occupe une position stratégique au cœur du circuit de la distribution du médicament. Pour le médicament distribué en ville, elle constitue l'interface incontournable entre les laboratoires fabricants et les pharmacies d'officine.

- L'objectif de qualité impose aux grossistes-répartiteurs d'avoir recours aux compétences d'un « pharmacien responsable ». Celui-ci est responsable de toutes les opérations pharmaceutiques et logistiques.
- La gamme de produits que les répartiteurs sont appelés à stocker et à gérer est très étendue. Il existe en effet plus de **8 000 spécialités pharmaceutiques** existant sous près de **13 300 présentations différentes**. Or, les grossistes-répartiteurs ont l'obligation de référencer les deux tiers des présentations existantes et de **livrer, dans un délai maximum de 24 heures**, toute commande provenant d'une officine.
- En France, il existe aujourd'hui 4 grands groupes qui assurent la mise à disposition de 98 % des références auprès des officines. Elle achète aux 250 laboratoires fabricants des médicaments qu'elle doit gérer, stocker dans des établissements répartis sur l'ensemble du territoire national.
- Le grossiste-répartiteur est un partenaire du pharmacien au quotidien. En outre, la répartition pharmaceutique a développé des services (exemples : conseil en merchandising, informatique officinale, outils d'aide à la pharmacovigilance).

3 LES OFFICINES ET LE PHARMACIEN D'OFFICINE

A DÉFINITION

L'article L. 5125-1 du CSP mentionne : « *On entend par* ***officine*** *l'établissement affecté à la dispensation au détail des médicaments, produits et objets mentionnés à l'article L. 4211-1 ainsi qu'à l'exécution des préparations magistrales ou officinales (...).* »

Il existe aujourd'hui plus de 21 000 officines en France, mais leur nombre est en diminution depuis plusieurs années. L'emplacement des officines est visé par les autorités de l'État afin d'assurer une répartition démo-géographique homogène sur le territoire national (1 pharmacie pour 2 500 habitants en moyenne).

Aux termes des dispositions du Code de la santé publique, l'ouverture d'une nouvelle pharmacie dépend du nombre d'habitants recensés dans la commune où elle va être située.

L'ouverture d'une officine, par transfert ou création, est possible dans les communes qui comptent plus de 2 500 habitants. L'installation de nouvelles pharmacies dans la commune est ensuite autorisée pour chaque tranche de 4 500 habitants supplémentaires.

L'implantation d'une pharmacie dans une commune de moins de 2 500 habitants n'est pas autorisée, sauf si la commune disposait précédemment d'une officine.

« *Le **pharmacien**, ou la société, doit être propriétaire de l'officine dont il est titulaire* » (art. L. 5125-11 du CSP). Un pharmacien ou une société ne peut être propriétaire ou copropriétaire que d'une seule officine. Il doit en effet pouvoir exercer son métier de façon indépendante.

Il est inscrit à l'Ordre national des pharmaciens qui surveille sa déontologie.

B DISPENSATION DES MÉDICAMENTS ET DOSSIER PHARMACEUTIQUE

La préparation et la **dispensation** des spécialités pharmaceutiques, ainsi que la réalisation des préparations magistrales ou officinales, se font en officine sous la surveillance directe d'un pharmacien. Dans ces établissements, les professionnels de santé sont tenus de respecter les conditions de conservation des médicaments dans des locaux adaptés prévues par l'AMM (conditions de température, par exemple).

Le pharmacien doit assurer dans son intégralité l'acte de dispensation du médicament, associant à sa délivrance :

- l'analyse pharmaceutique de l'ordonnance médicale si elle existe ;
- la préparation éventuelle des doses à administrer ;
- la mise à disposition des informations et les conseils nécessaires au bon usage du médicament.

Il a un devoir particulier de conseil lorsqu'il est amené à délivrer un médicament qui ne requiert pas une prescription médicale.

Lorsque l'intérêt de la santé du patient lui paraît l'exiger, le pharmacien doit refuser de dispenser un médicament. Si ce médicament est prescrit sur une ordonnance, le pharmacien doit informer immédiatement le prescripteur de son refus et le mentionner sur l'ordonnance.

Le **dossier pharmaceutique (DP)** a été créé par la loi du 30 janvier 2007 relative à l'organisation de certaines professions de santé. Le dossier pharmaceutique recense, pour chaque bénéficiaire de l'assurance maladie qui le souhaite, tous les médicaments délivrés au cours des quatre derniers mois, qu'ils soient prescrits par un médecin ou conseillé par un pharmacien.

Son objectif principal est de continuer à sécuriser la dispensation des médicaments en permettant d'éviter les risques d'interaction entre médicaments et les traitements redondants. Il aide le pharmacien à agir efficacement contre la **iatrogénèse médicamenteuse**.

C COMMERCE ÉLECTRONIQUE DES MÉDICAMENTS : VENTES SUR INTERNET

Le **commerce électronique de médicaments** correspond à l'activité économique par laquelle le pharmacien propose, ou assure à distance et par voie électronique, la vente au détail et la dispensation au public des médicaments à usage humain. À cet effet, le pharmacien fournit des informations de santé en ligne.

Depuis le 2 janvier 2013, les pharmaciens établis en France, titulaires d'une pharmacie d'officine ou gérants d'une pharmacie mutualiste ou d'une pharmacie de secours minière, peuvent vendre des médicaments sur **Internet**. La pratique est encadrée par les articles L. 5125-33 et suivants et R. 5125-70 et suivants du CSP.

- Avant d'ouvrir un site de commerce en ligne de médicaments, les pharmaciens doivent effectuer une déclaration préalable auprès du directeur de l'autorisation de l'Agence régionale de santé (ARS) dont ils dépendent. Ils doivent informer l'Ordre national des pharmaciens de la création du site.
- En France, seuls les médicaments non soumis à prescription obligatoire peuvent être commercialisés en ligne. Il est donc interdit de vendre par Internet des médicaments soumis à prescription obligatoire.
- La délivrance des médicaments est assurée par le pharmacien qui doit doter son site de moyens techniques lui permettant d'assurer, à tout moment, un échange interactif personnalisé et sécurisé avec le patient. Toute délivrance de médicaments doit être subordonnée à l'abondement, par le patient, d'un questionnaire sur sa situation et son état de santé. Ce questionnaire est rempli avant la première commande. Son actualisation est ensuite proposée pour chaque commande ultérieure.
- Le médicament est envoyé, sous la responsabilité du pharmacien, par l'officine au patient. Le patient peut, en outre se déplacer à l'officine, pour se voir délivrer le médicament commandé sur le site Internet de l'officine. Dans ce cas, l'inscription de la dispensation dans le dossier pharmaceutique lui est alors proposée.

FICHE 20

PARTIE 3

Le décret n° 2021-685 du 28 mai 2021 (pris en application de la loi n° 2019-774 du 24 juillet 2019) rend désormais possible la désignation, par le patient, d'un **pharmacien correspondant**.

Dans le cadre d'une structure d'exercice coordonné, celui-ci aura la capacité de **renouveler périodiquement** un traitement et, le cas échéant, d'en ajuster la posologie, toujours en accord avec le prescripteur. La **durée totale de la prescription, renouvellement du pharmacien** inclus, ne peut excéder douze mois.

Deux conditions sont requises pour mener cette mission :

- l'officine doit disposer de locaux avec une isolation phonique et visuelle permettant un accueil individualisé des patients ;
- le pharmacien doit participer à la même structure d'exercice coordonné que le médecin traitant du patient, à savoir une équipe de soins primaires, une maison de santé, une communauté professionnelle territoriale de santé ou encore un centre de santé. Le médecin traitant du patient doit être informé de cette désignation et, selon des modalités définies dans le projet de santé de la structure, des interventions du pharmacien.

FICHE 21

ACHAT, PRESCRIPTION ET DISPENSATION DU MÉDICAMENT À L'HÔPITAL

PARTIE 3

Le circuit du médicament à l'hôpital ou en établissement de santé présente deux composantes. La première composante s'inscrit dans un cadre logistique depuis l'achat du médicament chez le fabricant jusqu'à sa délivrance au sein des unités de l'hôpital. La seconde composante est intimement liée à l'activité clinique : elle débute par la prescription, puis la dispensation et enfin l'administration du médicament à un patient pris en charge à l'hôpital.

1 ACHAT DES MÉDICAMENTS

Contrairement aux officines, les établissements de santé et les établissements médico-sociaux qui disposent d'une **pharmacie à usage interne (PUI)** achètent, sous la responsabilité du pharmacien, 95 % de leurs médicaments directement auprès des fabricants, de leurs dépositaires ou des exploitants. Pour les établissements publics, ces achats se font dans le respect d'une procédure d'appel d'offre. Les 5 % restants sont achetés auprès des grossistes-répartiteurs.

2 PRESCRIPTION DU MÉDICAMENT

La **prescription** déclenche la délivrance de médicaments (sauf urgence). Le médecin a la liberté de prescription (art. R. 4127-8 du CSP), mais il doit, sans négliger son devoir d'assistance morale, limiter ses prescriptions et ses actes à ce qui est nécessaire à la qualité, à la sécurité et à l'efficacité des soins.

- Le choix du médicament est fait en fonction du **rapport bénéfice-risque** pour le patient. Les recommandations de bonne pratique, le recours à des protocoles thérapeutiques et l'utilisation du livret thérapeutique de l'établissement constituent une aide à la décision et contribuent à la qualité du choix.
- L'informatisation de la prescription facilite la circulation de l'information et doit permettre d'éliminer la retranscription de l'ordonnance. Elle sécurise la lecture et est un gage d'amélioration de la qualité de la prescription.
- Toutes les prescriptions sont archivées.

3 DISPENSATION DU MÉDICAMENT

Les PUI des établissements de santé et médico-sociaux ne délivrent les médicaments qu'aux patients hospitalisés ou résidant dans ces établissements.

Cependant, les PUI peuvent être autorisées à vendre au public, au détail, certains médicaments inscrits sur une liste arrêtée conjointement par les ministres chargés de la Santé et de la Sécurité sociale. On parle alors de **rétrocession**.

FICHE 21

La **dispensation** est un **acte pharmaceutique** associant à la délivrance d'un médicament :

- l'analyse pharmaceutique de l'ordonnance médicale ;
- la préparation des doses à administrer ;
- la mise à disposition des informations et les conseils nécessaires au bon usage du médicament (art. R. 4235-48 du CSP).

PARTIE 3

Cette opération est effectuée par le pharmacien. Toutefois, les internes en pharmacie, les étudiants de cinquième année hospitalo-universitaire et les préparateurs en pharmacie peuvent, en partie, assurer la dispensation sous la responsabilité du pharmacien.

Analyse et validation de la prescription

- À la réception de la prescription, le pharmacien doit analyser et valider ou non l'ordonnance.
- Après validation, il délivre les quantités adéquates de médicaments et fournit toutes les informations nécessaires aux soignants ou au patient, parfois, sur la bonne utilisation des médicaments.
- La **délivrance des médicaments** peut être nominative (adaptée à chaque patient selon une périodicité variable), globalisée (la somme des médicaments nécessaires est calculée à partir d'un ensemble de prescriptions) ou globale (médicaments délivrés sur la base d'une commande sans transmission de l'ordonnance par le secteur d'activité).
- Les prescriptions sont conservées par le pharmacien durant trois ans.

Préparation et transport

- Les préparations magistrales et hospitalières, ainsi que la préparation des doses à administrer sont réalisées selon les recommandations de bonne pratique. Les reconstitutions de médicaments à risque tels que les traitements cytotoxiques sont effectuées dans une unité de reconstitution centralisée, lorsque l'activité du service clinique le permet et le justifie.
- Le responsable du transport des médicaments depuis la pharmacie jusqu'aux secteurs d'activité clinique doit être identifié.

FICHE 22

PRESCRIPTION MÉDICALE

PARTIE 3

La prescription médicale est un acte médical qui consiste à prescrire, sans délégation possible, un traitement sur un document ou ordonnance.
La prescription médicale contient les informations indispensables pour l'administration de médicaments à un patient ou à la réalisation de traitements. Elle peut être écrite, verbale, transmise par téléphone ou par courriel.

1 PERSONNES HABILITÉES À LA PRESCRIPTION MÉDICALE

La prescription médicale peut être établie par les médecins, les internes en médecine des hôpitaux par dérogation, les chirurgiens-dentistes pour l'usage de l'art dentaire, les sages-femmes et les pédicures podologues (dans les limites prévues) et les IPA.

Remarque : Un décret du 9 août 2023 élargit les compétences des pharmaciens. Ils peuvent désormais prescrire et administrer l'ensemble des vaccins du calendrier vaccinal aux personnes âgées d'au moins 11 ans.

2 INFORMATIONS FIGURANT DANS L'ORDONNANCE

L'**ordonnance** consigne la prescription médicale de médicaments ou d'examens complémentaires (radiologiques, biologiques), des actes de kinésithérapie, des cures thermales ou des règles d'hygiène et de diététique.

3 OBLIGATIONS DU PRESCRIPTEUR

Le médecin doit formuler ses prescriptions avec toute la clarté indispensable, veiller à leur compréhension par le patient et son entourage et s'efforcer d'en obtenir la bonne exécution (art. R. 4127-34 du CSP). L'implication du prescripteur dans la rédaction de cette ordonnance engage sa responsabilité morale, professionnelle et juridique.

4 PRESCRIPTION MÉDICALE DESTINÉE À LA PRATIQUE INFIRMIÈRE À L'HÔPITAL

Les infirmiers(es) ont une profession réglementée. Ils doivent se soumettre aux règles sous peine de commettre une faute.

A PRESCRIPTION MÉDICALE OBLIGATOIRE

La prescription médicale écrite est un acte obligatoire dans la pratique infirmière (sauf urgence) pour administrer les médicaments ou pour pratiquer certaines injections ou perfusions (article R. 4311-7 du CSP).

L'urgence constitue une exception au principe posé par cet article. L'article R. 4311-14 du CSP précise qu'en l'absence d'un médecin, l'IDE est habilité, dans une situation d'urgence ou de détresse psychologique, à mettre en œuvre des protocoles de soins d'urgence, préalablement écrits, datés et signés par le médecin responsable. Il accomplit les actes conservatoires nécessaires jusqu'à l'intervention d'un médecin. Ces actes font l'objet de sa part d'un compte rendu écrit, daté, signé, remis au médecin et annexé au dossier du patient.

B VÉRIFICATION CRITIQUE DE LA PRESCRIPTION

L'article R. 4312-42 du CSP précise que l'IDE :

- applique et respecte la prescription médicale écrite, datée et signée ;
- demande au prescripteur un complément d'information chaque fois qu'il le juge utile, notamment s'il estime être insuffisamment éclairé ;
- vérifie auprès de son auteur ou, en cas d'impossibilité, auprès d'un autre membre de la profession concernée lorsqu'il a un doute sur la prescription.

L'article R. 4312-43 du CSP précise que l'IDE demande au médecin prescripteur, chaque fois qu'il l'estime indispensable, d'établir un protocole thérapeutique et de soins d'urgence écrit, daté et signé.

C CAS DE LA TRANSMISSION ORALE DE LA PRESCRIPTION

Les prescriptions formulées oralement par un médecin (vive voix ou téléphone) ne sont pas rares, mais non réglementaires. L'article R. 4311-7 du CSP exige, en dehors du cas de l'urgence, une prescription écrite. Aussi, lorsque la prescription est transmise oralement, le personnel infirmier doit écrire la prescription sur le cahier infirmier et tout ce qui a été pratiqué au patient.

L'IDE ne peut cependant pas établir une ordonnance suite à la transmission téléphonique d'une prescription médicale. Il s'exposerait à l'exercice illégal de la profession de médecin engageant sa responsabilité pénale.

> Lorsque l'IDE se heurte à une simple prescription orale, il ne peut pas s'abstenir de prodiguer les soins malgré la réglementation. S'il est confronté à un refus de la mise en application de la prescription écrite, il se doit, hors urgence, d'essayer d'obtenir la prescription écrite (joindre le médecin par téléphone en présence d'éventuels témoins, faire appeler le médecin par le standard de l'établissement, joindre le chef de service, ...). En cas de refus persistant, l'IDE consigne avec précision tous les actes ordonnés oralement dans le dossier de soins infirmiers pour se protéger contre des actes qu'il n'a pas exécutés de sa propre initiative.

FICHE 23

CARACTÉRISTIQUES ET TYPES D'ORDONNANCES

La prescription médicale doit être datée et signée par le prescripteur autorisé. L'ordonnance doit faire apparaître l'identité du prescripteur, son identifiant et, le cas échéant, de l'identifiant de la structure d'activité au titre de laquelle l'ordonnance est établie.

PARTIE 3

1 DURÉE DU TRAITEMENT PRESCRIT

Selon l'art. R. 5132-21, la prescription de médicaments à prescription obligatoire ne peut être faite pour une **durée de traitement** supérieure à douze mois.

Toutefois, pour des motifs de santé publique, pour certains médicaments, substances psychotropes ou susceptibles d'être utilisées pour leur effet psychoactif, cette durée peut être réduite par arrêté ministériel.

2 ORDONNANCE CLASSIQUE

- La prescription habituelle de médicaments est écrite sur une feuille ou ordonnance. Elle doit mentionner les informations suivantes :

- nom, prénom, âge du patient (poids et surface corporelle pour les enfants et nourrissons) ;
- nom des médicaments prescrits (DCI ou dénomination de fantaisie).

- Pour chaque médicament prescrit, les mentions suivantes doivent être précisées :

- posologie : nombre d'unités (comprimé, gélule, gouttes, sachet...) et quantité (dosage) par prise et par 24 heures ;
- nombre d'unités de conditionnement prescrites ;
- mode d'administration (voie) ;
- fréquence d'administration ;
- pour les injectables : modalités de dilution, vitesse et la durée de perfusion, en clair ou par référence à un protocole préétabli ;
- durée totale du traitement (éventuellement le nombre de renouvellement).

FICHE 23

PARTIE 3

Docteur Françoise B.
Médecine générale
758035885
10000668540
3 rue des roses
75012 Paris
01.45.45.45.45

Identité du prescripteur
Qualification, titre ou spécialité
N° ADELI + N° du Répertoire partagé des professionnels de santé (RPPS)
Adresse du cabinet et coordonnées téléphoniques (+ adresse mail)

Date de rédaction de l'ordonnance

12 septembre 2021

Identité du patient, sexe, âge (+taille et poids)

M. Jean-Marc Durand
52 ans

1° - Amoxicilline 500 mg
1 gélule matin et soir au moment des repas
durant 5 jours
1 boîte

2° - Paracétamol 500 mg
1 sachet en cas de fièvre
1 boîte

Liste des médicaments
DCI ou nom de fantaisie, dosage unitaire
Nombre d'unité/prise, fréquence, durée

Françoise B.

Signature du prescripteur (+ cachet)

Prescription de médicaments

3 ORDONNANCE ÉLECTRONIQUE

Une ordonnance comportant des prescriptions de médicaments peut être formulée par courriel. L'**ordonnance électronique** doit être établie dans les conditions suivantes :

- l'auteur peut être dûment identifié ;
- l'ordonnance a été établie, transmise et conservée dans des conditions propres à garantir son intégrité et sa confidentialité ;
- un examen clinique du patient doit avoir été réalisé préalablement, sauf à titre exceptionnel en cas d'urgence (art. 34 de la loi nº 2004-810 du 13 août 2004 relative à l'assurance maladie).

Le patient donne au pharmacien la « preuve de prescription électronique ». Le pharmacien scanne le code-barre et télécharge la prescription électronique qui sera archivée par le pharmacien afin que celle-ci ne puisse pas être exécutée une seconde fois.

4 ORDONNANCE SÉCURISÉE

Des règles très strictes encadrent la prescription de stupéfiants, ainsi que certaines benzodiazépines psychotropes comme le RIVOTRIL® (antiépileptique) depuis septembre 2011 ou, plus anciennement, le TRANXENE® (anxiolytique).

Les **ordonnances sécurisées** répondent à des spécifications techniques précises fixées par l'arrêté du 31 mars 1999 du Code de la santé publique :

- réalisation sur du papier filigrané blanc naturel sans azurant optique, à un format dont le choix est laissé au praticien.
- identification du prescripteur en bleu, d'une teinte et d'une intensité donnée et pré-imprimée.
- numérotation d'identification du lot d'ordonnance inscrite dessus.
- carré pré-imprimé en micro-lettres où est indiqué le nombre de médicaments prescrits.

Seuls des éditeurs agréés par l'AFNOR (Association française de normalisation) peuvent fabriquer des ordonnances sécurisées.

La posologie des stupéfiants est inscrite en toutes lettres (nombre d'unités, doses ou concentrations) et respecte la durée de prescription.

L'ordonnance sécurisée ne peut être photocopiée ou bien falsifiée par un quelconque ajout.

Le pharmacien délivre les médicaments prescrits, garde un duplicata de l'ordonnance. Il inscrit, en outre, les médicaments dispensés sur un registre.

Une nouvelle prescription de stupéfiant pendant la période couverte par une prescription antérieure nécessite une dérogation. Dans ce cas, le médecin mentionne « ordonnance établie en complément de... ».

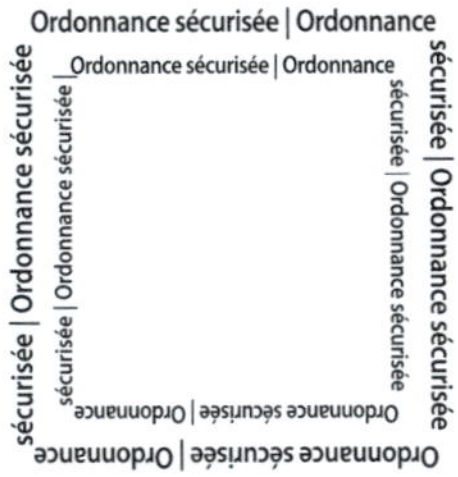

Carré labellisé sur ordonnance sécurisée

5 ORDONNANCE BIZONE POUR AFFECTION LONGUE DURÉE (ALD)

Les soins et les traitements en rapport avec une **affection de longue durée (ALD)** sont pris en charge à 100 % sur la base du tarif de la sécurité sociale. Un modèle spécifique d'ordonnance ou **ordonnance bizone** a été créé pour distinguer clairement les prescriptions en rapport ou non avec la maladie exonérante.

L'ordonnance bizone comporte deux zones distinctes :

- une partie haute réservée aux soins en rapport avec l'ALD, pris en charge à 100 % ;
- une partie basse, réservée aux soins sans rapport avec l'ALD, remboursés aux taux habituels de la sécurité sociale.

6 ORDONNANCE POUR MÉDICAMENTS D'EXCEPTION

Les **médicaments d'exception** sont des médicaments particulièrement innovants et coûteux. Ils ne peuvent donc être prescrits et remboursés que sous certaines conditions.

- Ils ne sont pris en charge que s'ils sont prescrits dans le respect des indications thérapeutiques prévues par la **fiche d'information thérapeutique (FIT)** et retenues lors de leur inscription sur la liste des médicaments remboursables.
- L'ordonnance permettant la prescription de médicaments d'exception se présente sous un formulaire « Ordonnance de médicaments ou de produits et prestations d'exception » (n° S3326) qui comporte 4 volets : un pour le patient, deux pour la caisse de sécurité sociale et un pour le pharmacien.
- Lorsque la prescription concerne un patient en ALD, l'ordonnance tient lieu d'ordonnancier bizone.

FICHE 24

MODALITÉS PARTICULIÈRES DE PRESCRIPTION

PARTIE 3

Il existe des modalités particulières de prescription qui tiennent compte des caractéristiques de certains médicaments ou de situations particulières. Il s'agit en particulier :
- des médicaments prescrits dans le cadre des affections de longue durée (ordonnance bizone) ;
- des médicaments sous autorisation temporaire d'utilisation (ATU).
D'autre part, certaines spécialités ont un statut particulier de « médicaments à prescription restreinte ». Ce sont les médicaments :
- réservés à l'usage hospitalier (RH) ;
- à prescription hospitalière (PH) ;
- à prescription initiale hospitalière (PIH) ;
- à prescription réservée à certains médecins spécialistes (PRS) ;
- nécessitant une surveillance particulière pendant le traitement (SP).

1 MÉDICAMENTS RÉSERVÉS À L'USAGE HOSPITALIER (RH)

Ces médicaments ne peuvent être pas être prescrits en ville.

L'administration au patient des médicaments classés en réserve hospitalière ne peut être effectuée qu'au cours d'une hospitalisation (art. R. 5121-82 et 83 du CSP).

2 MÉDICAMENTS À PRESCRIPTION HOSPITALIÈRE (PH)

Ces médicaments ne peuvent pas être prescrits en ville. Leur prescription émane obligatoirement d'un médecin exerçant dans un établissement de soin. Par contre, ces médicaments peuvent être délivrés en officines de ville (art. R. 5121-84 à 86 du CSP).

3 MÉDICAMENTS À PRESCRIPTION INITIALE HOSPITALIÈRE (PIH)

Ces médicaments sont prescrits pour la première délivrance sur une ordonnance hospitalière. Ils peuvent néanmoins faire l'objet d'une prescription en ville uniquement en renouvellement de l'ordonnance hospitalière et après avoir vérifié le délai de validité de l'ordonnance initiale hospitalière, fixé par l'autorisation de mise sur le marché (AMM).

La prescription de renouvellement établie en ville doit être identique à la prescription hospitalière. Toutefois, en cas de nécessité, la posologie ou la durée de traitement peuvent être modifiées (art. R. 5121-87 à 89 du CSP).

4 MÉDICAMENTS À PRESCRIPTION RÉSERVÉE À DES MÉDECINS SPÉCIALISTES (PRS)

Ces médicaments ne peuvent être prescrits que par certains médecins spécialistes.

Cette restriction peut être limitée à la seule prescription initiale. Dans ce cas, après la première prescription établie par le médecin spécialiste, le renouvellement peut être effectué par tout médecin après avoir vérifié le délai de validité de l'ordonnance. La prescription de renouvellement établie en ville doit être identique à la prescription initiale.

Toutefois, en cas de nécessité, la posologie ou la durée de traitement peuvent être modifiées, après avoir vérifié le délai de validité de l'ordonnance initiale hospitalière fixé par AMM (art. R. 5121-90 à 92 du CSP).

5 MÉDICAMENTS NÉCESSITANT UNE SURVEILLANCE PARTICULIÈRE (SP)

Ces médicaments ne peuvent être prescrits que si un certain nombre d'examens (fixés par l'AMM) sont réalisés pendant le traitement.

Pour certains médicaments, l'AMM peut en outre exiger que le prescripteur mentionne sur l'ordonnance que les examens ont été effectués et à quelle date (art. R. 5121-95 du CSP).

Pour certains médicaments soumis à prescription restreinte, l'AMM précise que le prescripteur doit porter sur l'ordonnance certaines mentions qui attestent de l'information du patient et des mesures prises pour éviter tout ou partie des risques liés à leur utilisation (art. R. 5121-77 du CSP).

RÈGLES POUR LES SPÉCIALITÉS AVEC SUBSTANCES VÉNÉNEUSES

FICHE 25

PARTIE 3

La délivrance de certaines spécialités pharmaceutiques est soumise à des restrictions plus ou moins rigoureuses. Ces médicaments appartiennent à la liste des substances vénéneuses. Ils sont dispensés par le pharmacien sur présentation obligatoire d'une ordonnance. Les médicaments qui ne figurent pas dans cette liste peuvent donc être délivrés en vente libre en pharmacie sans ordonnance.

1 SUBSTANCES VÉNÉNEUSES

Une **substance vénéneuse**, une fois introduite dans l'organisme, peut produire des effets nocifs car elle possède une activité toxique même à dose modérée.

Substances stupéfiantes

Souvent appelées « drogues », les **substances stupéfiantes** ou toxicomanogènes sont des substances psychotropes interdites ou très réglementées en raison d'un risque de dépendance lors de leur usage.

Substances psychotropes

Les substances **psychotropes** agissent sur l'état du système nerveux central en en modifiant le fonctionnement. Ils sont inscrits sur la liste I des substances vénéneuses mais présentent certaines caractéristiques limitatives à leur prescription et délivrance.

Substances inscrites sur la liste I et la liste II

Les listes I et II concernent les médicaments susceptibles de présenter directement ou indirectement un danger pour la santé, les médicaments à usage humain contenant des substances dont l'activité ou les effets indésirables nécessitent une surveillance médicale et tout autre produit ou substance présentant pour la santé des risques directs ou indirects (art. L. 5132-6 du CSP).

Les spécialités de la liste I présentent les risques les plus élevés pour la santé.

L'emballage extérieur de ces médicaments doit présenter sous la dénomination spéciale, un espace blanc entouré :

- d'un filet rouge pour les médicaments relevant de la **liste I** et des stupéfiants ;
- d'un filet vert pour ceux qui relèvent de la **liste II**.

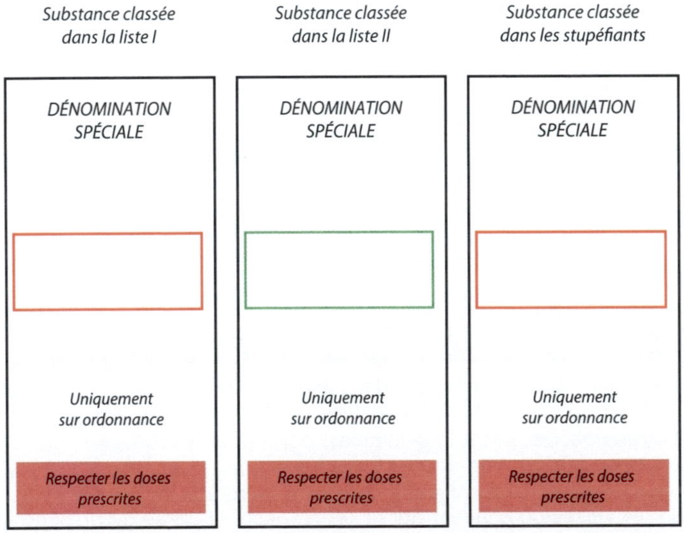

Règles d'étiquetage des médicaments délivrés uniquement sur prescription

2 RÈGLES DE DÉTENTION ET DE DÉLIVRANCE DES MÉDICAMENTS PRESCRITS SUR ORDONNANCE

Spécialités de la liste I et de la liste II

- Les médicaments des listes I et II sont prescrits sur des ordonnances classiques. La durée de validité d'une ordonnance est d'un an au maximum.
- De plus, la première délivrance des spécialités pharmaceutiques de la liste I et de la liste II doit intervenir dans les trois premiers mois qui suivent la date de prescription (art. R. 5132-22 du CSP).
- La quantité de médicaments délivrée correspond en général à un mois de traitement, sauf pour les contraceptifs où la durée est prolongée à trois mois.
- Le renouvellement est possible :

- pour les spécialités de la liste I uniquement, sur indication écrite du médecin précisant le nombre de renouvellements ou la durée du traitement (dans une limite de douze mois) ;

- pour les spécialités de la liste II pendant 12 mois, sauf si le prescripteur l'a interdit.

- Les spécialités de la liste I et de la liste II sont disposées en officine de façon à ne pas être directement accessibles au public.

Spécialités psychotropes

La durée de prescription de certains psychotropes tels les hypnotiques et les anxiolytiques a subi des restrictions. La durée maximale de prescription a été ramenée à quatre semaines pour les médicaments hypnotiques et à douze semaines pour la plupart des anxiolytiques (*voir Mémos correspondants*).

Médicaments stupéfiants

Les médicaments « **stupéfiants** » sont prescrits sur une **ordonnance sécurisée** (*voir Mémo « Caractéristiques et types d'ordonnances »*). Elle ne peut être photocopiée ou bien falsifiée par un quelconque ajout.

- Le patient doit se présenter dans une officine sous 72 heures pour se voir délivrer l'intégralité des quantités de médicaments prescrits.

- Le pharmacien, avant la délivrance, doit veiller à ce que les règles très strictes de prescription soient respectées :

- la posologie des stupéfiants est inscrite en toutes lettres (nombre d'unités, doses ou concentrations) et respecte la durée de prescription ;
- la prescription est limitée au maximum à sept jours pour les formes injectables (en dehors des systèmes à pompe) ;
- dans certaines circonstances, notamment pour une meilleure prise en charge du traitement de la douleur, la durée est étendue à 14 jours pour les formes orales et à 28 jours au maximum pour certains autres médicaments.

- Le pharmacien délivre les médicaments prescrits, garde un duplicata de l'ordonnance. Il inscrit en outre les médicaments dispensés sur un registre.

- Le renouvellement de la prescription est interdit. Une nouvelle prescription de stupéfiant pendant la période couverte par une prescription antérieure nécessite que le médecin mentionne qu'il s'agit d'un complément au traitement précédent.

- Les substances ou préparations et les plantes ou parties de plantes classées comme stupéfiants sont détenues dans un endroit où les personnes étrangères à l'établissement n'ont pas accès. Elles sont impérativement conservées dans des armoires ou locaux ne contenant rien d'autre, fermés à clef et munis d'un système d'alerte ou de sécurité renforcé contre toute tentative d'effraction.

UTILISATION DES SUBSTANCES VÉNÉNEUSES EN UNITÉS DE SOINS

FICHE 26

Une substance vénéneuse peut produire des effets nocifs car elle possède une activité toxique même à dose modérée.

PARTIE 3

1 APPROVISIONNEMENT EN STUPÉFIANTS AU SEIN DES UNITÉS DE SOINS

Les médicaments classés comme **stupéfiants**, ou soumis à la réglementation des stupéfiants, sont remis par un pharmacien ou une autre personne autorisée, au cadre de santé ou à un infirmier désigné, en établissement de santé, par le chef de pôle ou le médecin responsable de la structure interne, du service ou de l'unité fonctionnelle du pôle d'activité, ou le cas échéant au prescripteur lui-même (art. 4 de l'arrêté du 12 mars 2013).

2 ÉTAT RÉCAPITULATIF D'ADMINISTRATION DES STUPÉFIANTS

- Au sein des établissements de santé, l'administration de tout médicament classé comme stupéfiant, ou soumis à la réglementation des stupéfiants, fait l'objet d'un enregistrement sur un **état récapitulatif d'administration des stupéfiants** mentionnant les données suivantes (art. 2 de l'arrêté du 12 mars 2013) :
  - le nom de l'établissement ;
  - la désignation de la structure interne, du service ou de l'unité fonctionnelle en établissement de santé ou de l'unité de vie en établissement médico-social ;
  - la date et l'heure de l'administration ;
  - les nom et prénom du malade ;
  - la dénomination du médicament, sa forme pharmaceutique, la dose administrée ;
  - l'identification du prescripteur ;
  - l'identification de la personne ayant procédé à l'administration et sa signature.
- Les états récapitulatifs d'administration des médicaments classés comme stupéfiants, ou soumis à la réglementation des stupéfiants, sont datés et signés, en établissement de santé, par le chef de pôle ou le médecin responsable de la structure interne, du service ou de l'unité fonctionnelle du pôle d'activité, et adressés à la pharmacie à usage intérieur qui les conserve pendant trois ans.
- Ils peuvent être effectués de manière informatisée sous réserve qu'ils soient identifiés et authentifiés par des signatures électroniques, que leur édition sur papier soit possible et qu'aucune modification ne soit possible après validation de l'enregistrement.

3 CONSERVATION ET STOCKAGE DES MÉDICAMENTS

Tous les médicaments doivent être conservés au sec dans leur conditionnement d'origine ou à défaut dans des contenants étiquetés selon les obligations réglementaires.

Règles de stockage des médicaments

Les médicaments soumis à la réglementation des substances vénéneuses sont détenus dans des locaux ou armoires fermés à clef ou disposant d'un mode de fermeture assurant la même sécurité (art. 9 de l'arrêté du 31 mars 1999).

Dans ces locaux ou armoires, les substances, préparations et médicaments classés comme stupéfiants sont détenus séparément dans une armoire ou un compartiment spécial banalisé réservé à cet usage et lui-même fermé à clef (art. 5 de l'arrêté du 12 mars 2013).

L'article 16 de l'arrêté du 31 mars 1999 précise que les médicaments doivent être détenus de préférence dans leur conditionnement d'origine ou à défaut dans des récipients étiquetés selon les dispositions suivantes :

- stupéfiants : étiquette blanche avec large filet rouge :
- liste I : étiquette blanche avec large filet rouge ;
- liste II : étiquette blanche avec large filet vert.

Ces étiquettes devront comporter :

- dans la partie supérieure, inscrites en lettres noires :
  - la dénomination de la spécialité,
  - et le cas échéant, la dénomination commune internationale ou française du ou des principes actifs,
  - le dosage exprimé en quantité ou en concentration,
  - la forme pharmaceutique,
  - la voie d'administration ;
- dans la partie inférieure, séparée du contexte par une ligne noire et inscrite en lettres noires, la mention bien lisible « Respecter les doses prescrites ».

L'étiquette du conditionnement doit mentionner le numéro de lot et la date de péremption du médicament qu'il contient.

La notice d'information du médicament doit être jointe ou à défaut l'unité de soins doit disposer de la documentation nécessaire.

Mesures en cas de vol

Le surveillant de l'unité de soins ou un infirmier désigné par écrit par le responsable de l'unité de soins fixe, en accord avec le pharmacien, les dispositions propres à éviter toute perte, vol ou emprunt des clefs de ces dispositifs de rangement lorsqu'ils existent. Les modalités de détention, de mise à disposition et de transmission des clefs font l'objet d'une procédure écrite (art. 11 de l'arrêté du 31 mars 1999).

Tout vol ou détournement est signalé sans délai aux autorités de police, à l'agence régionale de santé (ARS) et à l'ANSM. Les quantités volées ou détournées sont portées sur le registre prévu à l'article R. 5132-36 du Code de la santé publique.

Responsabilités sur la dotation de médicaments

L'article 12 de l'arrêté du 31 mars 1999 stipule que le pharmacien et le médecin responsable de l'unité de soins déterminent après consultation du surveillant de l'unité de soins ou d'un infirmier désigné par écrit par le responsable de l'unité de soins, la dotation de médicaments (révisée au minimum une fois par an) permettant de faire face, dans l'unité concernée, aux besoins urgents.

- Ils fixent une liste qualitative et quantitative des médicaments composant cette dotation. Cette liste est établie en deux exemplaires datés et conjointement signés. Un exemplaire est conservé à la pharmacie et l'autre est affiché dans le dispositif de rangement.
- Le pharmacien ou toute personne désignée par lui doit régulièrement vérifier que la composition de la dotation de médicaments pour besoins urgents est conforme à la liste mentionnée à l'article 12. Il doit notamment contrôler les quantités au regard des prescriptions faites, le mode de détention et le respect des règles d'étiquetage et de conservation des médicaments.
- Le procès-verbal de la visite doit être daté et cosigné par le pharmacien et le responsable de l'unité de soins.

NOTION DE POSOLOGIE ET PRÉPARATION DES MÉDICAMENTS

FICHE 27

PARTIE 3

La qualité de la préparation des médicaments dépend de la qualité de la prescription. Le prescripteur doit formuler l'ordonnance avec clarté. Lorsque des calculs posologiques sont indispensables, le prescripteur précise ces calculs et l'infirmier doit les vérifier avant l'administration au patient.

1 DOSES ET POSOLOGIE DES MÉDICAMENTS

La **posologie** est l'étude de prise d'un médicament et de son dosage. Elle désigne l'ensemble des modalités d'administration de la prise d'un médicament.

Elle s'identifie également à la définition des doses et du rythme des prises de médicaments. On parle donc de posologie « par prise » ou « par 24 heures ».

Pour chaque médicament il existe une **dose usuelle** et une **dose maximale**. Elles sont indiquées « par prise » (dose unitaire) et « par 24 heures » (dose journalière). Les doses usuelles et maximales sont déterminées par des tests cliniques.

- La dose usuelle est dite « dose thérapeutique » : c'est la dose nécessaire pour obtenir l'effet favorable désiré.
- La dose maximale correspond à la quantité (unitaire ou journalière) de substance active administrable au patient en toute sécurité, ou sans effets toxiques.

Doses usuelles et maximales pour l'aspirine

	Doses usuelles		Doses maximales	
(par voie orale)	Par prise	Par 24 heures	Par prise	Par 24 heures
Acide acétyl-salicylique	100 mg à 1 g	1 à 3 g	2 g	6 g

- Cependant, le prescripteur peut être amené à modifier la dose usuelle au regard de l'âge, du poids (masse corporelle), de l'état de santé et de la tolérance du patient à l'égard du principe actif.

Contenances en poids et volume des différentes cuillères

Types de cuillères	Cuillère à café	Cuillère à dessert	Cuillère à soupe
Volume (mL)	5	10	15
Masse pour un soluté aqueux (g)	5	10	15
Masse pour un sirop (g)	7	15	20

- La posologie des gouttes buvables est prescrite en chiffres romains (en principe) ou en chiffres arabes (le plus courant).

Indication du nombre de gouttes : correspondances romain/arabe

Arabe	1	2	3	4	5	6	7	8	9	10	50	100	500	1 000
Romain	I	II	III	IV	V	VI	VII	VIII	IX	X	L	C	D	M

On écrit les nombres à l'aide des 7 lettres de telle façon que les chiffres représentés aillent toujours en diminuant de gauche à droite. Le nombre écrit est la somme des nombres représentés chacun par une lettre.

Les lettres s'additionnent lorsqu'elles sont situées vers la droite du chiffre supérieur représenté.

Exemple : 1 770 = MDCCLXX

Une seule lettre se soustrait lorsqu'elle se situe à gauche du plus grand chiffre représenté.

Exemple : 4 = IV

2 PRÉPARATION DES MÉDICAMENTS

La préparation des médicaments répond aux impératifs d'hygiène et de sécurité.

- L'infirmier doit vérifier, pour chaque médicament, le nom, la forme galénique et le dosage. Il contrôle en outre la date de péremption et les modalités de conservation du médicament.
- L'infirmier doit respecter les règles et protocoles d'hygiène, en particulier le lavage des mains, la désinfection du plan de travail et du chariot, l'utilisation de gobelets ou de contenants à usage unique ou désinfectés.

Le calcul de doses peut s'avérer nécessaire à toutes les étapes de la prise en charge médicamenteuse. Il est donc impératif pour tout professionnel de santé :

- de **maîtriser les fondamentaux du calcul** (les unités de masse, de volume, de temps, les conversions, les concentrations, les dilutions, les débits, etc.) et la règle de trois ;
- de **systématiser le double contrôle**, en particulier pour les médicaments considérés à risque, les médicaments injectables, et, de façon générale, pour toutes les préparations qui demandent une reconstitution ;
- de s'interdire et d'**interdire toute interruption de tâche**.

FICHE 28

ADMINISTRATION DES MÉDICAMENTS DANS LES UNITÉS DE SOINS

PARTIE 3

L'administration du médicament est la dernière étape du circuit du médicament à l'hôpital. Toute erreur lors de l'administration ou toute erreur préalable non décelée induit systématiquement une erreur de médication avec risque de iatrogénèse médicamenteuse. La qualité de l'administration dépend en particulier de la qualité de la prescription.

1 RÔLE DU PERSONNEL INFIRMIER

L'administration des médicaments est un acte infirmier ou plus rarement médical. Dans les unités de soins, l'infirmier est la personne habilitée à distribuer et à administrer les médicaments au patient. Le personnel infirmier n'assure pas l'administration de médicaments sur prescription verbale, sauf urgence.

Sauf accord écrit des prescripteurs, il ne devra être mis ou laissé à la disposition des malades aucun médicament en dehors de ceux qui leur auront été prescrits et dispensés dans l'établissement. Les médicaments dont ils disposent à leur entrée leur seront retirés, sauf accord des prescripteurs.

2 VÉRIFICATION DE LA PRESCRIPTION

Préalablement à l'administration, l'infirmier prend connaissance de la prescription sans la retranscrire, vérifie la concordance entre la prescription et le médicament préparé ainsi que l'aspect et la date de péremption des médicaments. Il effectue les reconstitutions des médicaments extemporanément (selon les recommandations relatives au mode d'emploi du produit figurant dans le résumé des caractéristiques du produit ou RCP, et les documents internes à l'établissement), et vérifie l'absence de contre-indications de certaines opérations (broyage de comprimés, ouverture de gélules, mise en solution ou en suspension dans un liquide...).

3 IDENTIFICATION DES MÉDICAMENTS

- Les médicaments doivent être identifiables et placés dans un support de distribution nominatif. L'étiquette des préparations injectables (voir détail en fonction de la préparation) doit mentionner : nom et prénom du patient, et éventuellement date de naissance ; nom de la spécialité, dose prescrite ; voie d'administration ; date, heure et durée de l'administration si nécessaire.
- En ce qui concerne la conservation des contenants multidoses, il faudra veiller aux conditions de stockage (température, abri de la lumière...) et à la durée de conservation après ouverture ou reconstitution. La date de préparation (ou d'ouverture) et éventuellement date limite seront notées

sur le contenant. Les médicaments dont le délai maximal de conservation est dépassé doivent être éliminés. Lorsqu'ils sont destinés à un seul patient (flacon d'insuline, collyre), les conditionnements seront étiquetés au nom du patient.

4 OPÉRATIONS DURANT L'ADMINISTRATION AU PATIENT

- Au moment de l'administration, l'infirmier vérifie l'identité du patient et sa capacité d'autonomie pour gérer l'administration de son traitement. Il doit respecter les vitesses d'injection intraveineuse et les règles d'hygiène et de sécurité.
- L'infirmier applique les mesures de sécurité liées à l'administration des traitements (ne pas laisser le chariot de médicaments ouvert, jeter tout médicament non identifiable et tout médicament déconditionné par erreur, ne jamais découper les plaquettes en raison de la disparition de l'identification et/ou de la date de péremption).
- Il n'est pas recommandé de déconditionner les formes orales sèches avant la présentation au patient, c'est-à-dire ne pas retirer le médicament du blister ou découper le blister en cas de présentation non unitaire.
- Lorsque le médicament n'a pas été administré, le prescripteur et le pharmacien sont informés (art. 8 arrêté du 31 mars 1999), et l'information est enregistrée sur le support approprié.
- L'administration des médicaments doit être accompagnée d'une trace écrite sur le dossier du patient, si possible « en temps réel », permettant de retrouver :
  - le nom des médicaments administrés ou pris par le patient, la dose réellement administrée ou prise, la voie d'administration ;
  - la date et l'heure exacte d'administration ou de prise ;
  - le nom et la signature manuelle ou informatique de la personne qui a administré le médicament ;
  - les effets indésirables constatés ou l'effet attendu ;
  - les difficultés ou tout incident rencontrés lors de la prise ou de l'injection, les motifs de non administration ou d'administration décalée.
- Cet enregistrement doit concerner également les médicaments pris par le patient lui-même le cas échéant, que ces médicaments aient été distribués dans l'unité de soins ou apportés par le patient ou ses proches (cas des traitements au long cours notamment).
- Une réglementation particulière s'applique à la prescription, la dispensation, la conservation et à l'administration de certains produits comme les stupéfiants et les médicaments dérivés du sang (MDS). Les règles et l'organisation en vigueur dans l'établissement doivent être

connues, notamment en ce qui concerne les supports d'enregistrements de l'administration à utiliser. Ainsi, pour les MDS, l'administration s'accompagne de la conservation dans le dossier du patient des données relatives à l'identification du produit administré (numéro de lot...) à des fins de traçabilité.

5 SURVEILLANCE CLINIQUE

L'infirmier participe à la **surveillance** clinique des patients et à la mise en œuvre des thérapeutiques. Dans ce cadre, il surveille l'effet du traitement (éventuels effets indésirables, manifestations de dépendance) et les reporte sur le dossier de soins, et informe le médecin de ses observations.

Des protocoles pourront préciser la conduite à tenir dans certaines circonstances, par exemple en cas de pic fébrile en cours de perfusion (comportant par exemple, l'arrêt de la perfusion puis la réalisation d'hémocultures sur prescription médicale).

6 RÈGLE DES 5 B

En juillet 2011, la Haute Autorité de santé (HAS) a proposé un guide dont la vocation est d'accompagner le référentiel de management de la qualité et la sécurité de la prise en charge médicamenteuse de la Direction générale de l'offre de soins (DGOS).

Ce guide prévoit un certain nombre de pratiques pour sécuriser l'administration médicamenteuse, notamment la « **règle des 5 B** » (Bon patient, Bon médicament, Bonne dose, Bonne voie, Bon moment).

- **Le Bon patient**. Le personnel infirmier et médical doit s'assurer que le bon médicament sera administré au bon patient. En pratique, il devra :
  - vérifier l'identité du patient lors de chaque administration ;
  - connaître la procédure en vigueur dans son établissement en cas d'homonymie ;
  - utiliser deux identifiants ;
  - lorsque l'état du patient le permet, lui demander de se présenter (nom, prénom et date de naissance) ; dans le cas contraire, d'autres moyens peuvent être utilisés (bracelet d'identification, photo...).
- **Le Bon médicament**. La prescription doit être rédigée pour le bon patient ; elle doit être lisible et conforme aux exigences réglementaires. Une lecture attentive de l'étiquette, notamment lors des 3 vérifications successives :
  - au moment de la collecte du médicament dans le stock du service (armoire, chariot, *etc.*) ;
  - au moment de la préparation (reconstitution, pilulier) ;
  - et juste avant de donner le médicament au patient dans sa chambre.

La Bonne dose. Il faudra en plus s'assurer d'administrer la bonne concentration, dilution, dose du médicament prescrit :

- vérification des calculs de dose réalisés et, si besoin, vérification supplémentaire par un autre professionnel. L'infirmier doit connaître les doses « habituelles » des médicaments ;
- interrogation du prescripteur ou du pharmacien lorsque la dose prescrite diffère de la posologie habituelle ;
- adaptation de la dose prescrite au patient (enfant, personne âgée, insuffisant rénal...) ;
- attention particulière portée lors des calculs de dose et de dilution ;
- double vérification en cas de doute sur les calculs et systématiquement pour certains médicaments considérés à risque et certains secteurs.

La Bonne voie. Il faudra :

- s'assurer d'utiliser la voie prescrite ;
- s'assurer que la voie est appropriée et sécurisée ;
- s'assurer que les abréviations sont connues et formalisées dans une fiche d'instruction ;
- demander confirmation pour certaines voies très à risque (intrathécale en particulier).

Le Bon moment. Certains médicaments doivent être administrés à certaines heures et fréquences spécifiques. Il faudra donc s'assurer que l'administration est réalisée au bon moment :

- selon les besoins du patient et tenter de concilier « son bon moment » avec les contraintes liées au traitement ;
- selon les contraintes pharmacocinétiques propres à chaque médicament.

Les erreurs surviennent plus facilement lors des interruptions de tâches. Lors d'une préparation ou d'une reconstitution extemporanée, le personnel infirmier doit donc veiller à ne pas être dérangé.

ADMINISTRATION DES MÉDICAMENTS DANS LES UNITÉS DE SOINS

Règle des 5 B

BON PATIENT
- Vérifier l'identité du patient lors de chaque administration.
- Connaître la procédure en vigueur en cas d'homonymie.
- Utiliser 2 identifiants.
- Lorsque l'état du patient le permet, lui demander de se présenter (nom, prénom et date de naissance).

BON MÉDICAMENT
- Prescription rédigée pour le bon patient, lisible et conforme aux exigences réglementaires.
- Lecture de l'étiquette : lors de la collecte du médicament dans le stock (armoire, chariot, etc.), lors de la préparation (reconstitution, pilulier) et juste avant de donner le médicament au patient.

BON MOMENT
- Certains médicaments administrés à certaines heures et fréquences spécifiques.
- Administration réalisée au bon moment selon les besoins du patient et selon les contraintes pharmacocinétiques propres à chaque médicament.

BONNE DOSE
- Connaître les doses « habituelles » des médicaments.
- Lors des calculs de dose et de dilution : double vérification en cas de doute sur les calculs et systématiquement pour certains médicaments à risque.

BONNE VOIE
- S'assurer que la voie est appropriée et sécurisée.
- Abréviations connues et formalisées dans une fiche d'instruction.
- Demander confirmation pour certaines voies très à risque (intrathécale en particulier).

FICHE 29

VOIES D'ADMINISTRATION DES MÉDICAMENTS

Le choix de la voie d'administration du médicament dépend :
– du type d'activité souhaitée : action locale, action systémique (généralisée) ;
– des circonstances de l'administration (situation d'urgence, volume à administrer, nature ou composition du médicament, commodité, risque de dégradation).

1 VOIES PARENTÉRALES

PARTIE 4

Les voies parentérales nécessitent une injection. Elles regroupent :

- la **voie intraveineuse** (IV),
- la **voie sous-cutanée** (SC),
- la **voie intramusculaire** (IM),
- la **voie intra-artérielle**,
- la **voie intradermique**,
- la **voie intra-articulaire**,
- la **voie intrathécale** (ou intrarachidienne).

La voie intraveineuse constitue la voie d'urgence. La préparation doit être stérile, limpide, apyrogène. Son pH doit être proche de la neutralité, sa molarité doit être identique ou proche de celle du plasma. L'injection ne doit pas être irritante ou le moins possible.

La vitesse d'administration doit être toujours lente. La préparation administrée par la voie IV sera diluée en cas de nécessité.

2 VOIE ORALE

La **voie orale (ou *per os*)** consiste à introduire le médicament dans le tube digestif *via* la bouche.

Elle n'est pas utilisable lorsque le principe actif destiné à un traitement général est dégradé dans le tube digestif (pH, flore microbienne, enzymes du tube digestif) ou n'est pas absorbé au contact de la muqueuse intestinale.

Après absorption intestinale, le principe actif passant au niveau du foie (= **premier passage hépatique**) *via* la veine porte, sera parfois partiellement dégradé avant même d'atteindre sa cible.

C'est la voie la plus fréquemment utilisée et la plus aisée pour les patients.

3 VOIE CUTANÉE

La **voie cutanée (ou transdermique)** est utilisée principalement pour des traitements locaux appliqués sur la peau.

La perméabilité de la peau à un médicament dépend du médicament lui-même, en particulier de sa **liposolubilité**, et de l'excipient dans lequel il est incorporé.

4 VOIES TRANSMUQUEUSES (OU TRANSMUCOSALES)

Ces voies sont utilisées pour des traitements à visée locale mais une diffusion dans l'organisme est toujours possible. Ce sont :

- la **voie pulmonaire**,
- la **voie nasale**,
- les **voies bucco-pharyngées**, dont les voies **perlinguale** et **sublinguale**,
- les **voies auriculaire**, **oculaire**, **vaginale** et **rectale**.

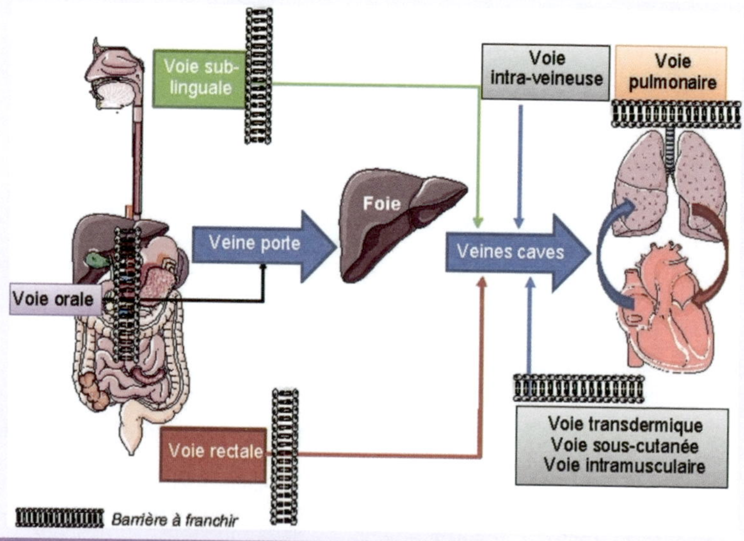

Différentes voies d'administration des médicaments

FICHE 30

PRINCIPALES FORMES GALÉNIQUES DES MÉDICAMENTS

La galénique est la science et l'art de préparer, conserver et présenter les médicaments. La forme galénique ou forme pharmaceutique constitue l'état d'un médicament prêt à être administré au patient. Elle est constituée d'un principe actif, des excipients et du conditionnement du médicament.
La forme galénique la mieux adaptée est un compromis entre :
- la meilleure efficacité thérapeutique ;
- la meilleure tolérance clinique (peu d'effets indésirables) ;
- la meilleure observance basée sur la posologie adéquate ;
- le meilleur coût du traitement pour le patient ou la collectivité.

PARTIE 4

1 FORMES SOLIDES OU SÈCHES POUR LA VOIE ORALE

A COMPRIMÉS

Les **comprimés** sont obtenus par compression de poudre leur donnant ainsi un aspect monobloc. Leur taille est variable. Ils sont sécables ou non.

La libération du principe actif n'est pas modulable en l'état.

D'autres types de comprimés sont fabriqués à l'aide de technologies entraînant la modification de la libération du principe actif (= comprimés à libération modifiée).

B GÉLULES

Les **gélules** sont formées de deux capsules de gélatine ou de dérivés de cellulose fermées, contenant en règle générale une poudre. La poudre peut être remplacée par des granulés ou des liquides.

Certaines gélules pourront être ouvertes afin d'en retirer la poudre qu'elles contiennent. D'autres, au contraire, seront enrobées de façon à modifier l'absorption du principe actif par l'organisme et ne pourront donc pas être ouvertes préalablement.

C POUDRES ET SACHETS

Ce sont des préparations constituées de particules solides, libres, sèches. Les poudres peuvent être effervescentes. Elles sont absorbées soit à la cuillère ou après suspension dans l'eau. Mais, la quantité de poudre prélevée est variable. Elles peuvent être conditionnées dans un emballage non résorbable unidose : ce sont les **sachets**.

Après ouverture, le contenu du sachet est versé dans un verre d'eau. Après dissolution dans l'eau, le médicament est avalé.

Ces formes ne sont pas adaptées aux préparations dont le goût désagréable peut être un inconvénient à la prise par voie orale.

D GRANULÉS

Les **granulés** sont des préparations constituées par des grains solides et secs de particules de poudre agrégées. Ils peuvent être croqués, avalés, dissous ou désagrégés dans l'eau.

Voies d'administration des médicaments

Voies d'administration	Formes galéniques associées
Voie orale	
	Formes galéniques solides : comprimés, gélules, granules, poudres
	Formes galéniques liquides : sirops, ampoules, suspensions et solutions buvables, huiles
Voies parentérales	
	Solutions et suspensions injectables : ampoules, flacons
	Implants ou pellets
Voies transmuqueuses	
Voie rectale	Formes galéniques solides ou semi-solides : suppositoires, capsules rectales, pommades rectales
	Formes galéniques liquides : lavements
Voie vaginale	Formes galéniques solides ou semi-solides : ovules, comprimés vaginaux, capsules vaginales, crèmes et gelées vaginales
	Formes galéniques liquides : solutés
Voie ophtalmique	Formes galéniques solides ou semi-solides : pommades ophtalmiques
	Formes galéniques liquides : collyres, bains oculaires, solutés d'irrigation
Voies ORL (nasale, buccopharyngée, auriculaire)	Bains de bouche, collutoires, gouttes, aérosols, inhalations
Voies cutanée et transdermique	
	Pommades, crèmes, gels, lotions, liniments, timbres, patchs transdermiques

2 FORMES LIQUIDES POUR LA VOIE ORALE

Sirops, solutés et suspensions buvables

Les **sirops** sont des préparations aqueuses riches en sucre et de consistance visqueuse.

Les **solutés buvables** renferment un ou plusieurs principes actifs au sein d'un solvant (huile, eau, alcool). Ils sont à reconstituer avec de l'eau. Il s'agit d'**ampoules buvables** et de **gouttes buvables**.

Les **suspensions buvables** sont constituées de mélange dans lequel le solide n'est pas soluble dans le liquide. Il sera alors nécessaire de bien agiter le flacon avant l'emploi.

3 FORMES LIQUIDES INJECTABLES

Il s'agit des **préparations injectables**, des préparations pour **perfusions intraveineuses (IV)**, des poudres pour injection ou perfusion intraveineuse, et des **implants**.

Les **liquides injectables** sont stériles (sauf dans les cas des vaccins). Ils ne doivent pas contenir de substances capables d'entraîner un épisode fébrile (= **apyrogènes**).

4 FORMES POUR LA VOIE CUTANÉE

Ces formes sont destinées à être appliquées sur la peau pour exercer une action locale après passage transcutané des principes actifs. Ce sont les :

- **pommades**,
- **crèmes**,
- **gels**,
- **dispositifs transdermiques (patchs)**.

5 FORMES TRANSMUQUEUSES

Il s'agit des :

- **comprimés sublinguaux**,
- **sprays**, **collutoires**, **nébuliseurs** et **inhalateurs**,
- **solutions nasales**,
- **gouttes auriculaires**,
- **collyres**, **pommades ophtalmiques**, **hydrogels** et **implants intraoculaires**,
- **suppositoires**, **suspensions et solutions rectales**,
- **ovules**, **capsules et comprimés gynécologiques**.

FICHE 31

ÉTAPES DU DEVENIR *IN VIVO* DU MÉDICAMENT

La pharmacocinétique est la branche de la pharmacologie qui s'intéresse à l'évolution des concentrations d'un médicament et de ses métabolites éventuels après son administration.

PARTIE 4

1 ABSORPTION (A)/RESORPTION (R)

L'**absorption** est le processus par lequel le principe actif inchangé passe depuis son site d'administration à la circulation générale. Elle est la résultante de deux phénomènes : la **résorption** (passage membranaire) et les **effets de premier passage** (biotransformation métabolique survenant entre l'administration et la distribution générale).

La résorption d'un médicament est influencée par les caractéristiques propres du médicament et par les caractéristiques liées à l'individu.

Mécanismes transcellulaires de résorption

Paramètres	Diffusion passive	Diffusion facilitée	Transport actif
Gradient de concentration	Même sens	Même sens	Sens opposé
Transporteur	–	X	X
Spécificité	–	X	
Saturation	–	X	X

Légende : – : non X : oui

2 DISTRIBUTION (D)

La **distribution** est la phase de diffusion du principe actif dans l'ensemble de l'organisme à partir du plasma. Elle dépend du principe actif (concentration plasmatique sous forme libre, liposolubilité), des tissus (membranes spécifiques à franchir, importance du débit d'irrigation), de la liaison aux protéines plasmatiques qui prolonge l'action du médicament dans le temps. Seule la forme libre du principe actif peut être distribuée.

3 MÉTABOLISME (M)

Le **métabolisme** correspond à la biotransformation, par réaction enzymatique, d'un principe actif en un ou plusieurs autres composés appelés métabolites, actifs ou inactifs.

Le principal site de biotransformations est situé au niveau hépatique.

Les biotransformations préparent l'étape d'élimination du principe actif. En particulier, elles rendent le produit final plus hydrosoluble (plus polaire) que la molécule initiale. Son excrétion dans l'urine ou dans la bile pourra en être facilitée. Il est possible de séparer les biotransformations en deux grands types de réactions enzymatiques : les **réactions de phase I** et les **réactions de phase II**.

Grands types de réactions métaboliques hépatiques

Réactions métaboliques		Conséquences sur le principe actif
Réactions de phase I	Réactions de fonctionnalisation	Réactions de dégradation (en général des oxydations) modifiant la structure primaire du principe actif. Fournissent des métabolites inactifs, actifs voire toxiques.
Réactions de phase II	Réactions de conjugaison	Réactions rendant la substance plus hydrosoluble (polaire) pour être mieux excrétée en particulier par voie urinaire

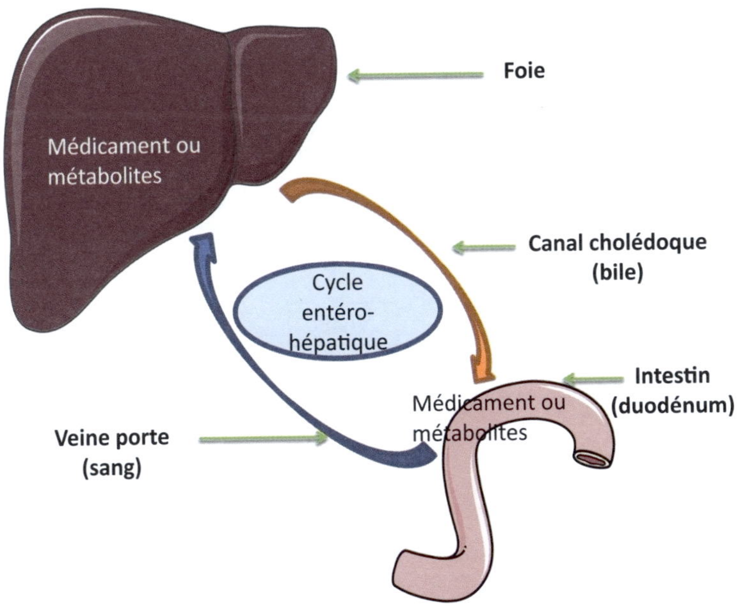

Représentation schématique du cycle entéro-hépatique

PARTIE 4

4 EXCRÉTION (E)

L'**excrétion** est la phase d'élimination du principe actif de l'organisme, après ou sans métabolisme.

L'élimination urinaire du médicament est liée à l'élaboration physiologique de l'urine. Les reins sont les principaux organes d'excrétion des substances solubles dans l'eau. La polarité des principes actifs ou des métabolites ainsi que leur solubilité dans l'eau conditionnent leur aptitude à l'excrétion par les reins. La filtration rénale représente le mode d'élimination de la plupart des principes actifs et de leurs métabolites. Les composés polaires, qui comprennent la plupart des métabolites médicamenteux, ne peuvent pas revenir au sein de la circulation et sont excrétés, sauf s'il existe un mécanisme de transport spécifique pour leur réabsorption.

Après excrétion biliaire, le principe actif (ou ses métabolites) se retrouve dans l'intestin où il peut être transformé par des enzymes et réabsorbé (« cycle entérohépatique »).

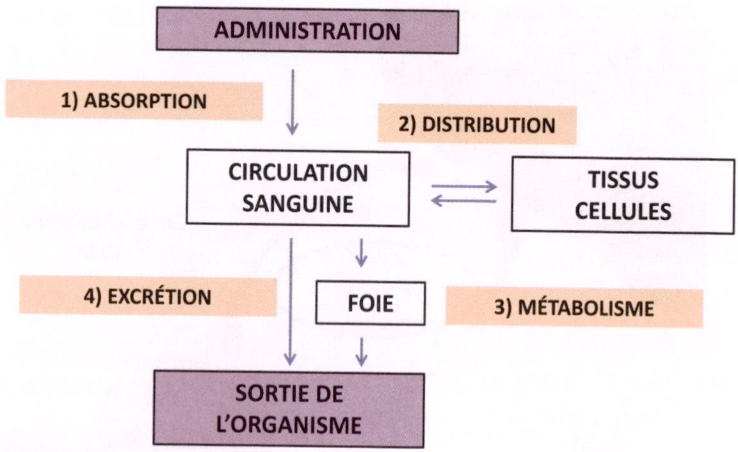

Étapes pharmacocinétiques

Les autres voies d'élimination (lait maternel, sueur, salive et phanères) sont marginales ou interviennent pour des substances possédant des caractéristiques particulières. La voie pulmonaire concerne par exemple les principes volatils (chloroforme, eucalyptol, éthanol).

FICHE 32

INVESTIGATIONS PHARMACOCINÉTIQUES

Les études pharmacocinétiques concourent à la mise en place de modèles pour :
- **prédire le comportement du principe actif (PA) durant son devenir,**
- **déterminer :**
  - **la voie d'administration la plus adaptée ;**
  - **la posologie maximale ;**
  - **le délai à partir duquel la concentration plasmatique en principe actif est stable ;**
  - **les interactions médicamenteuses et les effets dans les différentes conditions – physiologiques.**

PARTIE 4

1 MODÈLES DE COMPARTIMENTS

Un modèle est un système artificiel. Il est destiné à la simulation des différentes interactions existant entre les variables d'un système naturel.

On entend par **compartiment** le volume liquidien théorique au sein duquel le PA se répartit. Ainsi, l'organisme sera représenté par différents compartiments.

Modèle à un compartiment

Dans ce modèle, l'organisme qui reçoit le médicament constitue un volume homogène pour la distribution du médicament.

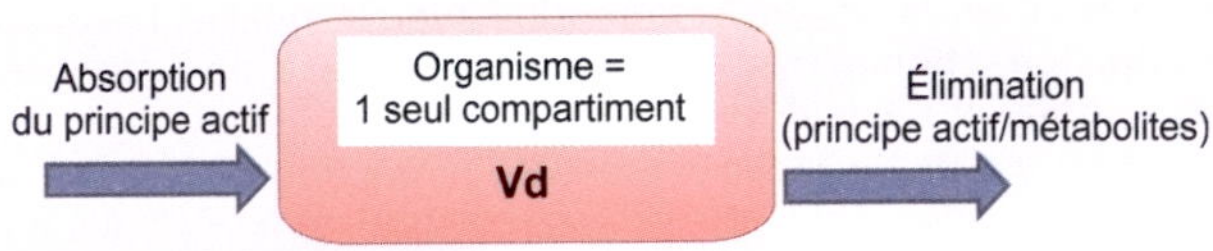

Absorption du principe actif
Organisme = 1 seul compartiment
Vd
Élimination (principe actif/métabolites)

Modèle à un seul compartiment

Modèles à deux compartiments

On considère que le PA, après absorption, parvient dans le compartiment central (plasma sanguin). Il pourra s'échanger avec un compartiment périphérique (tissu/organes).

L'élimination ne peut se faire qu'à partir du compartiment central.

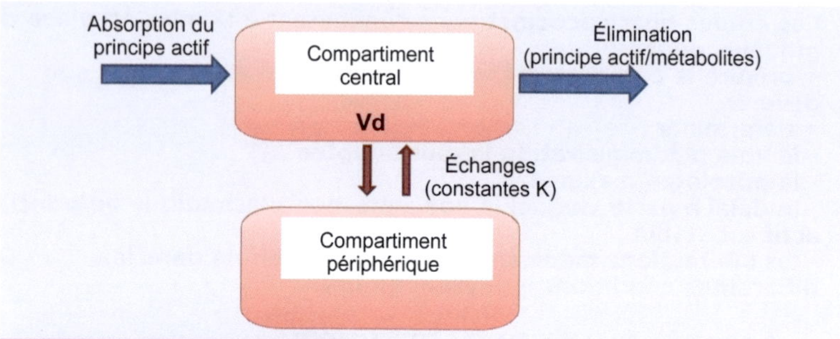

Modèle à deux compartiments

Ce modèle peut également concerner des PA qui présentent une forte liaison aux protéines plasmatiques ou un métabolisme particulier.

Remarque : Ce modèle est le plus adapté à la majorité des médicaments.

2 PARAMÈTRES PHARMACOCINÉTIQUES ÉVALUÉS

A PARAMÈTRES LIÉS À L'ABSORPTION : LA BIODISPONIBILITÉ (F)

La **biodisponibilité** (*bioavailability* en anglais), selon l'*European Medicines Agency* (EMA), est la vitesse et l'étendue avec lesquelles la substance active - ou sa fraction active - est absorbée à partir de sa formulation pharmaceutique et devient disponible au site d'action.

D'un point de vie clinique, elle représente la fraction de la dose de médicament administré qui atteint la circulation générale sous forme inchangée et la vitesse à laquelle elle l'atteint.

En voie intraveineuse, la biodisponibilité est maximale et vaut 100 %, valeur de référence.

Les mesures des concentrations plasmatiques permettent d'évaluer la concentration maximale (C_{max}) que l'on obtient par administration d'une dose de médicament par la voie choisie autre que la voie intraveineuse (IV). Le temps maximal (T_{max}), délai mis pour atteindre cette concentration, peut être déterminé graphiquement.

- La vitesse d'absorption d'un médicament est un paramètre influençant le délai d'action d'un principe actif. Le T_{max} constitue un paramètre prépondérant pour les médicaments destinés à une action rapide (médicaments d'urgence, antalgiques) en prise unique ou de courte durée.

- La vitesse de mise à disposition du principe actif dépend de la forme galénique et des modalités d'administration.

Lorsque deux spécialités renfermant le même PA (mais pas la même formulation : *cas des médicaments génériques*) sont administrées par la même voie, on pourra dire qu'elles sont **bioéquivalentes** si les trois paramètres évalués lors de l'étude de biodisponibilité (F, C_{max} et T_{max}) demeurent dans une marge de variation tolérable.

Indice ou index thérapeutique : écart qui existe entre la concentration efficace et la première concentration à partir de laquelle apparaissent les premiers signes de toxicité. L'intervalle est désigné également par zone ou marge thérapeutique.
Pour évaluer l'index (IT) d'un médicament, on calcule le rapport de la dose toxique 50 (DT 50) et de la dose efficace (DE 50). Alors :

$$IT = DT\ 50 \ / \ DE\ 50.$$

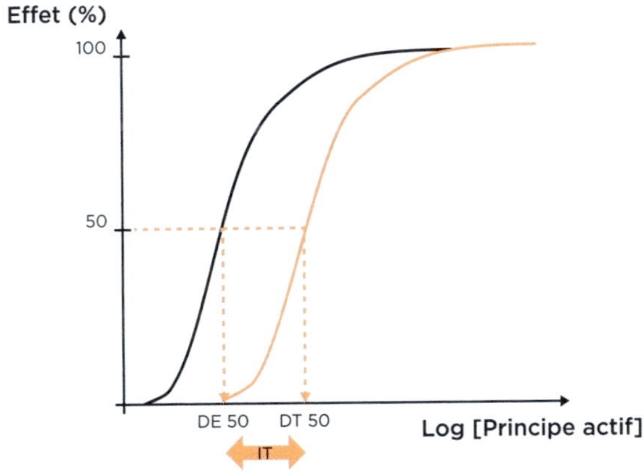

Courbe des effets bénéfiques
Courbe des effets toxiques
IT : index ou marge thérapeutique

B PARAMÈTRES LIÉS À LA DISTRIBUTION : LE VOLUME DE DISTRIBUTION (VD)

Le **volume de distribution** est un volume apparent (théorique) dans lequel semble se répartir la totalité de la dose du médicament pour être à la même concentration que celle du plasma. Il varie selon les individus : pour un principe actif liposoluble, il est augmenté lorsque le sujet a une masse adipeuse très élevée (cas d'obésité).

C PARAMÈTRES LIÉS À L'ÉLIMINATION

Demi-vie $t_{1/2}$ et constante d'élimination K_e

- Le **temps de demi-vie** plasmatique ou $t_{1/2}$ correspond au temps nécessaire pour diminuer une concentration plasmatique de moitié, quel que soit le niveau de cette concentration.
- La **constante d'élimination K_e** peut être également évaluée graphiquement (pente de la courbe d'élimination du principe actif) ou par le calcul :

$$K_e = \frac{\ln 2}{t_{1/2}}$$

Notion de clairance

- La **clairance** correspond au volume de sang totalement épuré du médicament par unité de temps. Elle est généralement exprimée en L/h ou en mL/min.
- De nombreux facteurs peuvent faire varier la clairance hépatique :
  - l'âge : immaturité de systèmes enzymatiques chez le nouveau-né ou bien diminution des activités enzymatiques chez le sujet âgé ;
  - les pathologies du foie : une hépatite virale affecte les capacités d'extraction du foie ;
  - les interactions médicamenteuses : présence d'inducteurs ou d'inhibiteurs enzymatiques ;
  - les facteurs individuels liés au polymorphisme génétique touchant le métabolisme : « acétyleurs lents » et « acétyleurs rapides » (acétylation de l'isoniazide), « hydroxylateurs lents » et « hydroxylateurs rapides » ;
  - les autres facteurs possibles : la prise de nourriture, la digestion et la position couchée augmentent le débit sanguin hépatique.
- De même, plusieurs facteurs peuvent modifier la clairance rénale :
  - une modification du débit de filtration glomérulaire liée à une insuffisance rénale ou cardiaque, ou à l'âge ;
  - une modification de la réabsorption tubulaire due à une variation du pH, à une modification du débit fraction filtrée, à l'âge ;
  - une modification de la sécrétion tubulaire en raison d'interactions médicamenteuses d'insuffisance rénale ou d'insuffisance cardiaque, ou liée à l'âge.

FICHE 33

SITES D'ACTION DU PRINCIPE ACTIF

La pharmacodynamie s'intéresse aux caractéristiques des substances actives délivrées par le médicament : fixation sur les récepteurs, mécanismes d'action, interactions avec d'autres molécules.
Au cours de la phase pharmacodynamique, le principe actif, après avoir été distribué aux tissus et organes, atteint sa cible. Au niveau du site d'action, la substance active est responsable de l'apparition d'un effet pharmacologique.

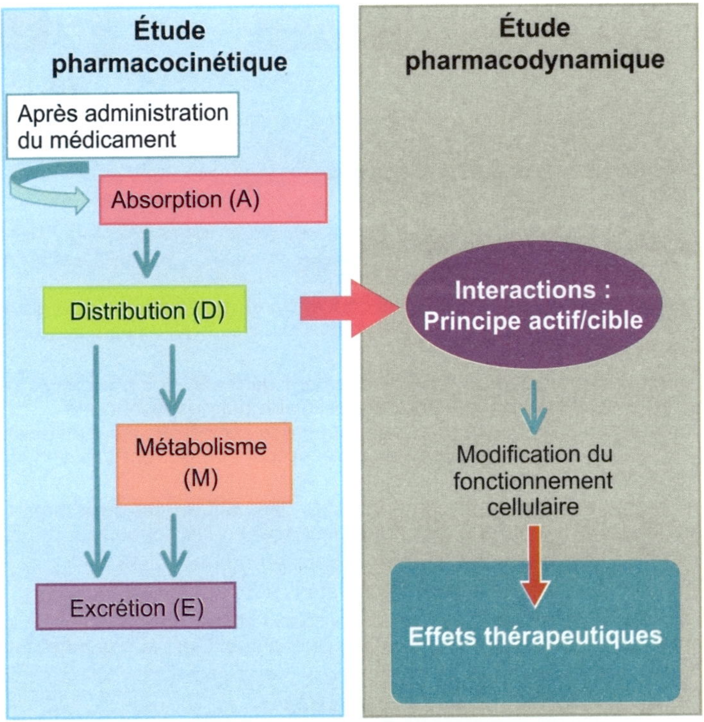

Caractéristiques des études pharmacocinétiques et pharmacodynamiques

PARTIE 5

SITES D'ACTION DU PRINCIPE ACTIF

Pour la très grande majorité des principes actifs médicamenteux, le mécanisme d'action au niveau moléculaire repose sur une interaction avec une structure cible de type :
- **récepteurs (cible 1) ;**
- **enzymes (cible 2) ;**
- **molécules de transport et pompes ioniques (cible 3) ;**
- **canaux ioniques (cible 4).**

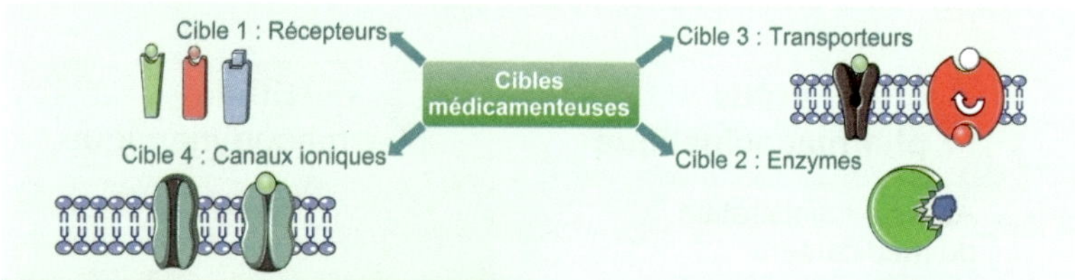

Diversité des cibles médicamenteuses

PARTIE 5

1 CIBLE 1 : LES RÉCEPTEURS

L'action d'un principe actif à des concentrations très faibles doit pouvoir s'exercer au niveau de sites privilégiés. Ces sites privilégiés sont appelés **récepteurs**.

Il s'agit de molécules ou d'un groupement de molécules protéiques (en général) appartenant à la structure cellulaire qui possèdent une configuration spatiale particulière nécessaire pour fixer une substance (**ligand**) biologiquement active. Les récepteurs possèdent une activité intrinsèque.

Les protéines réceptrices sont localisées dans différentes structures cellulaires : la membrane plasmique, le cytosol ou le noyau.

Les récepteurs possèdent deux fonctions étroitement liées :
- la reconnaissance du ligand (propriétés d'affinité et de spécificité) ;
- la transformation de l'interaction du ligand et de son récepteur en un signal qui se traduit par une réponse biologique. C'est la **transduction du signal**.

A CARACTÉRISTIQUES DES RÉCEPTEURS

- **Spécificité** : capacité de liaison à un ligand spécifique. La spécificité repose sur la conformation spatiale et sur les propriétés physicochimiques du ligand.
- **Réponse caractéristique** : la fixation du ligand déclenche une réponse physiologique caractéristique, proportionnelle à la quantité de ligand fixé.

- **Distribution régionale** : au sein d'une région donnée, la répartition des récepteurs d'un type donné n'est pas homogène.
- **Saturation** : même en excès de ligand, si tous les sites de liaison sont liés à une molécule de ligand, il n'est possible d'obtenir un effet biologique plus important.
- **Affinité** : paramètre lié à l'énergie de la liaison mise en jeu au cours de l'interaction ligand-récepteur.
- **Réversibilité** : la libération de l'interaction ligand-récepteur est nécessaire pour ne pas prolonger la réponse cellulaire.
- **Déplacement de la liaison** : possibilité de déplacement de l'interaction entre un ligand primaire et son récepteur par action d'autres ligands.

B DIVERSITÉ DES RÉCEPTEURS

Les récepteurs des principes actifs sont classés en quatre groupes principaux :
- les récepteurs canaux ioniques ou récepteurs ionotropiques (1) ;
- les récepteurs couplés aux protéines G hétérotrimériques (RCPG) ou récepteurs métabotropiques (2) ;
- les récepteurs enzymes (3) ;
- les récepteurs nucléaires (4).

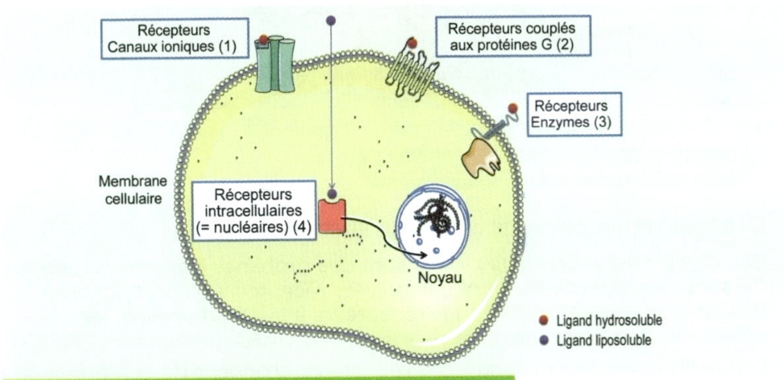

Quatre groupes principaux de récepteurs cellulaires

- Les trois premiers types de récepteurs sont localisés au niveau de la membrane plasmique.
- Les récepteurs nucléaires sont les récepteurs dont l'activation aura des effets au sein du noyau. Les substances agissant sur ce dernier type possèdent des propriétés de lipophilie importante.

C RÉCEPTEURS CANAUX IONIQUES

Un récepteur canal ionique (ou récepteur ionotropique) est un ionophore glycoprotéique constitué de cinq sous-unités protéiques. La protéine complète délimite en son centre un canal qui fait communiquer le cytoplasme avec le milieu extracellulaire.

La liaison de deux molécules (en général) de ligand au site de liaison provoque l'ouverture du canal. Des ions (Na^+, K^+, Ca^{2+}, Cl^-) empruntent le canal libéré et s'échangent selon un gradient de concentration.

Parmi ce type de récepteurs : la superfamille des **récepteurs nicotiniques**, la superfamille des **récepteurs glutamates excitateurs**, la superfamille des **récepteurs ATP** (récepteurs trimériques avec pour ligand principal l'ATP).

■ Exemple de récepteurs ionotropiques : les récepteurs nicotiniques de l'acétylcholine

Le récepteur nicotinique de l'acétylcholine situé au niveau musculaire est une protéine formée de deux sous-unités α portant le site de fixation du ligand et de trois sous-unités β, γ et δ. Ces cinq sous-unités délimitent le canal ionique.

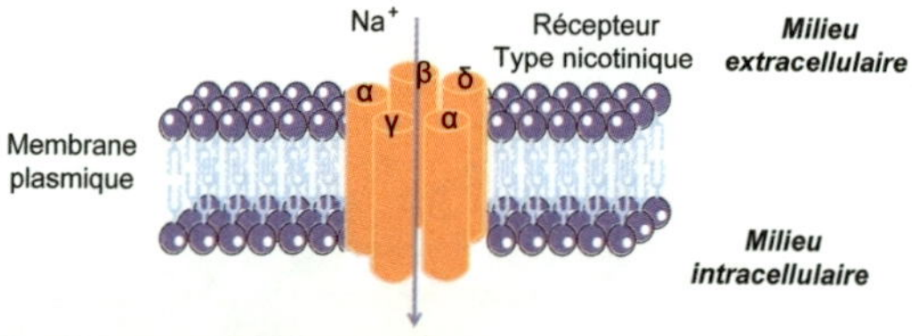

Récepteur nicotinique de l'acétylcholine

D RÉCEPTEURS COUPLÉS AUX PROTÉINES G (RCPG)

Ces **récepteurs métabotropiques** sont des protéines transmembranaires. Ce sont : les récepteurs au glutamate, les récepteurs à l'acétylcholine (**récepteurs muscariniques**), les récepteurs à la noradrénaline, les récepteurs à la sérotonine, les récepteurs au GABA (récepteurs $GABA_B$).

Lorsqu'ils fixent leurs ligands, ces récepteurs changent de conformation et activent une cascade d'événements intracellulaires. Ils s'associent avec d'autres protéines constituant un système de réaction en chaîne ou **système de transduction**.

La transduction du message extracellulaire permet la transmission du signal au travers de la membrane puis sa traduction en un nouveau messager intracellulaire (= **second messager**). Le second messager induit alors la réponse pharmacologique.

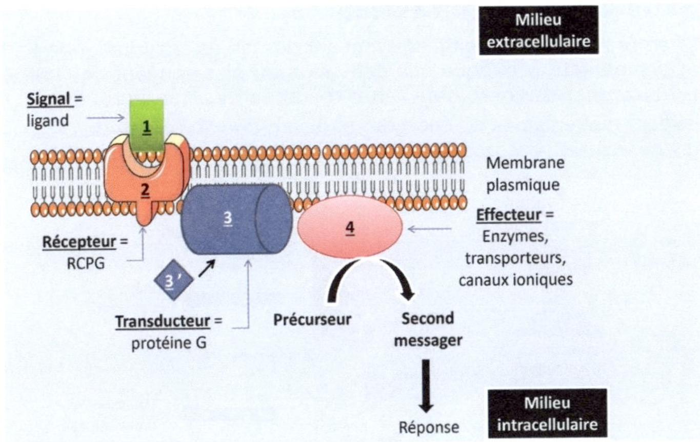

E RÉCEPTEURS ENZYMES

Les récepteurs enzymes sont des récepteurs localisés au niveau de la membrane plasmique. Ils possèdent en commun une partie extracellulaire N-terminale permettant de fixer le ligand, une partie transmembranaire et une extrémité C-terminale intracellulaire où est localisée l'activité catalytique.

Les ligands capables de les activer sont des cytokines, des facteurs de croissance et de division cellulaire, des hormones.

F RÉCEPTEURS NUCLÉAIRES

Les récepteurs nucléaires possèdent deux domaines complémentaires majeurs :

- un domaine de liaison à l'ADN permettant la reconnaissance de séquences d'ADN spécifiques (domaine C) ;
- un domaine de liaison au ligand (domaine E/F).

Les récepteurs nucléaires se fixent avec leur ligand sur des régions spécifiques de l'ADN (région ERH). Ils induisent une stimulation ou une inhibition de la transcription des gènes impliqués, essentiellement dans les processus de différenciation cellulaire, développement et reproduction.

2 CIBLE 2 : LES ENZYMES

De nombreux médicaments agissent sur des cibles enzymatiques. La fixation du principe actif provoque une activation ou plus souvent une **inhibition enzymatique** responsable de l'effet thérapeutique (antirétroviraux...).

Plusieurs mécanismes d'action de médicaments au niveau des enzymes-cibles sont possibles.

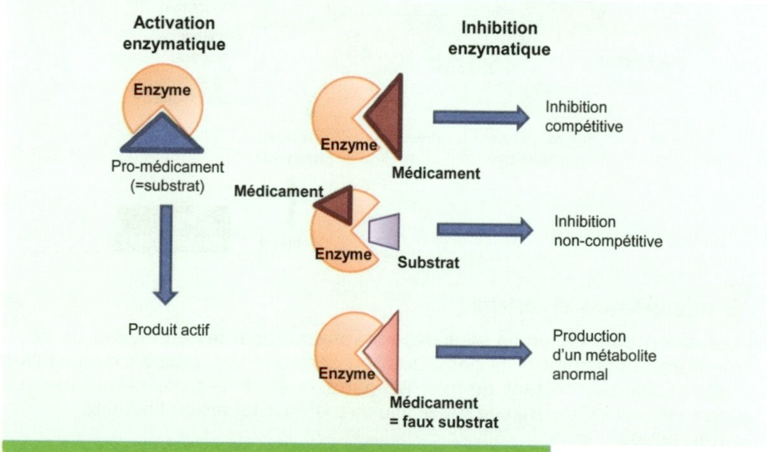

Modes d'action des médicaments sur cibles enzymatiques

A PRÉSENCE OU ABSENCE DE COFACTEURS ET COENZYMES

L'activité d'une enzyme nécessite souvent la présence simultanée d'un cofacteur (molécules organiques ou non qui peuvent se lier au site actif de l'enzyme et sont donc intégrées à la structure enzymatique. Ex : zinc, magnésium) ou d'un coenzyme (substances non intégrées à la structure propre de l'enzyme, indispensables pour permettre la transformation du substrat. Ex : acide folique).

Exemple

Les vitamines

B ACTIVATION DE PRO-MÉDICAMENTS

Des pro-médicaments sont transformés par une enzyme qui génère une molécule douée d'activité pharmacodynamique.

Exemple

La L-Dopa transformée par une enzyme en dopamine active.

C FAUX-SUBSTRATS

Les faux-substrats sont des substrats inhabituels pour une enzyme. L'activité de l'enzyme est conservée, mais le résultat est un produit non utilisable par la cellule. Ceci revient donc à « bloquer » une voie de transformation dépendant d'une enzyme-clé.

Exemple

Le 5-FU (5-fluoro-uracile), analogue de l'uracile, est directement métabolisé sous forme de 5-FUTP et va interférer avec la synthèse de l'ARN.

D INHIBITION ENZYMATIQUE

L'activité enzymatique est inhibée par la présence d'une molécule appelée inhibiteur.

L'effet se traduit par une diminution de la quantité de substrat transformée.

Inhibiteurs compétitifs et inhibiteurs non compétitifs

- L'**inhibiteur compétitif** et le substrat se lient au niveau du même site de liaison à l'enzyme. Il y a donc compétition entre les deux molécules.

Exemple

Le méthotrexate est un inhibiteur compétitif de la dihydrofolate réductase (THFR) nécessaire pour la régénération des tétra-hydrofolates (FH4) à partir des dihydrofolates (FH2). Ces folates réduits sont nécessaires pour la synthèse de l'ADN.

- Le substrat et l'**inhibiteur non compétitif** peuvent se lier simultanément au niveau de l'enzyme car les sites respectifs de liaison sont distincts. La présence de l'inhibiteur affecte, par modification de conformation, la capacité de liaison du substrat par l'enzyme.

Exemple

L'acétazolamide est un inhibiteur de l'anhydrase carbonique. Il réduit la pression osmotique intra-oculaire dans le traitement du glaucome chronique.

Inhibiteurs réversibles et inhibiteurs non réversibles

- L'**inhibiteur réversible** est un analogue du substrat. Il peut s'agir également de molécules différentes qui se lient à l'enzyme par des liaisons faibles et qui bloquent l'action de l'enzyme réversiblement.

Exemple

Le captopril, inhibiteur de l'ECA (enzyme de conversion de l'angiotensine) bloque, par similitude avec une partie substrat physiologique, l'ECA. Le captopril n'est pas transformé par l'enzyme.

- L'**inhibiteur non réversible** se lie à l'enzyme par des liaisons covalentes. La structure tridimensionnelle de l'enzyme est affectée, ce qui empêche toute interaction avec le véritable substrat. L'inhibiteur forme un complexe stable avec l'enzyme qui l'inactive de façon permanente.

Exemple

L'aspirine est un inhibiteur irréversible par acétylation des COX (cyclooxygénase), enzymes faisant partie de la voie de biosynthèse des prostaglandines et thromboxanes.

3 CIBLE 3 : LES TRANSPORTEURS ET POMPES IONIQUES

Certains médicaments ont pour cible pharmacologique des protéines engagées dans les fonctions de transport (= transporteurs membranaires) ou des pompes à activité ATPasique (= ATPases).

A TRANSPORTEURS

Les transporteurs sont membranaires. Ils assurent le passage à travers la membrane d'ions et de solutés, sans utiliser l'ATP. Il s'agit de mécanismes passifs liés à l'existence d'un gradient électrochimique.

Il s'agit de transporteurs d'ions, ou de cotransporteurs de molécules organiques de façon unidirectionnelle ou bidirectionnelle.

Exemple

Les antidépresseurs (imipramine) agissent en particulier en inhibant les transporteurs assurant la recapture de la 5-HT (sérotonine) ou celle de la noradrénaline par liaison spécifique aux protéines de transport.

B POMPES DE TYPE ATPASES

Les pompes ATP dépendantes sont localisées aussi bien au niveau de la membrane plasmique (P-ATPases), au niveau des membranes mitochondriales (F-ATPases) et les membranes des vésicules intracellulaires (V-ATPases).

Il existe des pompes ioniques assurant le transport des ions Na^+, K^+, Ca^{2+}, H^+. Elles sont uni- ou bidirectionnelles.

Exemple

L'oméprazole appartient à la famille des médicaments appelés inhibiteurs de la pompe à protons (IPP). Il ralentit ou prévient la production d'acide dans l'estomac en inhibant la pompe H^+/K^+-ATPase située au niveau des cellules pariétales.

La pompe à protons est responsable de la sécrétion d'ions H^+ dans la lumière gastrique en échange d'ions K^+.

FICHE 34

ÉTUDE DE L'INTERACTION LIGAND-RÉCEPTEUR

La caractérisation pharmacodynamique d'un nouveau médicament passe par l'étude de ses effets sur l'organisme. Cette étude met en œuvre la quantification de la liaison sur le récepteur (relation ligand-récepteur). L'affinité d'un principe actif pour sa cible peut être ainsi évaluée.
C'est la base de la sélection des substances nouvellement synthétisées et du screening pharmacologique. L'objectif est la détermination de la capacité de fixation, appelée affinité, du ligand pour son récepteur lors des études de « binding ».
La comparaison des différentes affinités d'un ligand pour différents récepteurs va ainsi permettre de prédire le profil pharmacologique d'un nouveau ligand et de choisir en fonction de l'objectif fixé le ligand dont le profil d'affinité correspond à cet objectif.

PARTIE 5

1 ÉTUDES DE BINDING

Les études de « binding » font appel au marquage du ligand par un atome radioactif (^{3}H ou tritium, ^{125}I ou iode 125).

A PRINCIPE GÉNÉRAL

La première phase de l'étude met en jeu des suspensions de membranes obtenues à partir de tissus ou d'organes et le ligand radiomarqué (L*). C'est la phase d'incubation (pH, température, durée). Le radioligand L* pourra se lier au récepteur.

Au cours de l'étape suivante, phase de séparation, on isole les ligands radiomarqués fixés sur les récepteurs (RL*) et les molécules de ligands radiomarqués non fixés (L*).

Enfin, on procède à la quantification de la radioactivité : c'est la phase de la mesure proprement dite. La radioactivité mesurée sera fonction du nombre de complexes RL*.

B MÉTHODE EXPÉRIMENTALE D'ÉTUDE

On peut établir l'expression suivante entre le ligand et le récepteur :

$$R + L \rightleftarrows RL$$

Le radioligand L* est capable de se lier à des sites de liaison spécifiques ou bien à des sites non spécifiques. À l'équilibre, selon la loi d'action de masse, la constante d'équilibre K_D (constante de dissociation) est donnée par la relation :

$$K_D = \frac{[L^*] \times [R]}{[RL^*]}$$

Le nombre de récepteurs étant fini, l'ensemble des récepteurs ou R_{max} :

R_{max} = [R] (récepteur libre) + [RL*] (récepteur lié au ligand)

D'où :

$K_D.[RL^*] = [L^*].[R] = [L^*] . (R_{max} - [RL^*]) = [L^*]. R_{max} - [L^*].[RL^*]$

ÉTUDE DE L'INTERACTION LIGAND-RÉCEPTEUR

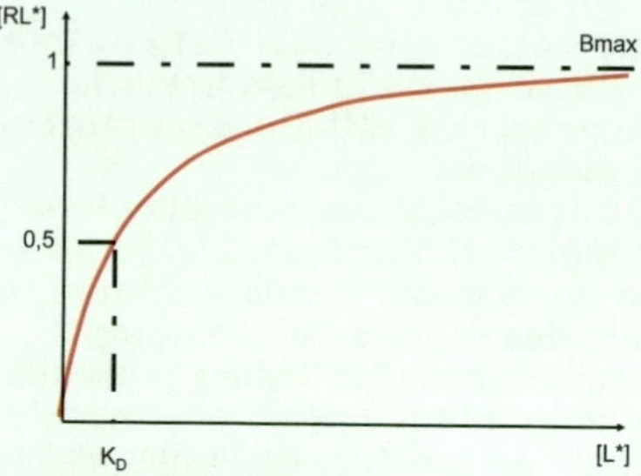

Soit :

$$[RL^*] = \frac{[L^*] \times [R_{max}]}{K_D + [L^*]}$$

La représentation de cette équation en fonction de [L*] est une hyperbole (type cinétique Michaelis-Menten).

Courbe [RL*] = f ([L*])

PARTIE 5

La détermination du K_D va permettre de savoir avec quelle affinité un ligand va se fixer sur un type de récepteur.

K_D s'exprime en M (mol.L^{-1}) et le plus souvent en nM ou pM.

L'**affinité** du ligand pour son récepteur est caractérisée par la concentration du ligand occupant 50 % des récepteurs sur une préparation de membranes.
Ainsi lorsque [R] = [RL*], alors graphiquement [L*] = K_D.

Il est également possible de caractériser le nombre total de sites de liaison dans une préparation donnée : on parle de B_{max}.

L'équation précédente est transformée pour linéariser la représentation hyperbolique sous la forme d'une droite de la forme y = ax + b

- B (= lié ou *bound*) = récepteurs liés au ligand, donc [RL*] = B
- F (= libre ou *free*) = formes libres ligand, donc [L*] = F

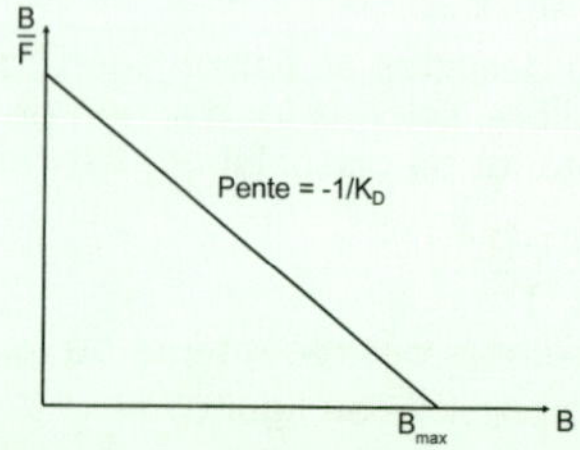

- Selon Scatchard, on peut donc transformer l'expression de K_D :

$$K_D = \frac{[L^*] \times [R]}{[RL^*]}$$

Soit :

$$\frac{B}{F} = -\frac{1}{K_D} B + \frac{[B_{max}]}{K_D}$$

Représentation selon Scatchard : B/F = f (B)

2 ÉTUDE DE LA RELATION DOSE - EFFET

La représentation graphique de la relation dose-effet permet une étude fonctionnelle, puis une étude de la sélectivité de la molécule.

Le K_D est un indicateur représentatif de l'affinité mise en jeu lors de l'interaction ligand-récepteur. Cependant, il ne peut pas laisser présager le niveau de la réponse physiologique (= effet) obtenue après liaison du ligand à son récepteur.

A AGONISTES ET ANTAGONISTES

Un ligand peut, après liaison au récepteur, entraîner des effets variables. On classe les ligands en fonction des effets obtenus.

- Un **agoniste** est une molécule adaptée au récepteur et capable de produire le même effet biologique que le ligand naturel du récepteur concerné.

Exemple : La bromocriptine est un agoniste des récepteurs dopaminergiques D_2 de la cellule lactotrope et inhibe ainsi la synthèse de prolactine.

L'action agoniste d'un médicament peut s'exercer directement (insuline, pilocarpine) par action directe sur le récepteur cible du ligand naturel.

Lorsque l'action agoniste est indirecte, le médicament exerce une action de type précurseur (L-Dopa, précurseur de la dopamine) ou bien favorise la libération d'une substance endogène physiologique (les aryl-sulfonyl-urées pour la stimulation de la production d'insuline) ou encore empêche la dégradation de la substance endogène par des enzymes (les inhibiteurs de la cholinestérase, de la monoamine-oxydase) ou bien diminue la recapture d'un neurotransmetteur (amineptine, clomipramine pour le traitement de la dépression).

- Un **agoniste inverse** est un agent qui interagit avec le même récepteur qu'un agoniste de ce récepteur. En revanche, l'effet pharmacologique produit sera négatif. L'agoniste inverse présente une plus grande affinité pour le récepteur sous sa forme « état de repos » que sous sa forme « état activé ». Il possède une efficacité dite « négative » par rapport à celle de l'agoniste dite « positive ». On parle d'effets opposés.

Exemple : La beta carbolide est l'agoniste inverse des benzodiazépines (diazépam) au niveau des récepteurs GABA. Elle possède des effets stimulants mais aussi anxiogènes.

- Un **agoniste partiel**, encore appelé « agoniste-antagoniste » ou « antagoniste à activité agoniste intrinsèque », est capable d'avoir les deux effets. En général, il a une efficacité de type agoniste à faible dose. Il possède donc les mêmes effets que ceux des agonistes pleins, mais l'amplitude de la réponse est plus limitée.

En revanche, à forte dose, il agit comme un antagoniste et bloque par effet compétitif l'action de l'agoniste entier.

Exemple : La buprénorphine est un agoniste partiel morphinique utilisé dans le traitement substitutif aux opiacés.

Notion d'activité intrinsèque : capacité d'un médicament ou d'une substance chimique à déclencher une réponse, après transduction du signal. Le **coefficient** α caractérise l'activité intrinsèque de l'agoniste, c'est-à-dire sa capacité à entraîner le couplage du récepteur à son effecteur.

- Lorsque $\alpha = 1$ (100 % de l'activité de référence), l'activité intrinsèque est maximale, la substance étudiée est appelée « agoniste entier » ou « plein ».
- Lorsque $\alpha < 1$, la substance agoniste est appelée « agoniste partiel ».

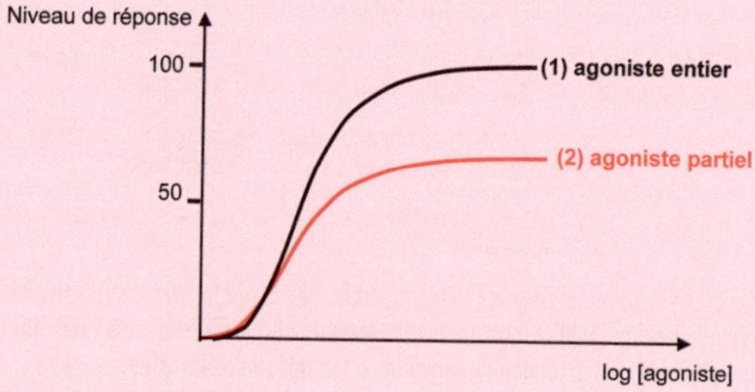

Activité intrinsèque

Un **antagoniste** est une molécule suffisamment proche de la structure du ligand naturel pour pouvoir être fixée au niveau du récepteur, mais incapable d'en faire jouer le mécanisme. Il s'oppose à l'effet et surtout empêche l'accès du ligand naturel à son récepteur.

Exemple : Les antihistaminiques, les antagonistes muscariniques, les bêta-bloquants (ou β-bloquants) agissent en bloquant les récepteurs concernés et empêchent leurs ligands naturels (agonistes) d'exercer leurs effets.

L'antagonisme exercé par une substance au niveau d'un récepteur s'exerce soit :

- au niveau même du site de fixation de la substance agoniste : on décrit alors un **antagonisme compétitif** ;

Antagonisme compétitif

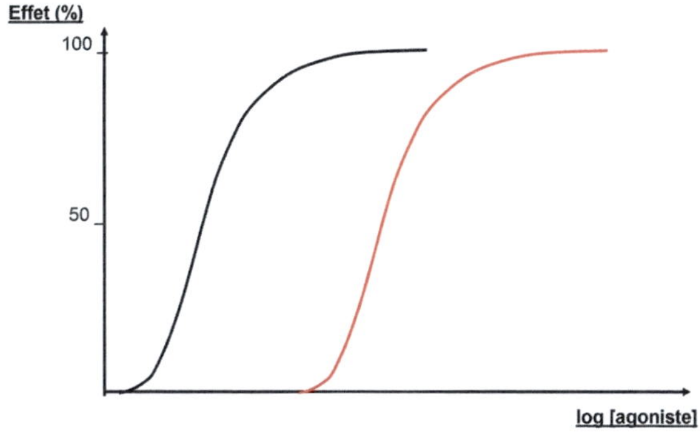

(1) : effet de l'agoniste seul
(2) : effet de l'agoniste en présence de l'antagoniste

- au niveau d'un site différent : on parle d'**antagonisme non compétitif**.

Antagonisme non compétitif

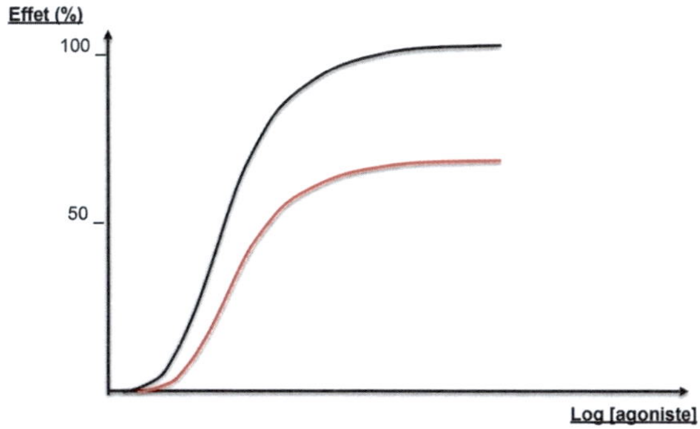

(1) : effet de l'agoniste seul
(2) : effet de l'agoniste en présence de l'antagoniste

B SÉLECTIVITÉ

Une substance est sélective pour un récepteur lorsqu'elle présente une affinité plus élevée (plus faible K_D) pour ledit récepteur par rapport à d'autres récepteurs et lorsqu'elle induit un effet donné à une dose plus faible que les autres effets engendrés par cette même substance par la stimulation d'autres récepteurs.

Les principes actifs possèdent une étroite sélectivité d'action qui leur permet de limiter leurs effets à une fonction (ou un groupe de fonctions) déterminée d'un organisme vivant.

C EFFICACITÉ ET PUISSANCE D'UNE SUBSTANCE

La relation dose (ou concentration)-effet est de nature hyperbolique.

L'efficacité d'une substance est caractérisée par l'E_{max} ou effet maximal qu'elle est capable d'induire au niveau cellulaire ou d'un tissu/organe. L'E_{max} est obtenu lorsque les doses (ou les concentrations au site d'action) sont infinies.

Plus grand sera l'effet maximal (E_{max}), plus efficace sera la substance.

La dose (ou la concentration) qui induit la moitié de l'effet maximal s'appelle la CE_{50} (ou DE_{50}).

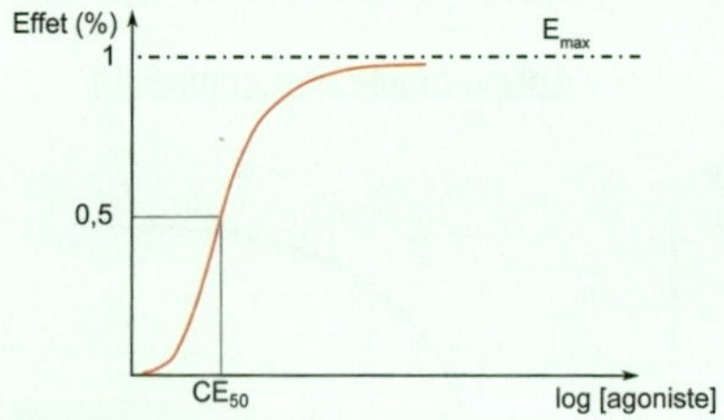

Puissance d'un médicament

La CE_{50} caractérise la **puissance** d'une substance active d'un point de vue pharmacologique.

Plus la valeur de la CE_{50} est faible, plus la substance étudiée est puissante.

Ainsi, sur la figure ci-dessous, les substances c et d sont moins puissantes que les substances a et b.

FICHE 34

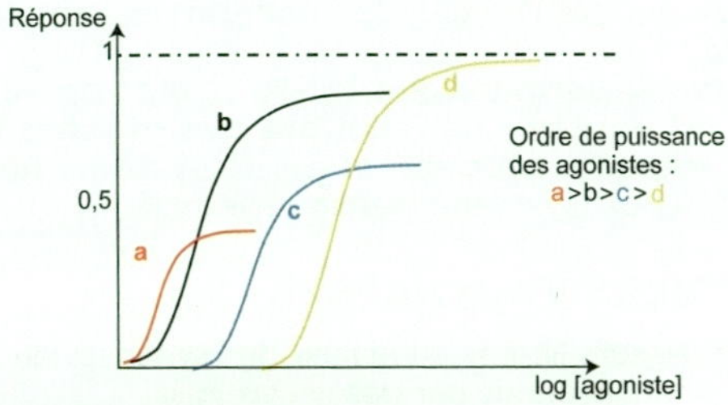

Comparaison de la puissance de différents médicaments

PARTIE 5

Sur ces représentations graphiques :

- A et B ont un E_{max} différent. L'efficacité de B est inférieure à celle de A.
- A et B ont une même CE_{50} et donc possèdent la même puissance.
- A et C ont un même E_{max}. L'efficacité de A est identique à celle de C.
- A et C ont des CE_{50} différentes. La puissance de A est supérieure à celle de C.

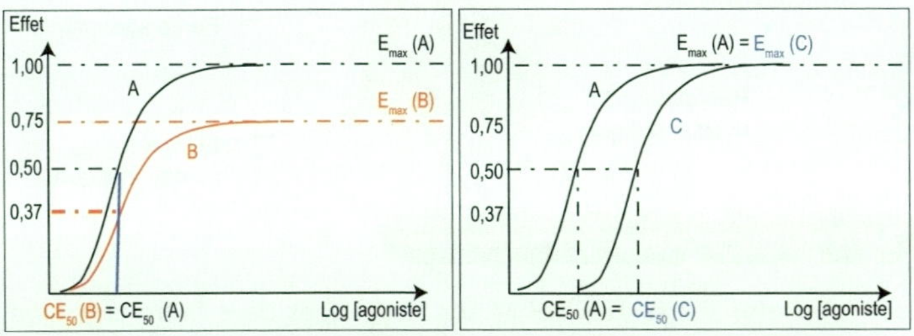

Comparaison de l'efficacité et de la puissance de différents médicaments

FICHE 35

NEUROTRANSMISSION ET PHARMACODYNAMIE

Le système nerveux est composé du :
– système nerveux central (SNC) : encéphale, moelle épinière, tronc cérébral ;
– système nerveux périphérique (SNP) : voies nerveuses afférentes et efférentes. Les fonctions des organes et des viscères sont régulées en général par le système nerveux autonome (SNA) ou système neurovégétatif.

PARTIE 5

1 RÉCEPTEURS ET SYNAPSES

Les neurotransmetteurs libérés au niveau des synapses au passage de l'influx nerveux sont reconnus par des **récepteurs**.

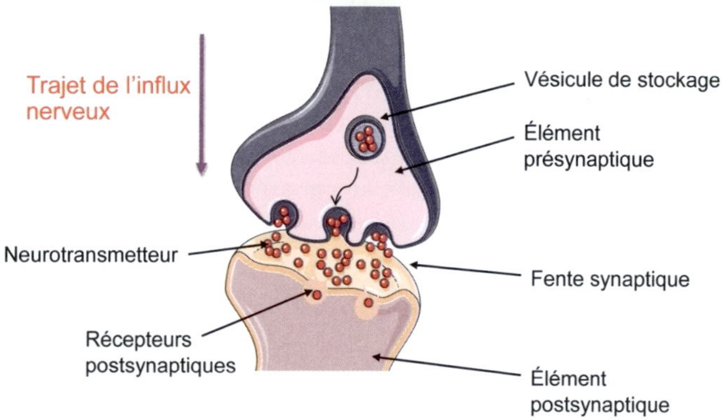

Représentation schématique de la synapse

Les **récepteurs postsynaptiques** sont impliqués dans la transmission de l'information.

Les **récepteurs présynaptiques** sont impliqués dans des phénomènes de **rétrocontrôles** de la libération du neurotransmetteur lui-même.

2 ORGANISATION DU SYSTÈME NERVEUX AUTONOME

- Le système nerveux autonome (SNA) est constitué d'un ensemble de mécanismes nerveux et humoraux. Il comprend : le **système sympathique** et le **système parasympathique**.

Dans le SNA, il existe des fibres sensorielles qui peuvent participer au fonctionnement de certains réflexes (exemple : réflexe barosensible).

FICHE 35

- Le système nerveux autonome a trois grandes composantes motrices (effectrices) :

- le système sympathique : la **noradrénaline** est le neurotransmetteur dans toutes les synapses, sauf dans les relais ganglionnaires (acétylcholine). La noradrénaline est également le transmetteur des jonctions neuro-effectrices du système sympathique.
- le système parasympathique fonctionne avec l'**acétylcholine** comme neuromédiateur tout au long de la chaîne de neurones qui le constitue.
- les **glandes surrénales** (médulla) sont assimilées à un élément du SNA parce qu'elles sont elles-mêmes innervées par des neurones sympathiques et parce qu'elles sécrètent de l'**adrénaline** (et un peu de noradrénaline) dans des conditions physiologiques.

PARTIE 5

A SYSTÈME SYMPATHIQUE

Les récepteurs adrénergiques sont des récepteurs métabotropiques ou RCPG (récepteurs couplés aux protéines G hétérotrimériques).

Récepteurs α

Récepteurs α_1 (α_1 a et α_1 b)

RCPG avec protéine Gq activant une phospholipase C, permettant la synthèse de 2d messagers : IP_3 et DAG. Majoritairement postsynaptiques, ils agissent sur les concentrations intracellulaires de Ca^{2+}.

Les effets sur récepteurs α_1 périphériques :

- **contraction des fibres lisses** : vasoconstriction artérielle et veineuse ;
- cœur : **effet inotrope positif** (force des contractions augmentée) ;
- glycogénolyse hépatique (↑ glycémie).

Récepteurs α_2

RCPG avec protéine Gi inhibant surtout une adénylate cyclase. Ils sont majoritairement présynaptiques (autorécepteurs au niveau central). Ils participent alors au rétrocontrôle négatif de la sécrétion de noradrénaline (autorécepteurs). Certains récepteurs α_2 sont situés en outre au niveau postsynaptique.

La stimulation des autorécepteurs α_2 centraux entraîne sédation, anxiolyse et effets analgésiques, réduction du tonus sympathique (effet bradycardisant) et augmentation du tonus vagal (baisse de pression artérielle), réduction de la sécrétion de certaines glandes exocrines (sécheresse de la bouche).

La stimulation des récepteurs α_2 périphériques, qui s'exerce au niveau des fibres lisses vasculaires non innervées, se traduit par une vasoconstriction.

Récepteurs β

Ce sont des RCPG avec protéine Gs (adénylate cyclase, 2d messager : AMPc).

- **Récepteurs β_1**

Essentiellement présents au niveau cardiaque. Les effets de leur stimulation :

- augmentation de la force des contractions cardiaques : effet inotrope +
- fréquence cardiaque augmentée : effet chronotrope +
- augmentation de la vitesse de conduction AV : effet dromotrope +
- effet arythmogène par augmentation de l'excitabilité ventriculaire
- amélioration de la relaxation : effet lusitrope +

- **Récepteurs β_2**

Ils sont prédominants au niveau vasculaire et bronchique : ils entraînent une relaxation des fibres lisses (vaisseaux, bronches, intestin et utérus).

- **Récepteurs β_3**

Ils contrôlent en outre la glycogénolyse hépatique et musculaire. Dans les adipocytes, leur activation stimule la lipolyse.

Substances agonistes

Elles miment les effets du système sympathique = **sympathomimétiques**. Il s'agit des **alpha-stimulants** et des **bêta-stimulants**.

Il existe des agents agonistes directs et indirects (éphédrine) des récepteurs α-adrénergiques. Il n'existe que des agonistes directs des récepteurs β.

- Les agonistes α_1 adrénergiques (phényléphrine = néosynéphrine).
- Les agonistes α_2 adrénergiques : par action présynaptique, ils diminuent en particulier la libération de noradrénaline à partir des terminaisons neuronales. Ils ont donc un **effet sympatholytique**. Il s'agit de la clonidine.
- Les agonistes β_1 et β_2 sont l'isoprénaline (= isoprotérénol), l'adrénaline.
- Les agonistes β_1 sont la dobutamine, la noradrénaline et la dopamine.
- Les agonistes β_2 préférentiels sont le salbutamol, la terbutaline.

Substances antagonistes

Elles inhibent ou bloquent les effets du système sympathique = **sympatholytiques**.

- Les **substances α-bloquantes** : ce sont soit des substances α_1 et α_2 bloquantes (phentolamine : pas en France), soit α_1 bloquantes préférentielles (prazosine).
- Les antagonistes α_2 sont la yohimbine.
- Les **antagonistes β-adrénergiques** ou **β-bloquants** : ils représentent une classe majeure au sein de la pharmacopée.

FICHE 35

B SYSTÈME PARASYMPATHIQUE

L'acétylcholine (Ach) est un ester de l'acide acétique et de la choline. Elle joue un rôle important au niveau central (mémoire, apprentissage) et niveau périphérique. Sa distribution tissulaire est très large puisqu'elle est présente :

- dans le SNC : cerveau, moelle ;
- dans le SNA : relais ganglionnaires sympathiques et parasympathiques et au niveau des terminaisons parasympathiques ;
- au niveau des terminaisons présynaptiques de la jonction neuromusculaire.

PARTIE 5

Récepteurs nicotiniques (inhibés par le curare)

Localisés au niveau du SNC, des ganglions du SNA, des muscles squelettiques. Il s'agit de récepteurs ionotropiques.

Récepteurs muscariniques (inhibés par l'atropine)

Situés au niveau des structures effectrices (cardiaques avec effets - type M2, musculaires avec effets - type M3 constriction bronchique), ce sont des **récepteurs métabotropiques** de type RCPG : ces récepteurs sont couplés aux effecteurs (enzymes ou canal ionique Ca^{++} ou K^{+}). Le couplage se fait par des protéines G hétérotrimériques.

Substances du système parasympathique

Tout blocage de la transmission rend toute la membrane postsynaptique « hypersensible » par augmentation du nombre de récepteurs (*up-regulation*). Un blocage prolongé des récepteurs postsynaptiques fera la même chose, mais tant que les récepteurs sont bloqués, l'augmentation de leur nombre ne se voit pas ; elle ne sera perceptible que si on interrompt le blocage subitement (= **effet rebond** à l'arrêt d'un médicament).

Parasympathomimétiques / cholinomimétiques

Les substances **parasympathomimétiques** miment les effets de la stimulation du système parasympathique. Les substances **acétylcholinomimétiques** ou **cholinomimétiques**, sont celles qui reproduisent, directement ou indirectement, les effets de l'acétylcholine.

Parmi les substances cholinomimétiques, on dispose de :

- celles à **action directe** : acétylcholine, **pilocarpine** ;
- celles à **action indirecte** (augmentent les concentrations d'acétylcholine au niveau de ses récepteurs par inhibition de la dégradation catabolique du médiateur par l'enzyme acétylcholine-estérase) ou **anticholinestérasiques** : néostigmine.

Parasympatholytiques ou cholinolytiques

Les substances **parasympatholytiques** ou **cholinolytiques** ou **anticholinergiques** inhibent ou bloquent les effets du système parasympathique.

- Inhibiteurs des récepteurs muscariniques = **atropine** et **scopolamine**.
- inhibiteurs des récepteurs nicotiniques = **curarisants** non dépolarisants (antagonistes compétitifs au niveau des sous-unités α des récepteurs nicotiniques musculaires).

3 SYSTÈME DOPAMINERGIQUE

La **dopamine** est une molécule qui ne traverse pas facilement la barrière hémato-encéphalique.

A RÉCEPTEURS DOPAMINERGIQUES

Ces récepteurs sont préférentiellement répandus au niveau du système nerveux central. Ce sont tous des récepteurs couplés aux protéines G qui sont classés en deux familles :

- la famille de type D1, comprenant les sous-types D_1 et D_5 : protéine G_s (AMPc) ;
- la famille de type D2, comprenant les sous-types D_2, D_3, D_4 : protéine $G_{i/0}$ (AMPc).

Au niveau central surtout, la dopamine est présente dans :

- les neurones nor- et adrénergiques en tant que précurseur de la noradrénaline ;
- les neurones dopaminergiques où elle exerce le rôle de neurotransmetteur.

Au niveau périphérique, la dopamine est présente dans :

- les neurones post-ganglionnaires du système sympathique et dans les cellules chromaffines de la médullosurrénale, comme précurseur de synthèse de noradrénaline ;
- les cellules épithéliales du tubule rénal et du tractus gastro-intestinal ainsi que dans les neurones dopaminergiques du système entérique.

B ACTIONS PHYSIOLOGIQUES ET PHARMACOLOGIQUES DU SYSTÈME DOPAMINERGIQUE

- Au niveau central, les récepteurs dopaminergiques sont impliqués dans de nombreux processus neurologiques : motivation, cognition, mémoire, plaisir, apprentissage et motricité fine.
- Au niveau périphérique, la dopamine est capable de stimuler les récepteurs α_1, β_1 et D_1 :

- à dose faible ou moyenne, la dopamine entraîne une augmentation du débit cardiaque par augmentation de la force contractile du myocarde, sans tachycardie ;
- à forte dose, la tachycardie, l'élévation de la PA, l'effet inotrope positif déterminent une augmentation de la consommation myocardique d'oxygène non compensée par une élévation du débit coronaire.

- Pour la famille D_2, la **bromocriptine** est un agoniste non sélectif alors que la **dompéridone** est un antagoniste spécifique.

4 SYSTÈME SÉROTONINERGIQUE

La **sérotonine** ou 5-hydroxytryptamine (5-HT) est un neurotransmetteur de type monoamine dont les récepteurs sont situés au niveau du SNC et au niveau périphérique, au sein du tube digestif. Elle agit également comme une hormone locale (= **autacoïde**) libérée par les cellules entérochromaffines et les thrombocytes.

A RÉCEPTEURS SÉROTONINERGIQUES

Les différents types de **récepteurs sérotoninergiques** appartiennent à sept groupes différents, notés 5-HT_1 à 5-HT_7, en fonction des analogies de structure des gènes.

- **récepteurs ionotropiques** : les récepteurs 5-HT_3 sont des récepteurs excitateurs. Leur stimulation provoque une entrée d'ions sodium Na^+ et calcium Ca^{2+} qui diminuent rapidement la charge négative intracellulaire (soit une dépolarisation) du neurone postsynaptique et déclenchent un potentiel d'action postsynaptique excitateur (PPSE). Ils sont situés sur l'extrémité des fibres sensitives extrinsèques vagales et splanchniques. Leur stimulation envoie un signal jusqu'au centre de contrôle du vomissement qui induit une sensation de nausée et provoque le vomissement.
- **récepteurs métabotropiques couplés aux protéines G** : les récepteurs 5-$HT_{1, 2, 4, 5, 6}$ modulent l'activité neuronale en augmentant ou diminuant les potentiels d'action postsynaptiques. En particulier, la sérotonine, en activant les récepteurs 5-HT_{1A} couplés à une protéine G_i, joue un rôle inhibiteur.

B ACTIONS PHYSIOLOGIQUES ET PHARMACOLOGIQUES DU SYSTÈME SÉROTONINERGIQUE

La sérotonine participe à la régulation de la thermorégulation, des comportements sexuels et alimentaires. Au niveau du raphé, elle joue un rôle dans le cycle veille-sommeil, la transmission du message douloureux, l'anxiété et le contrôle moteur.

Elle joue un rôle important dans les changements d'état émotionnel. Au niveau des récepteurs 5-HT_1, certaines molécules analogues à la sérotonine modifient ces états émotionnels. En particulier les inhibiteurs sélectifs de la recapture de la sérotonine (ISRS tels que la **fluoxétine**) sont utilisés comme **thymoanaleptiques**.

Les antagonistes sélectifs du récepteur 5-HT_3 (famille des **sétrons**) sont utilisés comme **antiémétiques**.

FICHE 36

INDUCTION ET INHIBITION ENZYMATIQUES

PARTIE 5

Les enzymes intervenant dans le métabolisme de substrats endogènes ou exogènes (ex : médicaments) sont les cytochromes P-450 (CYP) :
- enzymes ubiquitaires, réparties en familles (CYP 1-2-3) et sous-familles (CYP 1A - 2C - 2D - 3A),
- les isoenzymes les plus impliquées dans le métabolisme des médicaments : CYP1A2, CYP2C8, CYP2C9, CYP2C19, CYP2D6 et CYP3A4,
- CYP3A4 : entre 30 % et 50 % du contenu hépatique en CYP-450 chez l'homme (transformation de près de la moitié des médicaments métabolisés),
- activité CYP variable selon les individus.
Des substances exogènes, en particulier des médicaments, peuvent modifier l'activité des CYP et ont pour conséquence possible des interactions médicamenteuses.

1 AUGMENTATION DE L'ACTIVITÉ ENZYMATIQUE : INDUCTION ENZYMATIQUE

Il s'agit d'une majoration de la synthèse et l'activité des CYP. L'augmentation de la quantité d'enzymes augmente le métabolisme, et donc l'élimination des médicaments, ce qui réduit leur temps de présence dans l'organisme. Les **inducteurs enzymatiques** sont le plus souvent non spécifiques d'un CYP donné.

A SUBSTANCES INDUCTRICES

- Médicaments : **anti-épileptiques** (carbamazépine, fosphénytoïne, phénobarbital, phénytoïne, primidone, rufinamide), **antibiotiques** (rifabutine, rifampicine), **antirétroviraux** (éfavirenz, étravirine, lopinavir, névirapine, ritonavir), **vasodilatateur** (bosentan) ;
- Millepertuis ;
- Tabac, alcool (en cas d'absorption chronique).

B MÉCANISME ET CONSÉQUENCES DE L'INDUCTION

- L'**induction enzymatique** est progressive et peut mettre 2 à 3 semaines pour se développer totalement. En effet, la production des enzymes induites dépend d'un **processus transcriptionnel**. L'induction disparaît ensuite progressivement à l'arrêt de l'inducteur.
- Principales conséquences : risque de moindre efficacité thérapeutique du médicament métabolisé par le CYP par accélération de son élimination. À l'arrêt de l'inducteur, l'élimination du médicament est ralentie et expose par conséquent à une surdose.

Les interactions médicamenteuses par induction enzymatique ont des conséquences relativement retardées en ce qui concerne les concentrations plasmatiques et les conséquences cliniques. Donc :

- **en présence de l'inducteur**, il faut **augmenter les doses** du médicament principal pour atteindre la zone des concentrations thérapeutiques.
- **à l'arrêt de la substance inductrice**, il faut **diminuer les doses** du médicament principal sous peine de déclencher un surdosage quelques jours après l'arrêt de l'inducteur.

- L'interaction aura donc peu de répercussion clinique si les conséquences de l'induction sont prévisibles et maîtrisables (surveillance clinique et/ou biologique).
- Il faudra éviter d'associer un médicament sensible aux inducteurs enzymatiques lorsque les conséquences d'une perte d'efficacité du médicament sont importantes (index thérapeutique étroit notamment) et qu'il est difficile d'évaluer ou de prévoir l'efficacité du médicament.
- L'interaction par induction enzymatique peut se traduire par l'apparition d'un effet indésirable lié à la production accrue d'un **métabolite toxique** (ex : izoniazide et toxicité hépatique accrue en présence de rifampicine, substance inductrice).

2 DIMINUTION DE L'ACTIVITÉ ENZYMATIQUE : INHIBITION ENZYMATIQUE

Il s'agit d'une diminution de l'activité des CYP. Les **inhibiteurs enzymatiques** sont le plus souvent spécifiques d'un seul CYP. L'inhibition enzymatique est souvent à l'origine d'**interactions médicamenteuses**.

A SUBSTANCES INHIBITRICES

- Médicaments : antifongiques azolés, certains macrolides, inhibiteurs de protéases, antagonistes des canaux calciques bradycardisants ;
- Pamplemousse.

B MÉCANISME ET CONSÉQUENCES DE L'INDUCTION

- L'**inhibition enzymatique** se manifeste immédiatement et correspond à deux mécanismes possibles :
  - inactivation irréversible du CYP par l'inhibiteur ;
  - compétition par différence d'affinité, au niveau d'un même CYP, entre les deux substances administrées simultanément, fixées et métabolisées par le même CYP (mécanisme le plus fréquent).
- Principales conséquences : les inhibiteurs enzymatiques peuvent ralentir le métabolisme de certains médicaments. Il en résulte :
  - une augmentation des concentrations plasmatiques des médicaments ;
  - un risque accru d'apparition d'effets indésirables parfois graves (ergotisme en présence d'ergotamine, rhabdomyolyse en présence de certaines statines, torsade de pointes en présence de pimozide).

INDUCTION ET INHIBITION ENZYMATIQUES

L'association d'un inhibiteur à un médicament à risque doit être prise en compte, en particulier lorsque l'index thérapeutique du médicament associé est étroit ou nécessite un suivi des concentrations ou mesure d'un paramètre (INR avec anti-vitamines K).

Exemples d'inducteurs et d'inhibiteurs des cytochromes P-450 pour principes actifs à index thérapeutique étroit

Cytochromes P-450	Molécules métabolisées	Inhibiteurs enzymatiques	Inducteurs enzymatiques
CYP1A2	Caféine Clozapine* Méthadone* Théophylline	Ciprofloxacine Enoxacine Fluvoxamine	Tabac
CYP2C8	Paclitaxel Répaglinide	Clopidogrel Gemfibrozil Triméthoprime	Millepertuis Carbamazépine Éfavirenz Phénobarbital Phénytoïne Rifabutine Rifampicine Tabac
CYP2C9	Anti-vitamines K*	Miconazole	
CYP2C19	Diazépam Phénytoïne*	Ticlopidine Voriconazole	
CYP3A4	Amiodarone Apixaban Benzodiazépines Disopyramide Ergotamine et DHE Ifosfamide Immunosuppresseurs* (Ciclosporine, tacrolimus...) Inhibiteurs de tyrosine kinase Pimozide Rivaroxaban Statines (simvastatine, atorvastatine) Vinca-alcaloïdes cytotoxiques	Antidépresseurs Amiodarone Antifongiques azolés Cobicistat Diltiazem Inhibiteurs de protéases Macrolides Vérapamil Pamplemousse	
CYP2D6	Flécaïnide Propafénone Tamoxifène	Bupropion Fluoxétine Paroxétine Quinidine	

* Médicaments qui font l'objet d'un suivi biologique (concentrations plasmatiques, INR).

FICHE 37

INTERACTIONS MÉDICAMENTEUSES

L'interaction médicamenteuse est une situation provoquée par l'administration simultanée ou successive de deux ou plusieurs médicaments.
L'ANSM (Agence nationale de sécurité du médicament et des produits de santé) établit quatre niveaux de recommandations en cas d'associations médicamenteuses :
- niveau 1 : le niveau le plus grave est la « contre-indication » ;
- niveau 2 : l'« association déconseillée » doit être le plus souvent évitée ;
- niveau 3 : la « précaution d'emploi » est la recommandation la plus fréquente ;
- niveau 4 : c'est le niveau où il n'existe pas de recommandations particulières.

PARTIE 5

1 INTERACTIONS PHYSICO-CHIMIQUES

Les interactions physico-chimiques entre les composants d'un médicament pourraient être observées lors de la fabrication industrielle de celui-ci. Cependant, la composition et le conditionnement étant soumis à des tests et contrôles sévères, cette situation est peu probable.

Le risque majeur de survenue d'incompatibilités physico-chimiques est davantage lié à l'administration de deux médicaments administrés en IV par la même tubulure de perfusion pour éviter la répétition de points d'injection.

Les accidents graves sont rares et surviennent essentiellement à la suite d'erreurs d'administration.

2 INTERACTIONS DÉPENDANTES DE LA PHARMACOCINÉTIQUE

Les interactions pharmacocinétiques peuvent intervenir à toutes les étapes de devenir du médicament *in vivo* : absorption, distribution et élimination après métabolisme ou non. Elles sont souvent ignorées, notamment lors de la prise de médicaments par automédication.

A PHASE D'ABSORPTION

- **Modification du pH gastrique/intestinal** : seules les formes non ionisées d'un principe actif ionisable peuvent être absorbées (ex : antiacides à base d'aluminium et de magnésium).
- **Chélation** : certains médicaments entraînent la formation de complexes insolubles (chélates) avec des sels de magnésium, de calcium ou d'aluminium ou avec le fer. Sous cette forme, le médicament ne pourra pas être absorbé (ex : quinolones et cyclines).
- **Adsorption** : les substances adsorbantes fixent un certain nombre de médicaments et s'opposent à leur absorption (ex : gel d'hydroxyde d'aluminium et de carbonate de magnésium).

- **Modification de la vidange gastrique** ou de la **motilité intestinale** : une accélération du transit au niveau du tube digestif modifie les capacités d'absorption des principes actifs (ex : laxatifs).

B PHASE DE DISTRIBUTION

La situation d'interaction est fréquemment rencontrée lorsqu'un premier médicament déplace la fixation sur les protéines plasmatiques d'un second médicament, initialement fortement fixé. Il en résulte une augmentation des concentrations plasmatiques de la fraction libre, et donc active pharmacologiquement, du second médicament (ex : antivitamines K et aspirine).

C PHASE DE MÉTABOLISME

- Les interactions entre différents médicaments qui sont observées au niveau du métabolisme relèvent, dans de nombreux cas, de l'inhibition ou de l'induction du cytochrome P-450, et du polymorphisme génétique.
- La plupart des individus possèdent une combinaison allélique qui conduit à la production d'une enzyme « normale ». Ces sujets sont appelés **métaboliseurs rapides**.
- D'autres possèdent une combinaison allélique responsable de la synthèse d'une enzyme « déficiente » et seront appelés **métaboliseurs lents**. Chez eux, les conséquences seront un risque de toxicité pour les médicaments inactivés par l'enzyme (cytochrome) déficiente chez eux, et un risque d'inefficacité thérapeutique pour les médicaments qui requièrent une activation par ce même cytochrome pour être actif.

Exemples de substrats, inducteurs et inhibiteurs d'isoenzymes du CYP-450

Cytochrome P-450	Molécules métabolisées	Inhibiteurs enzymatiques	Inducteurs Enzymatiques
CYP1A2	Acénocoumarol Caféine Halopéridol Imipramine Propranolol Tacrine	Amiodarone Fluoroquinolones Cimétidine	Barbituriques Tabac Oméprazole Phénytoïne
CYP2C9	Antagonistes de la Vit. K (Warfarine) Phénytoïne Ibuprofène	Fluvastatine Fluconazole Amiodarone	Phénobarbital Rifampicine

Suite du tableau

FICHE 37

Cytochrome P-450	Molécules métabolisées	Inhibiteurs enzymatiques	Inducteurs Enzymatiques
CYP2D6	Beta-bloquants Antidépresseurs tricycliques Codéine Tramadol	Cimétidine Quinidine Ritonavir Amiodarone	
CYP3A4	Benzodiazépines Ciclosporine Opiacés Statines Macrolides Paracétamol	Amiodarone Kétoconazole Vérapamil Antidépresseurs Antirétroviraux Macrolides	Barbituriques Phénytoïne Rifampicine Carbamazépine Glucocorticoïdes

PARTIE 5

D PHASE D'EXCRÉTION

En ce qui concerne l'excrétion hépatique, certaines substances diminuent l'élimination de médicaments éliminés préférentiellement par voie biliaire. Ces substances ralentissent notamment le débit sanguin en amont du foie (ex : les anti-H_2 comme la cimétidine).

D'autres, au contraire, accélèrent le débit sanguin au niveau du foie et auront donc un effet positif sur l'excrétion hépatique des médicaments (ex : glucagon).

3 INTERACTIONS DÉPENDANTES DE LA PHARMACODYNAMIE

Ces interactions sont très fréquentes et se produisent au niveau des cibles du médicament :

- si elles mettent en jeu des actions sur les mêmes récepteurs : **interactions homotropiques** ;
- si elles mettent en jeu des actions sur les récepteurs différents : **interactions hétérotropiques**.

A POTENTIALISATION

La **potentialisation** est une **interaction non réciproque** entre deux médicaments lorsque l'effet E recherché du premier médicament est augmenté sous l'action du second médicament incapable d'entraîner cet effet E.

Ainsi, une dose moins élevée du premier médicament pourra être administrée pour obtenir l'effet s'il est associé avec le médicament « potentialisateur ». Le second médicament augmente la rapidité, la durée ou l'intensité des effets du premier.

Exemple : Les macrolides potentialisent les effets vasoconstricteurs des dérivés de l'ergot de seigle (ergotamine).

B ADDITIVITÉ

L'**additivité** est le phénomène lié à l'addition des effets particuliers de chaque médicament, sans interaction véritable, car le premier médicament ne modifie pas l'effet du second et réciproquement.

L'association additive est souvent recherchée en thérapeutique afin de pouvoir obtenir un effet global positif tout en maîtrisant les effets indésirables de chaque médicament.

Exemple : Association d'antibiotiques pour obtenir un effet bactéricide.

C SYNERGIE

La **synergie** résulte d'une **interaction réciproque** où l'effet E_1 d'un médicament s'additionne à l'effet E_2 d'un autre médicament pour donner un effet supérieur à celui que l'on obtiendrait, suite à la prise séparée de chaque médicament.

L'effet global E_T représente l'effet obtenu et, dans une situation de synergie, est nettement supérieur à la simple addition des effets particuliers : $E_T >> E_1 + E_2$.

L'intérêt thérapeutique de la synergie est la diminution des doses de chacun des médicaments pour obtenir le même effet tout en diminuant les inconvénients.

Exemple : L'administration de deux anticoagulants ou bien deux vasoconstricteurs entraîne souvent des effets pharmacologiques synergiques.

D ANTAGONISME

- Lors d'une **interaction non réciproque**, l'**antagonisme** entre deux médicaments est constaté lorsque l'effet E du premier médicament est diminué ou supprimé sous l'action d'un second médicament. L'antagonisme peut être compétitif, partiel ou total.
- On observe également des **antagonismes réciproques**. L'effet lié à l'administration des deux médicaments est inférieur à la somme des effets de chacun pris séparément.

En général, cette situation est non recherchée en thérapeutique. Pour l'éviter, les médicaments doivent être pris séparément.

Conseils pratiques

- Pour éviter les interactions, le patient doit lire minutieusement les informations figurant sur la notice d'utilisation, se conformer ensuite à la prescription quand elle existe et, enfin, doit prévenir son médecin des médicaments pris en automédication.
- Le patient informe, en outre, le prescripteur des symptômes ressentis pendant le traitement, afin de recourir éventuellement à d'autres familles thérapeutiques.

FICHE 38

IATROGÉNÈSE MÉDICAMENTEUSE

Les effets thérapeutiques sont les effets primaires recherchés des médicaments sur l'organisme. Cependant, de nombreux effets secondaires, la plupart du temps non désirés (effets indésirables), peuvent se manifester.

1 DÉFINITIONS

La notion de **iatrogénèse** (ou iatrogénie) (*iatros* : médecin ; *génès* : qui est engendré) est liée à un acte médical ou à l'administration d'un médicament mais ne présuppose pas une erreur médicale.

La **iatrogénèse médicamenteuse** concerne tout dommage résultant de la prise de médicaments ou de l'intervention d'un professionnel de santé relative à un médicament.

PARTIE 6

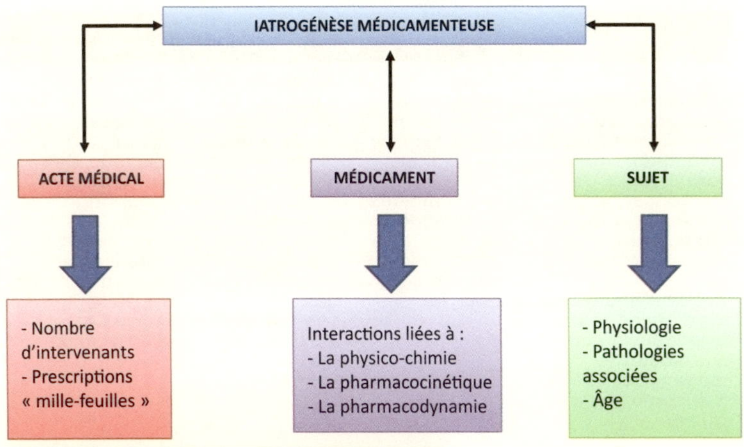

Facteurs liés à la iatrogénèse médicamenteuse

2 EFFETS INDESIRABLES MEDICAMENTEUX (EIM)

A DÉFINITIONS

L'effet indésirable correspond à « une réaction nocive et non voulue à un médicament » (art R. 5121-152 du CSP).

L'OMS a inclus dans cette définition les réactions nocives survenues dans toutes les situations d'utilisation des médicaments (mésusage, abus, surdosage, erreurs médicamenteuses...).

B EFFETS PRÉVISIBLES ET IMPRÉVISIBLES

La possibilité de survenue d'un effet indésirable représente un risque qu'il faut mettre en balance avec l'efficacité thérapeutique. Le rapport bénéfices attendus et risques encourus est désigné par la « **balance bénéfice/risque** ».

Deux situations d'effets indésirables médicamenteux sont possibles :

- les **effets indésirables imprévisibles** et donc inévitables. Ces effets sont à l'origine de l'**aléa thérapeutique** ;
- les **effets indésirables prévisibles** et généralement liés aux propriétés secondaires de la molécule. Ils sont le plus souvent connus et répertoriés lors des essais cliniques.

Situations liées aux effets indésirables (art. R. 5121-152 du CSP)

Mésusage	Abus	Surdosage	Erreur médicamenteuse
Utilisation intentionnelle et inappropriée d'un médicament ou d'un produit, non conforme à l'autorisation de mise sur le marché ou à l'enregistrement ainsi qu'aux recommandations de bonnes pratiques. On peut y associer le dopage, la toxicomanie, le suicide.	Usage excessif intentionnel, persistant ou sporadique, de médicaments, accompagné de réactions physiques ou psychologiques nocives.	Administration d'une quantité de médicament ou de produit, quantité par prise ou cumulée supérieure à la dose maximale recommandée par le résumé des caractéristiques du produit.	Erreur non intentionnelle d'un professionnel de santé, d'un patient ou d'un tiers, selon le cas, survenue au cours du processus de soin impliquant un médicament, notamment lors de la prescription, de la dispensation ou de l'administration.

Suite à la comparaison de deux études (Emir menée en 2007 et Iatrostat menée en 2018), entre 2007 (3,6 %) et 2018 (8,5 %), le pourcentage d'hospitalisations liées à un effet indésirable médicamenteux a explosé : + 136 %.
Alors que les directives et préconisations concernant le bon usage des médicaments demandent une réflexion plus importante des prescripteurs, un usage limité en automédication, cette hausse reste inexplicable selon les spécialistes de la pharmacovigilance.
Au final, le nombre de décès causés par ces effets indésirables médicamenteux est estimé à 2 760 par an.

3 INTERACTIONS MÉDICAMENTEUSES

L'**interaction médicamenteuse** est une situation provoquée par l'administration simultanée ou successive de deux ou plusieurs médicaments. Elle peut être source d'effets indésirables prévisibles (*voir Mémo « Interactions médicamenteuses »*).

4 LIMITATION DE LA IATROGÉNÈSE MÉDICAMENTEUSE : RÔLE DE LA PHARMACOVIGILANCE

La **pharmacovigilance** (*voir Mémo « Pharmacovigilance »*) a pour objet la surveillance, l'évaluation, la prévention et la gestion du risque d'effet indésirable résultant de l'utilisation des médicaments.

Les niveaux de recommandations en cas d'associations médicamenteuses

Niveau 1	Niveau le plus grave : « Contre-indication »
Niveau 2	Association qui doit être le plus souvent évitée : « Association déconseillée »
Niveau 3	Recommandation la plus fréquente : « Précaution d'emploi »
Niveau 4	Pas de recommandations particulières

Source : ANSM – Agence Nationale de Sécurité du Médicament et des produits de santé

FICHE 39

PHARMACOVIGILANCE

« La pharmacovigilance a pour objet la surveillance, l'évaluation, la prévention et la gestion du risque d'effet indésirable résultant de l'utilisation des médicaments et produits mentionnés à l'article L. 5121-1 » (art. L. 5121-22 du Code de la santé publique). L'objectif de la pharmacovigilance est la réduction de la fréquence et de la gravité des effets indésirables des médicaments tout en maintenant ou en améliorant leur efficacité.

1 PHARMACOVIGILANCE AU NIVEAU EUROPÉEN

Au sein de l'EMA, le **Comité pour l'évaluation des risques en matière de pharmacovigilance** ou **PRAC** (*Pharmacovigilance Risk Assessment Committee*), s'est réuni pour la première fois en juillet 2012, avec des réunions mensuelles organisées à partir de septembre 2012.

PARTIE 6

Le PRAC conseille le **Comité pour les médicaments à usage humain** (**CHMP** = *Committee for Medicinal Products for Human Use*) et le groupe de coordination pour la reconnaissance mutuelle et les procédures décentralisées médicaments à usage humain (CMDh = *Coordination Group for Mutual Recognition and Decentralised Procedures*) sur des problèmes de sécurité liés aux médicaments au sein de l'Union européenne.

Au niveau européen, les dispositions de la directive européenne 2010/84/UE du 15 décembre 2010 s'appliquent depuis le 21 juillet 2012. Sont précisés les points suivants :

- **l'élargissement de la définition de l'effet indésirable** : l'effet indésirable couvre dorénavant les réactions nocives survenues dans toutes les situations d'utilisation (mésusage, abus, surdosage, erreurs médicamenteuses...) ;
- **l'amélioration de la détection des signaux** : au niveau européen, la centralisation de tous les effets indésirables notifiés dans une seule base de données européenne, appelée **Eudravigilance**, doit permettre une détection plus rapide et plus efficace des signaux de pharmacovigilance ;
- **l'élargissement de la notification au niveau des patients** : les patients et les associations de patients sont encouragés à signaler les effets indésirables aux systèmes de pharmacovigilance ;
- **l'identification des « médicaments sous surveillance supplémentaire »** : les médicaments qui font l'objet d'une **surveillance renforcée** sont inscrits sur une liste publiée sur le site de l'EMA et des agences nationales du médicament. L'inscription sur cette liste s'accompagnera de l'ajout d'un symbole spécifique (triangle noir pointe en bas) et de l'inclusion d'une mention dans le RCP et la notice du médicament « **Ce médicament fait l'objet d'une surveillance renforcée** » ;

FICHE 39

- **le renforcement de la gestion, de la validation et du suivi des études de sécurité et d'efficacité post-autorisation** : les résumés des résultats de ces études sont publiés sur les sites de l'EMA et des États membres. Les laboratoires pharmaceutiques sont incités à mettre en place des études communes lorsqu'une même problématique du risque a été identifiée ;
- **le renforcement de la communication à destination des professionnels de santé et du public** : un portail web européen relatif à l'information sur les médicaments sera mis en place par l'EMA et les États membres.
- **le renforcement des obligations en matière de pharmacovigilance des laboratoires pharmaceutiques** : les industriels doivent communiquer immédiatement à l'autorité compétente toute information nouvelle pouvant influencer l'évaluation des bénéfices et des risques de leur médicament ou entraîner des modifications de l'AMM ;
- **l'élargissement de la procédure européenne pour les situations d'urgence** : pour les médicaments autorisés dans plus d'un État membre, lorsqu'un signal de pharmacovigilance a été détecté et nécessite une évaluation rapide de la sécurité d'emploi avec une mise en place d'actions de minimisation du risque, une procédure d'évaluation européenne est déclenchée.

2 MISE EN ŒUVRE DE LA PHARMACOVIGILANCE EN FRANCE

Acteurs de la pharmacovigilance

- Les acteurs du système de pharmacovigilance sont :

- l'Agence nationale de sécurité du médicament et des produits de santé (ANSM) ;
- les centres régionaux de pharmacovigilance (CRPV) ;
- les professionnels de santé, les pharmacies à usage intérieur ;
- les entreprises ou les organismes exploitant un médicament ;
- les établissements pharmaceutiques, y compris ceux gérés par les établissements pharmaceutiques des établissements publics de santé pour leur activité de réalisation de préparation hospitalière et de préparation magistrale.

- Les patients et les associations agréées de patients concourent également à ce système.
- L'ANSM « *assure la mise en œuvre au niveau national du système de pharmacovigilance pour s'acquitter des obligations qui lui incombent en matière de pharmacovigilance et de participation aux activités de l'Union européenne dans ce domaine. Une évaluation périodique du système de pharmacovigilance est réalisée. Les résultats de cette évaluation sont*

transmis à la Commission européenne tous les deux ans à compter de la première transmission » (art. R. 5121-154 du CSP).

- L'ANSM évalue les rapports périodiques actualisés de sécurité qu'elle a reçus et transmet au niveau européen ses rapports d'évaluation au Comité pour l'évaluation des risques en matière de pharmacovigilance (PRAC).
- Le Comité scientifique permanent (CSP) « Surveillance et pharmacovigilance » est chargé de rendre un avis au directeur général de l'ANSM sur les risques des médicaments et des produits entrant dans le champ de compétence de la pharmacovigilance et sur les mesures à prendre pour suivre, prévenir, réduire ou faire cesser les risques liés à l'utilisation de ces médicaments ainsi que sur toute question ayant trait au domaine de la pharmacovigilance.

Obligations de signalement des effets indésirables

Les conditions nécessaires pour atteindre l'objectif de réduction de la fréquence et de la gravité des effets indésirables sont multiples. Les entreprises pharmaceutiques et les professionnels de santé sont concernés directement.

- Les entreprises pharmaceutiques doivent mettre en œuvre un système de pharmacovigilance. Outre leurs obligations au niveau national, elles doivent :
  - déclarer à la base de données européenne, Eudravigilance, les effets indésirables graves et non graves suspectés ;
  - transmettre à l'EMA un rapport périodique actualisé de sécurité ;
  - transmettre à l'ANSM sans délai tout effet indésirable grave (EIG) ayant été porté à sa connaissance.
- De même, tout professionnel de santé observant un effet indésirable d'un médicament doit signaler ce cas à l'un des **centres régionaux de pharmacovigilance (CRPV)**. Aussi, la loi du 29 décembre 2011 stipule (art. L. 5121-25 du CSP) :
  - « *les médecins, chirurgiens-dentistes, sages-femmes et pharmaciens déclarent tout effet indésirable suspecté d'être dû à un médicament ou produit mentionnés à l'article L. 5121-1 dont ils ont connaissance ;*
  - *les autres professionnels de santé, les patients et les associations agréées de patients peuvent signaler tout effet indésirable suspecté d'être dû à un médicament ou produit mentionnés au même article L. 5121-1 dont ils ont connaissance* ».

Les CRPV sont chargés de transmettre au directeur général de l'ANSM les informations recueillies, celles qui concernent des effets indésirables graves devant lui être transmises sans délai. Ils remplissent auprès du ministre chargé de la santé et du directeur général de l'agence une mission d'expertise, en conduisant les études et travaux qui leur sont demandés par ces autorités et en procédant à l'évaluation des informations relatives aux effets indésirables.

Décisions de la pharmacovigilance

Après exploitation des informations recueillies, le directeur général de l'ANSM prend, le cas échéant, les mesures appropriées pour assurer la sécurité d'emploi des médicaments.

Le directeur général de l'ANSM informe l'Agence européenne des médicaments (EMA). Il déclare par voie électronique à la base de données européenne, Eudravigilance, tout effet indésirable grave suspecté, survenu en France, dans un délai de quinze jours à compter de la réception de la déclaration ou de la notification.

Plusieurs mesures peuvent être prises par le ministre chargé de la santé et par le directeur de l'ANSM :

- mise à jour des monographies et du RCP avec accord du laboratoire fabricant permettant une information des médecins et des pharmaciens des modifications ;
- modifications des conditions d'utilisation du médicament avec notamment restrictions des indications thérapeutiques ;
- restrictions de la commercialisation pour certaines formes ou certains dosages ;
- suspension de l'AMM pour effectuer des tests complémentaires afin d'adapter le médicament à de nouvelles modalités ;
- retrait définitif du marché.

TOXICOLOGIE ET INTOXICATIONS MÉDICAMENTEUSES

FICHE 40

La toxicologie est la science qui traite des effets des poisons et des toxiques sur l'organisme, de leur identification et des moyens de les combattre.

1 TOXICOVIGILANCE

La **toxicovigilance** intéresse toute intoxication hormis les intoxications relevant d'autres systèmes de vigilance (les intoxications médicamenteuses relèvent de la **pharmacovigilance**).

A DÉFINITION

La toxicovigilance a pour objet la surveillance des effets toxiques pour l'Homme d'un produit, d'une substance ou d'une pollution dans le but de mener des actions d'alerte, de prévention, de formation et d'information.

PARTIE 6

B ORGANISATION

Depuis 2016, l'Agence nationale de sécurité sanitaire de l'alimentation, de l'environnement et du travail (Anses) assure la mise en œuvre du système de toxicovigilance.

Elle en définit les orientations, coordonne les actions des différents intervenants et participe à l'évaluation scientifique des informations recueillies.

L'organisation de la toxicovigilance repose sur des **centres antipoison et de toxicovigilance (CAP)**. Les CAP sont des services médicaux constitués de plusieurs unités fonctionnelles au sein d'un centre hospitalier universitaire. Ils évaluent le risque des expositions toxiques, donnent des avis et conseils en matière de diagnostic, de pronostic et de traitement des intoxications, aiguës ou chroniques, par tout produit ou substance.

Les organismes chargés de la toxicovigilance comprennent 8 centres antipoison situés en métropole (Paris, Marseille, Angers, Bordeaux, Lille, Nancy, Toulouse, Lyon) ainsi que le centre hospitalier de la Basse-Terre en Guadeloupe et le centre hospitalier universitaire de La Réunion.

2 NOTIONS EN TOXICOLOGIE

Un **toxique** est une substance qui, à dose élevée, en une fois ou plusieurs fois très rapprochées ou, au contraire, à de faibles doses longtemps répétées, provoque, après pénétration dans l'organisme, immédiatement ou après une période de latence, des troubles d'une ou plusieurs fonctions de l'organisme avec des degrés de gravité variable, pouvant aller jusqu'à la mort.

La **toxicité** est la somme des effets nocifs dus à des interactions moléculaires et produits dans des conditions déterminées sur un organisme vivant par une substance xénobiotique réactive n'existant pas dans l'organisme considéré.

Deux principaux types de facteurs contribuent à expliquer la nature et l'étendue des effets toxiques :

- les **facteurs héréditaires** : ils interviennent dans la capacité des individus à transformer les xénobiotiques (**idiosyncrasie** en particulier) ;
- les **facteurs physiologiques** (âge, sexe, état nutritionnel, grossesse, existence de pathologies touchant les fonctions métaboliques ou d'excrétion).

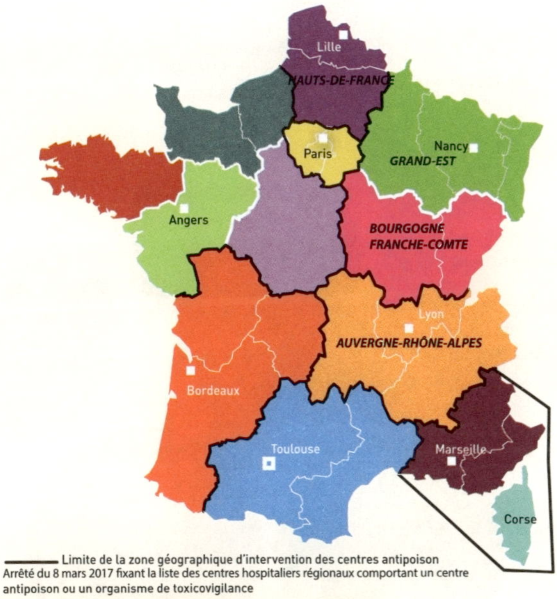

Carte des 8 centres antipoison situés en métropole

3 INTOXICATIONS MÉDICAMENTEUSES

Les **intoxications médicamenteuses** aiguës sont l'une des causes les plus fréquentes d'hospitalisation en urgence. L'absorption volontaire entre le plus souvent dans le cadre de tentative de suicide.

Les ingestions accidentelles sont le plus souvent à mettre sur le compte de la négligence d'adultes qui laissent des médicaments à la portée des enfants.

TOXICOLOGIE ET INTOXICATIONS MÉDICAMENTEUSES

La gravité des intoxications médicamenteuses dépend de la toxicité propre et de la dose des produits, des paramètres cinétiques du toxique.

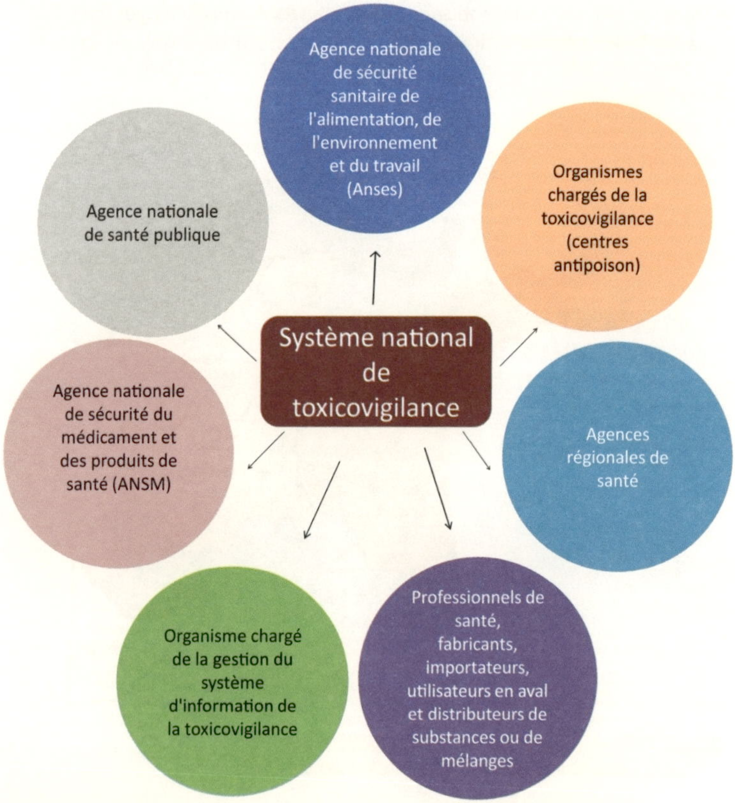

Organisation de la toxicovigilance en France (article R. 1340-1 du CSP)

FICHE 41

PHARMACODÉPENDANCE

Le phénomène de dépendance d'un individu vis-à-vis d'un médicament a été dénommé pharmacodépendance par l'Organisation mondiale de la santé (OMS).
Ce sont principalement les médicaments psychotropes qui peuvent induire un état de pharmacodépendance. Dans certaines situations, il peut s'agir d'un abus de substance psychoactive ou bien d'un mésusage du médicament.
Dans d'autres cas, il s'agit même parfois d'un usage détourné d'un médicament à des fins récréatives, frauduleuses ou lucratives, délictuelles ou criminelles. La pharmacodépendance devient toxicomanie.

Abus de substance psychoactive : « *utilisation excessive et volontaire, permanente ou intermittente, d'une ou plusieurs substances psychoactives, ayant des conséquences préjudiciables à la santé physique ou psychique* » (2° de l'art. R. 5132-97 du CSP).
Mésusage : utilisation non conforme aux recommandations du Résumé des caractéristiques du produit (RCP).

PARTIE 6

1 DÉFINITIONS DE LA PHARMACODÉPENDANCE

L'état de dépendance généré par l'utilisation de médicaments initialement prescrits à des fins thérapeutiques (selon les RCP) aboutit à leur utilisation non justifiée par une raison médicale. La personne présente alors une compulsion à prendre la substance de façon continue ou périodique pour ressentir ses effets psychiques et pour parfois éviter l'inconfort de son absence (**syndrome de sevrage**).

A DÉFINITION DE L'OMS

La pharmacodépendance est un « **état psychique et quelquefois également physique** résultant de l'interaction entre un organisme vivant et un médicament, se caractérisant par des **modifications du comportement** et par d'autres réactions, qui comprennent toujours une **pulsion à prendre le médicament** de façon continue ou périodique afin de retrouver ses effets psychiques et quelquefois d'éviter le malaise de la privation. Cet état peut ou non s'accompagner de tolérance. Un même individu peut être dépendant à plusieurs médicaments ».

Dépendance psychique ou assuétude : désir irrépressible de répéter les prises pour retrouver les effets liés au produit.
Dépendance physique : apparition de troubles lorsque l'administration est suspendue (sevrage).

B RÉGLEMENTATION FRANÇAISE

Le Code de la santé publique, à l'article R. 5132-97, mentionne : « On entend par pharmacodépendance, l'ensemble de **phénomènes comportementaux, cognitifs et physiologiques** d'intensité variable, dans lesquels **l'utilisation d'une ou plusieurs substances psychoactives devient hautement prioritaire** et dont les caractéristiques essentielles sont le désir obsessionnel de se procurer et de prendre la ou les substances en cause et leur recherche permanente ; l'état de dépendance peut aboutir à l'auto-administration de ces substances à des doses produisant des modifications physiques ou comportementales qui constituent des problèmes de santé publique. »

2 ÉVALUATION DE LA PHARMACODÉPENDANCE

L'**addictovigilance** est le système d'évaluation de la pharmacodépendance liée à la prise de substances ou plantes ayant un effet psychoactif ainsi que tout médicament ou autre produit en contenant à l'exclusion de l'alcool et du tabac.

A OBJECTIFS DE L'ADDICTOVIGILANCE

- **Identification des substances** pouvant être à l'origine d'une dépendance ou d'une addiction (plantes, drogues de synthèse, médicaments psychotropes détournés de leur usage).
- **Détection des cas de pharmacodépendance graves** liés à l'usage de ces substances.
- **Évaluation de l'importance statistique** de ces cas de pharmacodépendance.
- **Surveillance et encadrement** des conditions d'utilisation des médicaments psychoactifs.
- **Classement des produits psychoactifs** sur la liste des stupéfiants et des psychotropes.
- **Diffusion d'alertes**.

B ORGANISATION DE L'ADDICTOVIGILANCE

Système français

L'**ANSM** assure la mise en œuvre de l'addictovigilance.

Le système d'évaluation de la pharmacodépendance participe à la politique de lutte contre la drogue et la toxicomanie en coordination avec la **Mission interministérielle de lutte contre les drogues et les conduites addictives (MILDECA)**.

FICHE 41

L'addictovigilance est organisée sur trois échelons :

- **Échelon local** : les professionnels de santé procèdent au signalement des cas d'abus et de pharmacodépendance (art. R. 5132-114 du CSP).
- **Échelon régional** : les **Centres d'évaluation et d'information sur la pharmacodépendance et d'addictovigilance (CEIP-A)** sont chargés de (art. R. 5132-112 du CSP) :
  - recueillir des signalements et de procéder à l'évaluation des cas ;
  - conduire les enquêtes officielles et les missions d'expertise demandées par le directeur général de l'ANSM ;
  - renseigner les professionnels de santé et développer l'information sur le risque de pharmacodépendance ;
  - contribuer à la recherche sur le risque de pharmacodépendance et d'abus.
  - transmettre au directeur général de l'agence régionale de santé territorialement compétente les signalements.
- **Échelon national** : les cas avérés sont transmis par les CEIP-A à l'ANSM qui enregistre ces cas. Le Comité scientifique permanent (CSP) « Psychotropes, stupéfiants et addictions » de l'ANSM est chargé de donner, si nécessaire, un avis consultatif à la demande du directeur général de l'ANSM.

PARTIE 6

Système européen et international

- Au niveau européen, l'ANSM transmet à l'**Observatoire européen des drogues et des toxicomanies (OEDT)** basé à Lisbonne, des rapports d'évaluation rédigés par les CEIP-A. De plus, les cas d'abus de médicaments pouvant modifier l'évaluation de leur rapport bénéfice/risque, sont transmis à l'**EMA**.
- Au niveau international, l'ANSM transmet des rapports d'évaluation de substances psychoactives au comité d'experts de la pharmacodépendance de l'**Organisation mondiale de la santé (OMS)**. Ce comité rend des avis scientifiques à l'Organe international de contrôle des stupéfiants de l'**Organisation des Nations unies (ONU)**, en vue d'une éventuelle mise sous contrôle international de ces substances.

C SINTES

Le dispositif **SINTES (Système d'identification national des toxiques et des substances)** est un des composants du dispositif d'observation en continu **TREND (Tendances récentes et nouvelles drogues)** mis en place par l'**OFDT (Observatoire français des drogues et des toxicomanies)**.

Il vise à documenter la composition des produits circulants, illicites ou non réglementés (dosage, identification de nouvelles molécules et logos) et les contextes de consommation à partir :

- des collectes de produits réalisées par des acteurs socio-sanitaires directement auprès des usagers,
- des résultats de l'analyse des saisies effectuées par les services d'application de la loi.

SINTES est saisi lorsque sont constatés :

- des effets indésirables : le produit est suspecté d'avoir provoqué des réactions nocives se produisant suite à la consommation d'une dose a priori habituelle d'un produit psychoactif ;
- des effets inhabituels : le produit a entraîné des sensations qui ne correspondent pas à celles couramment attendues avec celui-ci ;
- un caractère nouveau ou rare : cela peut concerner un nouveau produit de synthèse (NPS) mais également un produit dit « classique ».

3 CLASSES THÉRAPEUTIQUES ET PHARMACODÉPENDANCE

- Plusieurs classes de médicaments psychoactifs entraînent un phénomène de dépendance lors de leur usage chronique. Ce sont les **analgésiques opioïdes** (stupéfiants) et certains **psychotropes**. Il est donc indispensable que la posologie (durée et fréquence de prise) soit bien respectée. La durée de traitement est limitée (quelques jours à quelques semaines). L'arrêt du traitement se fait par réduction progressive des doses.
- D'autres médicaments peuvent ponctuellement conduire à une dépendance, tels que :
  - les **sirops antitussifs** qui contiennent de la **codéine** (dérivé semi-synthétique de la morphine), du **dextrométhorphane** ;
  - des médicaments renfermant de la **diphénhydramine** (contre les nausées).
- Certaines substances anesthésiques comme la **kétamine** ou le GHB peuvent, lorsqu'elles sont détournées de leur usage, être responsables d'une **soumission chimique**.

FICHE 42

LES RISQUES EN PÉDIATRIE ET PRÉCAUTIONS

L'enfant est un organisme humain en maturation. L'administration d'une dose adulte d'un médicament rapportée uniquement au poids d'un enfant ne suffit pas pour obtenir une concentration plasmatique à l'équilibre équivalente.

1 VARIABILITÉ D'ORDRE PHARMACOCINÉTIQUE

A ABSORPTION

L'absorption au niveau de l'intestin est plus lente chez le nouveau-né.

Par voie cutanée, la résorption est très importante chez l'enfant de moins de 12 ans car l'épaisseur de la peau est moins importante que chez l'adulte.

Par voie intramusculaire, la résorption est liée à l'importance de l'irrigation sanguine du muscle concerné.

De même, l'absorption au niveau de la muqueuse rectale est très variable.

B DISTRIBUTION

La distribution des médicaments est largement modifiée chez le nouveau-né et le nourrisson. Elle dépend notamment du débit sanguin, de la perméabilité des membranes aux molécules de principe actif, de la dimension des compartiments liquidiens et de la liaison du principe actif aux protéines plasmatiques.

C MÉTABOLISME

Le foie est un organe immature au cours des premières semaines chez le prématuré et le nouveau-né.

D ÉLIMINATION

Le rein est le principal organe d'élimination. À la naissance, cet organe est encore immature.

2 VARIABILITÉ D'ORDRE PHARMACODYNAMIQUE

La variabilité pharmacodynamique chez l'enfant est liée à une immaturité de l'organe cible, à une variation du nombre de récepteurs ou à une altération du couplage récepteur-effecteur.

FICHE 43

LES RISQUES EN GÉRIATRIE ET PRÉCAUTIONS

Les sujets âgés sont particulièrement exposés au risque de iatrogénèse médicamenteuse.
En gériatrie, la notion de balance bénéfice/risque, de service médical rendu est essentielle. Une question est essentielle : le médicament est-il nécessaire et utile ?

1 ÉVOLUTIONS PHARMACOCINÉTIQUES

A ABSORPTION

La phase d'absorption est modifiée par l'élévation du pH gastrique, la diminution de la vidange gastrique, la variation de la motilité gastro-intestinale, du flux sanguin splanchnique et la moindre efficacité des systèmes de transports actifs.

B DISTRIBUTION

Avec l'âge, on constate très souvent une diminution du compartiment hydrique, de la masse maigre musculaire et de l'albuminémie, mais une augmentation de la masse grasse.

C MÉTABOLISME

La fonction hépatique diminue chez la personne âgée.

D EXCRÉTION RÉNALE

Il est souvent observé une diminution de l'élimination rénale liée à une baisse du flux rénal ou à l'altération de la fonction glomérulaire.

2 INTERACTIONS MÉDICAMENTEUSES

Certains médicaments renforcent les effets d'autres molécules ou modifient leur métabolisme. Ces interactions sont difficiles à gérer.

3 RECOMMANDATIONS EN GÉRIATRIE

L'information du patient est un acte essentiel (modalités du bon usage, recueil et transmission au médecin traitant des effets indésirables).

Quel que soit le profil de risque potentiel de la classe thérapeutique à laquelle appartiennent les médicaments prescrits, un bilan clinique et biologique minimal doit être établi régulièrement.

Une cause médicamenteuse doit être systématiquement évoquée devant toute altération de l'état de santé du patient âgé.

FICHE 44

SOLUTIONS DE REMPLISSAGE

L'état de choc se caractérise, quelle que soit son étiologie, par une insuffisance circulatoire généralisée diminuant la délivrance en oxygène au niveau cellulaire.
Pour corriger cet état, on peut utiliser plusieurs types de médicaments : les solutions de remplissage, les substances vaso- et cardioactives.
Les solutions de remplissage permettent de corriger une hypovolémie du secteur vasculaire. Ce sont, d'une part, les cristalloïdes et, d'autre part, les colloïdes.

1 ASPECTS PHARMACODYNAMIQUES

- **Cristalloïdes** : solutions aqueuses d'électrolytes (Na^+, K^+, Cl^-) additionnées ou non de glucose. Leur pouvoir de remplissage est faible. Il est limité à l'espace vasculaire et au milieu extracellulaire. En moins d'une heure, 20 à 25 % des volumes perfusés resteront dans le secteur vasculaire et 75 à 80 % iront dans le secteur interstitiel.
- **Colloïdes hydrophiles ou substituts macromoléculaires du plasma** : augmentent préférentiellement le volume du secteur vasculaire. Ils présentent des propriétés voisines de celles des protéines plasmatiques :
  - **Colloïdes naturels** : albumine humaine obtenue par fractionnement du plasma humain.
  - **Colloïdes synthétiques** : solutions de gélatine fluide, stérile, apyrogène, isotonique et iso-osmotique, à 4 % de gélatine modifiée.

PARTIE 7

2 INDICATIONS

A SOLUTIONS CRISTALLOÏDES

- Compensation liquidienne péri-opératoire : uniquement avec une solution électrolytique complète isotonique ou proche de l'isotonie.
- Remplacement momentané de faibles pertes de plasma ou de sang (pertes > 20 %).
- Insuffisance rénale pré-rénale.
- Solution de dissolution de médicaments.
- Solution d'apport électrolytique.
- Déshydratation extracellulaire peu sévère (NaCl) et déshydratation extracellulaire quelle qu'en soit la cause (diarrhée, brûlures, pertes périopératoires, vomissement).

B SOLUTIONS COLLOÏDALES

Remplissage vasculaire en situation d'urgence (hémorragies, choc hypovolémique) :

- **colloïdes naturels** : indications limitées, en première intention chez la femme enceinte (autres colloïdes non autorisés), pour le remplissage vasculaire en chirurgie hépatique, chez le brûlé. En association avec l'anticancéreux paclitaxel, l'albumine facilite la transcytose endothéliale de composants plasmatiques.
- **colloïdes synthétiques** : prophylaxie et traitement d'une hypovolémie relative ou absolue et d'un choc imminent ou avéré.

Principaux effets indésirables

	Manifestations/symptômes
Solutions colloïdales	Risque de surcharge volumique vasculaire, induction possible d'une acidose de dilution, hypernatrémie, troubles de l'hémostase, modification de la fonction rénale d'excrétion, réactions anaphylactiques ou anaphylactoïdes, hypoprotidémie, production d'acide lactique
Albumine humaine	Rares réactions anaphylactoïdes
Gélatines	Réactions allergiques

PARTIE 7

3 CONTRE-INDICATIONS

	Contre-indications
Ringer Lactate	Traumatisme crânien ou médullaire grave en raison de son hypotonicité (risque d'œdème), insuffisance hépatique (risque d'acidose lactique) et d'hyperkaliémie.
Solutions colloïdales	Intolérance connue aux colloïdes, insuffisance cardiaque décompensée, syndromes hémorragiques, insuffisance rénale avancée et hypernatrémie sévère.
Gélatines	Femmes enceintes.

Suite du tableau

FICHE 44

	Contre-indications
HEA	Patients atteints de sepsis, patients brûlés, en cas d'insuffisance rénale ou de thérapie d'épuration extrarénale continue, en cas d'hémorragie intracrânienne ou cérébrale, patients de réanimation (admis en unités de soins intensifs), patients en surcharge hydrique, patients avec œdème pulmonaire, patients déshydratés, en cas de coagulopathie sévère, en cas d'insuffisance hépatique sévère, femme enceinte. Surveillance de la fonction rénale recommandée (utilisation **à interrompre** dès les premiers signes d'atteinte rénale).

Principales solutions de remplissage

Cristalloïdes :

- **Cristalloïdes isotoniques** (Solution de chlorure de sodium isotonique à 0,9 %® (SSI) et Solution de Ringer Lactate®).
- **Solutés hypertoniques** (Chlorure de sodium hypertonique à 10 %®) : ils possèdent une osmolalité supérieure à celle du plasma (300 mosmol/kg) et leur espace de diffusion est limité au compartiment extracellulaire.

Substituts macromoléculaires du plasma :

- **Albumine humaine** : ALBUNORM® injectable, VIALEBEX® injectable, ALBUTEIN® injectable, YDRALBUM® injectable.
- **Gélatines** : GELASPAN® injectable, GELOFUSINE4 %® injectable, PLASMION® injectable.

FICHE 45

SUBSTANCES VASO- ET CARDIOACTIVES

Les médicaments vaso- et cardioactifs permettent :
- d'augmenter les résistances périphériques par un effet sur le système sympathique (effet agoniste α et β),
- de conduire à une stimulation cardiaque (effet inotrope positif) par leur action sur le muscle cardiaque.

1 ASPECTS PHARMACODYNAMIQUES

- **Adrénaline** (ou épinéphrine) : caractérisée par de **puissants effets α et β agonistes**.

Sur la pression sanguine :

- à des doses supérieures à 0,5 μg/kg : augmentation de la pression sanguine par action directe sur le myocarde (inotrope +, chronotrope +) et par vasoconstriction ;
- à une dose faible (0,1 μg/kg) : diminution de la pression sanguine (effets β_2-vasodilatateurs prédominants).

PARTIE 7

Effets vasoconstricteurs, inotrope et bathmotrope positifs, relaxation bronchique et inhibition de la libération des médiateurs de l'allergie à partir des mastocytes.

- **Noradrénaline** (ou norépinéphrine) : provoque une augmentation de la pression sanguine sans modification du débit cardiaque, une augmentation des résistances vasculaires périphériques et une augmentation du débit sanguin au niveau du foie et du rein.
- **Dopamine** : capable de **stimuler les récepteurs α_1, β_1, β_2 et D_1**.

- effets dopaminergiques purs : doses entre 2 et 5 μg/Kg/minute.
- effets β : à partir de 2,5 μg/Kg/minute et croissants jusqu'à des doses de 30 μg/Kg/minute.
- effets α : à des doses comprises entre 12 à 15 μg/Kg/minute.

- **Isoprénaline** (ou isoprotérénol) : analogue structural des catécholamines, **active les récepteurs β_1 et β_2- adrénergiques**.

- vasodilatatrice (effet β_2) et diminue donc la pression artérielle.
- inotrope, bathmotrope, chronotrope et dromotrope positive (effet β_1).
- broncho-dilatatrice (effet β_2), réduit le péristaltisme intestinal, augmente les secrétions bronchiques, utéro-relaxante (action tocolytique) (effet β_2), légèrement hyperthermisante, légèrement hyperglycémiante et lipolytique.

- **Dobutamine** : **agoniste β-adrénergique entier** avec affinité préférentielle pour les **récepteurs β_1-adrénergiques**. Il possède une **action stimulante sur les récepteurs β_2**.

- stimulation β_1 (+ activation α_1 avec effet inotrope +).
- effet chronotrope + : effet tachycardisant dose-dépendant marqué en cas d'hypovolémie.

FICHE 45

- effets vasculaires : effets β_2 induisant une vasodilatation.

- **Éphédrine** : amine sympathomimétique qui agit peu de façon directe sur les récepteurs α et β, et **surtout de façon indirecte en augmentant la libération de noradrénaline**.
- **Phényléphrine** : **sélective des récepteurs** α_1, elle élève la pression artérielle et augmente les résistances artérielles systémiques (RAS), sans effet chronotrope.

2 INDICATIONS

- **Adrénaline** : traitement de référence du **choc anaphylactique**.
- **Noradrénaline** : en perfusion intraveineuse, dans le **traitement d'urgence du collapsus** et pour la restauration et le **maintien de la pression artérielle**.
- **Dopamine** : **syndromes de bas débit** (bas débit après chirurgie cardiaque, états de choc d'origine toxi-infectieuse après remplissage vasculaire et après vérification de la fonction myocardique, chutes tensionnelles importantes après anesthésie péridurale et rachianesthésie), **insuffisance circulatoire modérée avec vasoplégie**.
- **Isoprénaline** : **troubles lents du rythme cardiaque**, arrêt cardiaque lorsque l'activité cardiaque réapparaît, bas débit cardiaque après chirurgie cardiaque, torsades de pointes.
- **Dobutamine** : restauration de l'état hémodynamique lors d'une décompensation cardiaque, exploration fonctionnelle cardiovasculaire.
- **Éphédrine** et **phényléphrine** : traitement de l'hypotension artérielle induite par l'anesthésie générale et de l'anesthésie locorégionale pratiquée pour un acte chirurgical ou obstétrical, prévention de l'hypotension au cours de la seule anesthésie rachidienne pour un acte chirurgical ou obstétrical.

Principaux effets indésirables

Substances	Manifestations/symptômes
Adrénaline	Crises angineuses, risque d'infarctus aigu du myocarde, tachycardie sinusale supérieure à 130/min, troubles du rythme notamment ventriculaire avec risque de fibrillation ventriculaire
Noradrénaline	Nécrose cutanée en cas d'extravasation, anxiété, gêne respiratoire, céphalées, tremblements, douleurs rétrosternales ou pharyngées, photophobie, pâleur, sudation, vomissements, tachycardie ou bradycardie

Suite du tableau

PARTIE 7

SUBSTANCES VASO- ET CARDIOACTIVES

Substances	Manifestations/symptômes
Dopamine	Risque de réactions allergiques, troubles du rythme, nausées, vomissements, vasoconstriction périphérique, crise angineuse (à fortes doses)
Isoprénaline	Bouffées de chaleur, tachycardie, hypotension, troubles du rythme ventriculaire, douleurs angineuses (possibilité d'ischémie), céphalées, tremblements
Dobutamine	Augmentation de la fréquence cardiaque et de la pression artérielle, activité ventriculaire ectopique, accélération du rythme ventriculaire
Éphédrine	Risques de tachycardies, troubles du rythme, hypertension (limite son utilisation chez le patient coronarien), modifications de l'hémostase primaire, nervosité, tremblements, anxiété, insomnie, confusion, irritabilité, dépression, rétention urinaire aiguë, hypersensibilité, augmentation de la pression intra-oculaire
Phényléphrine	Céphalées, nausées, bradycardie réflexe, excitabilité, agitation et rarement arythmie

PARTIE 7

3 CONTRE-INDICATIONS

Adrénaline	- Troubles du rythme (surtout ventriculaire) - Insuffisance coronaire sévère (aggrave le risque d'ischémie myocardique) - Myocardiopathie obstructive
Noradrénaline	- Troubles du rythme (surtout ventriculaire) - Insuffisance coronaire sévère (aggrave le risque d'ischémie myocardique) - Myocardiopathie obstructive
Dopamine	- Hypersensibilité à la dopamine - Obstacle mécanique au remplissage ou à l'éjection, notamment cardiomyopathie obstructive, rétrécissement aortique serré
Isoprénaline	- Hypersensibilité à l'isoprénaline ou l'un de ses excipients - Tachycardie sinusale supérieure à 130/minute - États d'hyperexcitabilité auriculaire et ventriculaire - Intoxication digitalique - Insuffisance coronaire aiguë et, en particulier, infarctus myocardique aigu, sauf en cas de bloc auriculoventriculaire avec bradycardie extrême - Association aux IMAO, aux digitaliques et aux α-bloquants

Suite du tableau

Dobutamine	- Hypersensibilité à la dobutamine - Obstacle mécanique au remplissage ou à l'éjection, notamment cardiomyopathie obstructive, valvulopathie aortique, tamponnade - Phéochromocytome
Éphédrine	- Hypersensibilité à l'éphédrine - Prudence recommandée en cas de : hypertension artérielle ; diabète ; hypertrophie de la prostate ; hyperthyroïdie non contrôlée ; angine de poitrine et pathologies cardiaques chroniques ; glaucome à angle fermé - Utilisée avec précaution chez les patients ayant des antécédents cardiaques
Phényléphrine	- Hypersensibilité à la phényléphrine - Administrée avec précaution en cas de : diabète, hypertension artérielle, hyperthyroïdie non contrôlée, insuffisance coronarienne et pathologies cardiaques chroniques, insuffisance vasculaire périphérique, bradycardie, bloc cardiaque partiel

Principales substance vaso- et cardioactives

Dénomination commune internationale	Nom de spécialité et forme galénique
Adrénaline	ADRÉNALINE® injectable EMERADE® stylo injectable EPIPEN® stylo injectable JEXT® stylo injectable
Noradrénaline	NORADRÉNALINE® injectable
Dopamine	DOPAMINE® injectable
Isoprénaline	ISOPRÉNALINE® injectable
Dobutamine	DOBUTAMINE® injectable
Éphédrine	ÉPHÉDRINE® injectable
Phényléphrine	PHÉNYLÉPHRINE® injectable

FICHE 46

PALIERS DE L'ANALGÉSIE

Les analgésiques ou antalgiques (algos : douleur) sont des médicaments destinés à supprimer ou à réduire la douleur par action périphérique et/ou centrale, sans provoquer de perte de conscience.
Définition de la douleur (IASP : International Association for the Study of Pain) : « La douleur est une expérience sensorielle et émotionnelle désagréable liée à une lésion tissulaire existante ou potentielle ou décrite en terme d'une telle lésion ».

1 CLASSES DE MÉDICAMENTS ANALGÉSIQUES

Deux grandes classes de médicaments permettent la prise en charge de la douleur :

- les analgésiques non opioïdes représentés par les **anti-inflammatoires non stéroïdiens (AINS)**, le **paracétamol** et le **néfopam** : il s'agit des **analgésiques périphériques**,
- les **analgésiques centraux** parmi lesquels les **analgésiques opioïdes faibles** et les **analgésiques opioïdes forts**.

PARTIE 7

Le choix d'un analgésique pour le traitement de la douleur repose sur plusieurs critères : le type de douleurs, l'efficacité, les effets indésirables et le profil pharmacocinétique du médicament, l'observance, l'impact sur l'évolution clinique et le coût du traitement.

Plusieurs échelles permettent d'évaluer la douleur auprès des patients. Parmi ces échelles, on peut utiliser en pratique l'**échelle visuelle analogique (EVA)**. Elle permet une hiérarchie des analgésiques en fonction de leur niveau de puissance et de leurs rapports avantages/inconvénients.
D'un côté de la réglette, on observe une ligne subjective (ou des visages pour les enfants) et de l'autre côté une réglette avec une graduation sur 10 cm (de 0 à 10). Le patient avance le curseur en fonction de l'intensité de la douleur allant de « pas de douleur » (graduation 0) à « douleur maximale imaginable » (graduation 10). Le médecin ou l'infirmière doit en fonction du déplacement du curseur de la réglette faire correspondre avec la notation se trouvant à l'arrière. Le traitement sera ainsi adapté au niveau de douleur. Cette évaluation doit être renouvelée toutes les 24 à 48 heures.

FICHE 46

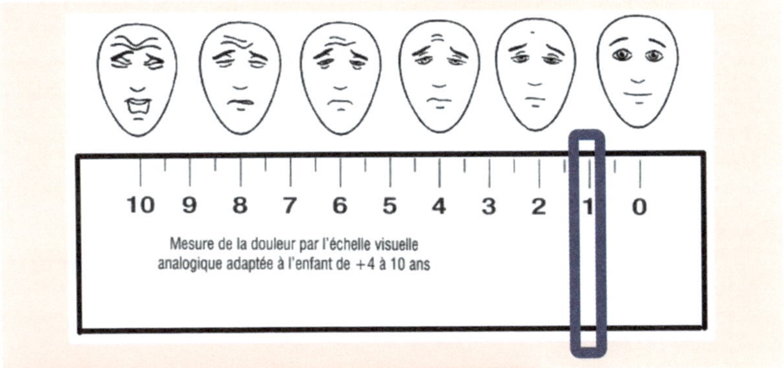

Échelle visuelle analogique adaptée à l'enfant 4-10 ans

PARTIE 7

2 HIÉRARCHIE DES MÉDICAMENTS ANALGÉSIQUES

L'Organisation Mondiale de la Santé (OMS) a proposé de classer les analgésiques en trois paliers ou niveaux.

- **Analgésiques du palier I : analgésiques non opioïdes**

Ce sont les médicaments à base de **paracétamol**, d'anti-inflammatoires non stéroïdiens (AINS) ou de **néfopam**.

En cas de douleur jugée faible à modérée (< 3 sur l'échelle EVA) par un médecin, ces analgésiques doivent être prescrits en première intention.

Les effets indésirables les plus fréquents sont surtout gastro-intestinaux mais d'autres troubles très graves peuvent survenir en cas de surdosage.

- **Analgésiques du palier II : analgésiques opioïdes faibles** (**agonistes morphiniques** dérivés « allégés » de l'opium et de la morphine, tels la **codéine**)

Ils sont indiqués en cas de douleurs modérées à sévères (4 à 7 sur l'échelle visuelle analogique). Ils agissent au niveau du cerveau sur des récepteurs spécifiques responsables de l'abolissement de la douleur.

Les principaux effets indésirables comprennent la constipation, la somnolence, des nausées, des vomissements ou encore des difficultés respiratoires. Ce type de composés peut, dans certaines situations, exposer à une dépendance physique.

Analgésiques du palier III : **analgésiques opioïdes forts** (agonistes morphiniques)

Les douleurs traitées par ces médicaments sont les douleurs sévères ou très sévères (5 à 10 sur l'échelle visuelle analogique). Ces médicaments ont les mêmes caractéristiques et le même mode d'action que les précédents mais sont plus puissants. Ils sont utilisés en cas de douleurs intenses ou rebelles aux analgésiques de palier II.

Ils ont les mêmes effets indésirables que les analgésiques opioïdes faibles et peuvent entraîner les mêmes problèmes de dépendance.

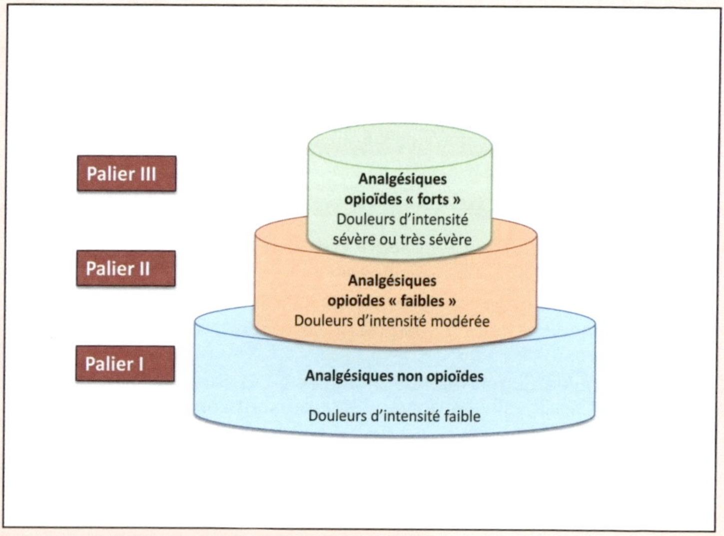

Différents paliers des analgésiques selon l'OMS

Conseils pratiques

- En cas d'automédication (paracétamol), ne pas poursuivre le traitement sans avis médical si persistance des douleurs.
- Mise en garde sur les effets indésirables fréquents ou toxiques avec les anti-inflammatoires non stéroïdiens.

FICHE 47

ANALGÉSIQUES CENTRAUX

Les analgésiques ou antalgiques centraux sont des médicaments à action centrale sur la douleur. Ils correspondent aux médicaments figurant habituellement au niveau du palier II ou III de la classification de l'OMS. Ce sont pour la plupart des dérivés de l'opium ou substances opioïdes.
Un médicament d'action centrale, le néfopam, est classé au niveau du palier I de cette classification car il est dépourvu d'action morphinique.

1 ASPECTS PHARMACODYNAMIQUES

La pharmacologie des analgésiques centraux opioïdes est semblable à celle de la **morphine** (substance agoniste des récepteurs morphiniques). On distingue :

- les analgésiques opioïdes faibles (inscrits sur la **liste I**) : codéine et tramadol,
- les analgésiques opioïdes mixtes (inscrits sur la **liste I**) : buprénorphine et nalbuphine,
- les analgésiques opioïdes forts (inscrits sur la liste des **stupéfiants**) : morphine et agonistes entiers dérivés synthétiques. Ils sont soumis à une réglementation très stricte pour leur prescription et leur délivrance.

L'action analgésique du **néfopam** s'exerce principalement par inhibition de la recapture des monoamines (sérotonine, noradrénaline et dopamine) au niveau central.

PARTIE 7

2 PRINCIPALES INDICATIONS

- **Néfopam** (**analgésique pur** de palier I, mais de puissance de palier II) : indiqué, par voie parentérale, dans le traitement symptomatique des affections douloureuses aiguës, et du frisson postopératoire.
- **Analgésiques opioïdes de palier II** (**opioïdes faibles**) : douleurs modérées à intenses :

- **codéine** : traitement des douleurs intermédiaires, et comme antitussif et antidiarrhéique,
- **tramadol** (inhibe la recapture de la sérotonine et de l'adrénaline) : limité aux douleurs d'intensité modérée (bénéfice sur les douleurs neuropathiques).

- **Analgésiques opioïdes de palier III** (**opioïdes forts**) : traitement des douleurs cancéreuses ou intenses (aiguës ou chroniques).

Principaux effets indésirables

Analgésiques centraux	Manifestations/symptômes
Codéine tramadol	Constipation, somnolence, nausées, vomissements ou difficultés respiratoires. Ils peuvent, en outre, exposer à une **dépendance physique à forte dose** (en particulier, ceux renfermant de la poudre d'opium).
Néfopam	Somnolence, vertiges, nausées, vomissements, signes anticholinergiques (sécheresse, tachycardie, rétention urinaire, irritabilité)
Morphine et dérivés	Constipation, dépression respiratoire, nausées et vomissements, sédation, psychodyslepsie. Elle est potentiellement toxicomanogène, responsable d'une euphorie, d'une dépendance psychique et physique

Dépendance psychique ou assuétude : désir irrépressible de répéter les prises pour retrouver les effets liés au produit.
Dépendance physique : apparition de troubles lorsque l'administration est suspendue (sevrage).

3 CONTRE-INDICATIONS ET INTERACTIONS MÉDICAMENTEUSES

- **Néfopam** : contre-indiqué en cas d'hypersensibilité au médicament, en cas d'antécédents de convulsions, d'adénome prostatique ou de glaucome à angle fermé, chez l'enfant de moins de 15 ans.

Utilisation déconseillée pendant la grossesse et l'allaitement maternel.

Il ne peut être associé qu'avec précautions avec les dérivés morphiniques utilisés comme analgésiques, les antitussifs ou médicaments de substitution, les psychotropes, les antihistaminiques H_1 sédatifs, les antihypertenseurs centraux.

La prise d'alcool majore les effets somnolents du néfopam.

- **Codéine** : contre-indiquée en cas d'hypersensibilité aux opiacés, chez l'enfant de moins de 15 ans, en cas d'insuffisance hépatique ou rénales sévères, chez les asthmatiques et en cas d'insuffisance respiratoire.
- **Tramadol** : contre-indiqué en association avec psychoanaleptiques de type IMAO, en cas d'insuffisance hépatique, en cas d'insuffisance respiratoire sévère, en cas d'épilepsie non contrôlée, en cas d'intoxication alcoolique. Il est déconseillé lors de la grossesse, ou en association avec la carbamazépine.
- **Morphine** : contre-indiquée en cas d'insuffisance respiratoire décompensée, insuffisance hépatocellulaire sévère et hypersensibilité à la morphine.

FICHE
47

Associations de la morphine avec les IMAO non sélectifs contre-indiquées.

D'autres associations médicamenteuses sont à prendre en compte : les opioïdes antitussifs et analgésiques (codéine par exemple), les psychotropes sédatifs, la clonidine et apparentés. La prise d'alcool majore les effets sédatifs de la morphine.

Conseils pratiques

- Médicaments sur prescription obligatoire (**liste I et liste des stupéfiants**).
- Risques digestifs (constipation), sur le SNC (somnolence, risques de dépendance).
- Pas d'interruption brutale d'un traitement prolongé par morphine (éviter le syndrome de sevrage).
- Éviter toute prise d'alcool au cours d'un traitement analgésique central.

PARTIE 7

Principaux analgésiques centraux

Dénomination commune internationale	Nom de spécialité et forme galénique
ANALGÉSIQUES DE PALIER I	
Néfopam	ACUPAN® injectable
ANALGÉSIQUES DE PALIER II	
Codéine + Paracétamol	CLARADOL CODEINE® cp, CODOLIPRANE® cp, DAFALGAN CODEINE® cp, PARACETAMOL CODEINE® cp, LINDILANE® cp, PRONTALGINE® cp
Codéine + Ibuprofène	ANTARENE CODEINE® cp
Dihydrocodéine	DICODIN LP® cp
Tramadol	BIODALGIC® cp, CONTRAMAL® gélules, sol. buv., injectable, CONTRAMAL LP® cp, MONOALGIC LP® cp, MONOCRIXO LP® gélules, OROZAMUDOL® cp, TAKADOL® cp, TOPALGIC® gélules, sol. buv., injectable, TOPALGIC LP® cp, ZAMUDOL LP® gélules, ZUMALGIC® cp
Tramadol + Dexkétoprofène	SKUDEXUM® cp
Tramadol + Paracétamol	IXPRIM® cp, ZALDIAR® cp

Suite du tableau

ANALGÉSIQUES CENTRAUX

Dénomination commune internationale	Nom de spécialité et forme galénique
Opium poudre + Caféine + Paracétamol	LAMALINE® gélules, suppos
Opium poudre + Paracétamol	IZALGI® gélules
ANALGÉSIQUES DE PALIER III	
Morphine	ACTISKÉNAN® cp, gélules, ORAMORPH® sol. buv., MOSCONTIN LP® cp, SEVREDOL® cp, SKÉNAN LP® gélules, MORPHINE (chlorhydrate)® injectable, MORPHINE (sulfate)® injectable
Fentanyl	ABSTRAL® cp, ACTIQ® cp, BREAKYL® film orodispers, DUROGÉSIC® disp. transderm. EFFENTORA® cp gingiv., INSTANYL® sol. pulv. nasale, MATRIFEN® disp. transderm. PECFENT® sol. pulv. nasale, RECIVIT® cp
Hydromorphone	SOPHIDONE LP® gélules
Oxycodone	OXYCONTIN LP® cp, OXYNORM® gélules, sol. buv., injectable, OXYNORMORO® cp
Oxycodone + naloxone	OXSYNIA LP® cp
Buprénorphine*	TEMGESIC® cp, injectable
Nalbuphine*	NALBUPHINE® injectable
Sufentanil**	SUFENTA® injectable, DZUVEO® cp subling

* Agonistes partiels.

** Utilisé en anesthésiologie.

ANALGÉSIQUES PÉRIPHÉRIQUES

FICHE 48

Les analgésiques ou antalgiques périphériques sont des médicaments qui diminuent la douleur par diminution de la synthèse périphérique des substances algogènes. Ils correspondent aux médicaments figurant au niveau du palier I de l'analgésie de la classification de l'OMS.

1 ASPECTS PHARMACODYNAMIQUES

Les **prostaglandines** sont des substances qui potentialisent l'action de nombreux médiateurs (histamine, sérotonine, cytokines) qui induisent la douleur et l'inflammation.

L'action des analgésiques périphériques est liée essentiellement à une **diminution de la synthèse des prostaglandines** par **inhibition de la cyclo-oxygénase** (COX). Cette enzyme engage l'une des deux voies de la dégradation de l'acide arachidonique en **prostaglandines** et **thromboxanes** (l'autre voie étant celle de la lipo-oxygénase).

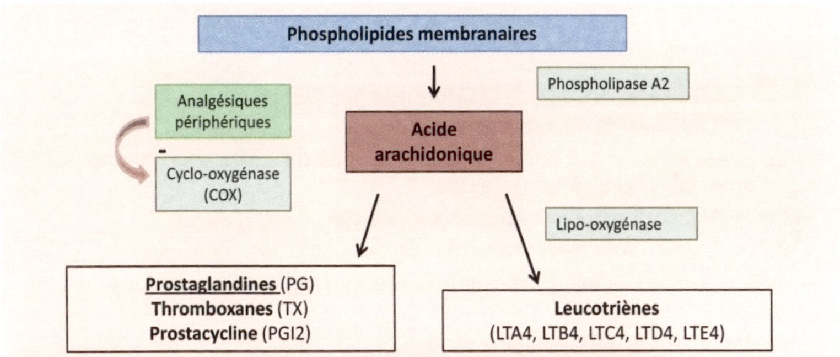

Action des analgésiques sur la biosynthèse des prostaglandines

PARTIE 7

2 PRINCIPALES INDICATIONS

- **Paracétamol** : analgésique possédant des propriétés antipyrétiques, indiqué dans le traitement des douleurs faibles ou modérées et dans le traitement de la fièvre.

Il constitue le traitement analgésique de **première intention** chez l'enfant ou le nourrisson. L'utilisation chez la femme enceinte ou allaitante est également possible.

- **Anti-inflammatoires non stéroïdiens (ou AINS)** : effet analgésique, effet anti-inflammatoire, effet antipyrétique et effet antiagrégant plaquettaire. Prescrits, seuls ou en association avec d'autres analgésiques, lors de douleurs faibles ou modérées (*voir Mémo « AINS »*).

Ils constituent un **traitement de second choix**, après le paracétamol, en raison de leurs effets indésirables, sauf si les douleurs sont liées à une inflammation.

Les dosages analgésiques sont inférieurs aux doses nécessaires pour l'action anti-inflammatoire et la durée de prescription doit être la plus courte possible.

Principaux effets indésirables

Analgésiques périphériques	Symptômes
Paracétamol	- Bien toléré aux doses thérapeutiques - Effets indésirables rares aux doses usuelles, mais potentiellement graves - En cas d'intoxication sévère, une hépatite avec insuffisance hépatocellulaire évoluant vers l'encéphalopathie hépatique peut survenir
AINS	Effets digestifs bénins, ulcères gastro-intestinaux, hémorragies digestives, réactions allergiques, effets cardiovasculaires et accidents rénaux

3 CONTRE-INDICATIONS ET INTERACTIONS MÉDICAMENTEUSES

- Le **paracétamol** est contre-indiqué en cas d'insuffisance hépato-cellulaire et d'hypersensibilité à la molécule.
- Les **AINS** sont contre-indiqués en cas de :

- ulcère gastro-duodénal évolutif,
- antécédents d'ulcère peptique ou d'hémorragie récurrente (au moins 2 épisodes objectivés),
- insuffisance hépatocellulaire sévère,
- antécédents de saignement ou de perforation digestifs survenus sous AINS,
- insuffisance cardiaque sévère,
- insuffisance rénale sévère,
- grossesse.

- Il ne faut pas associer deux AINS : risque de majoration de leurs effets indésirables (effet synergique).

Avec les antithrombotiques (antiagrégants et anticoagulants), les AINS majorent le risque hémorragique. Les AINS augmentent la toxicité hématologique du méthotrexate.

FICHE 48

Conseils pratiques

- En cas d'automédication (paracétamol), ne pas poursuivre le traitement sans avis médical si persistance des douleurs.
- Ne pas associer deux AINS (risque de majorer leurs effets indésirables).
- Mise en garde sur les effets indésirables fréquents ou toxiques avec les anti-inflammatoires non stéroïdiens.
- Administration des AINS au cours de repas pour limiter l'agression gastrique.

Principaux analgésiques périphériques

Dénomination commune internationale	Nom de spécialité et forme galénique
Paracétamol	CLARADOL® cp, DAFALGANHOP® cp, DAFALGAN® cp, gélules, pdre, sol. buv., suppos, DOLIPRANE® cp, gélules, sachet, susp. buv., suppos, DOLIPRANECAPS® gélules, DOLIPRANETABS® cp, DOLIPRANELIQUIZ® susp. buv., DOLIPRANEORODOZ® gélules, DOLKO® sol. buv., EFFERALGAN® cp, sachet, EFFERALGANMED® cp, PARALYOC® lyoph
AINS SALICYLÉS	
Acide acétyl-salicylique	ALKA SELTZER® cp, ASPIRINE® cp, ASPRO® cp
Acétylsalicylate de lysine	ASPEGIC® sachet, pdre sol. buv., injectable
AINS ARYLCARBOXYLIQUES	
Ibuprofène	ADVIL® cp, ADVILCAPS® caps, ADVILMED® cp, ANTARENE® cp, susp. buv., gel, HEMAGENE® cp, IBUPRADOLL® cp, caps, NUREFLEX® cp NUROFEN® cp, NUROFENCAPS® caps, NUROFENFEM® cp, NUROFENFLASH® cp, NUROFENPRO® susp. buv., NUROFENTABS® cp, SPEDIFEN® cp, sachet, SPIFEN® cp, sachet
Dexkétoprofène	KETESSE® cp, sol. buv., sachet, injectable
Kétoprofène	PROFENID® cp, gél, gél LP, suppo, injectable, TOPREC® cp
Fénoprofène	NALGESIC® cp
Naproxène	ALEVETABS® cp, ANTALNOX® cp, APRANAX® cp, NAPROSYNE® cp
AINS ANTHRANILIQUES OU FÉNAMATES	
Acide méfénamique	PONSTYL® gélules
AINS COXIBS	
Parécoxib	DYNASTAT® injectable
AUTRES ANALGÉSIQUES	
Ziconotide	PRIALT® injectable

PARTIE 7

FICHE 49

ANTISPASMODIQUES

Les antispasmodiques sont les médicaments destinés à traiter les spasmes au niveau du tube digestif, des voies génito-urinaires. Les spasmes correspondent à des contractions intenses, brutales de la musculature lisse.
La contraction des muscles lisses dépend de la composante parasympathique du système nerveux autonome. Le blocage de la conduction de l'influx nerveux au niveau musculaire induit donc un relâchement des muscles et une levée du spasme.
La levée du spasme peut également être liée à une action directe sur le muscle lisse.

1 ASPECTS PHARMACODYNAMIQUES

- **Antispasmodiques anticholinergiques** (atropine et scopolamine) : agissent au niveau nerveux autonome parasympathique **en bloquant les récepteurs de l'acétylcholine**.
- **Antispasmodiques musculotropes** (papavérine, phloroglucinol, pinavérium, alvérine, mébévérine et trimébutine) : agissent au niveau du muscle en favorisant sa décontraction (ex : inhibition de l'entrée du calcium, agoniste enképhalinergique).

PARTIE 7

2 PRINCIPALES INDICATIONS

- Coliques hépatiques et néphrétiques, manifestations spasmodiques et douloureuses des voies biliaires, urinaires et utérines ;
- Occlusion intestinale en soins
- Symptômes des manifestations fonctionnelles intestinales avec météorisme (ACTICARBINE).

L'association d'un antispasmodique et d'un anxiolytique (LIBRAX) permet une indication dans le traitement symptomatique des manifestations anxieuses sévères s'accompagnant de troubles fonctionnels digestifs à composante spasmodique.

3 CONTRE-INDICATIONS ET INTERACTIONS MÉDICAMENTEUSES

Anticholinergiques : allergie connue au médicament, adénome de la prostate et glaucome.

Autres antispasmodiques : allergie au médicament concerné.

Prendre en compte l'association des anticholinergiques (atropine) avec certains antidépresseurs, antihistaminiques H1, antiparkinsoniens anticholinergiques, et certains antipsychotiques en raison de l'addition des effets atropiniques.

FICHE 49

Principaux effets indésirables

Antispasmodiques	Symptômes
Anticholinergiques	Troubles de l'accommodation oculaire avec mydriase, augmentation de fréquence cardiaque, sécheresse buccale, constipation et rétention urinaire.
Antispasmodiques musculotropes	Réactions cutanées allergiques et manifestations épigastriques.

Principaux médicaments

Dénomination commune internationale	Nom de spécialité et forme galénique
ANTICHOLINERGIQUES	
Atropine sulfate	ATROPINE SULFATE® injectable
Scopolamine	SCOBUREN® injectable
ANTICHOLINERGIQUES EN ASSOCIATION	
Clinidium + Chlordiazépoxide	LIBRAX® cp
NON ANTICHOLINERGIQUES	
Papavérine	PAPAVERINE® injectable
Papavérine + Charbon activé	ACTICARBINE® cp
Phloroglucinol	SPASFON ® cp, suppos, injectable, SPASFON LYOC® lyoph. oral, SPASMOCALM® cp
Phloroglucinol + Siméticone	METEOXANE® gélules
Trimébutine	DEBRICALM® cp, DEBRIDAT® cp, TRANSACALM® cp
Pinavérium	DICETEL® cp
Mébévérine	DUSPATALIN® gélules
Alvérine + Siméticone	METEOSPASMYL® caps, DOLOSPASMYL® caps

Conseils pratiques

- Attention à l'association des anticholinergiques (atropine) avec d'autres médicaments à effet anticholinergique : augmentation des effets indésirables.
- En cas d'effets indésirables durables liés aux anticholinergiques (ajustement de la posologie à prévoir) : avertir le prescripteur.
- Par voie orale, prendre les antispasmodiques à distance des autres médicaments (modification de la tonicité de la paroi digestive).

FICHE 50

ANESTHÉSIQUES GÉNÉRAUX INTRAVEINEUX

L'anesthésie générale a pour objectif principal la suspension temporaire et réversible de la conscience et de la sensibilité douloureuse.

1 NOTIONS GÉNÉRALES

Les anesthésiques injectés par voie IV sont plus faciles à manier que les produits inhalés (pas de contamination du personnel, bonne efficacité, et préférence des patients)

Par voie IV, la biodisponibilité des produits administrés est maximale. L'effet pharmacologique sera obtenu lorsque la concentration active de l'anesthésique sera atteinte au niveau de son site d'action, le cerveau.

2 PRINCIPAUX ANESTHÉSIQUES INTRAVEINEUX

A OPIOÏDES

Il s'agit d'analgésiques agonistes des récepteurs opioïdes μ. Par voie IV, ce sont les principaux agents anesthésiques pour l'induction et le maintien de l'anesthésie, et comme adjuvants analgésiques.

PARTIE 7

L'effet indésirable majeur est l'induction possible d'une dépression respiratoire. En cas de surdosage, les opioïdes sont antagonisés par la naloxone.

B BENZODIAZÉPINES

Le **midazolam** possède une demi-vie d'élimination courte. Celle du **diazépam** est plus longue. Ils sont utilisés en prémédication (anxiolytique) et en complément pour induire et entretenir l'anesthésie. Mais ils peuvent entraîner une dépression respiratoire dose dépendante.

En cas de surdosage, les BZD sont antagonisés par le **flumazénil** (FLUMAZÉNIL® inj.).

C PROPOFOL

Le **propofol** agit au niveau des récepteurs $GABA_A$. Il possède des effets hypnotiques, mais pas d'effet analgésique. Il est utilisé pour l'induction et l'entretien de l'anesthésie générale et pour la sédation des patients.

Les effets indésirables sont une douleur au point d'injection, une hypotension parfois très sévère avec bradycardie.

D KÉTAMINE

La **kétamine** est un antagoniste non compétitif qui réduit l'activité excitatrice des récepteurs NMDA, récepteurs au glutamate qui permet l'entrée de Ca^{2+}. Elle est utilisée pour l'induction et l'entretien de l'anesthésie générale, et en cas de douleurs neuropathiques persistantes.

Ses principaux effets indésirables sont psychodysleptiques (rêves et hallucinations).

E ÉTOMIDATE

L'**étomidate** potentialise les effets inhibiteurs du GABA. Il est utilisé par voie IV comme agent d'induction anesthésique lorsque l'hémodynamique est instable.

Les effets indésirables sont des nausées et vomissements, des mouvements involontaires.

F OXYBATE DE SODIUM OU ACIDE GAMMA-HYDROXYBUTYRIQUE

L'**oxybate de sodium** ou **GHB** agit par inhibition GABAergique. Il est indiqué comme adjuvant au cours de l'anesthésie générale en chirurgie et en obstétrique, ou lors de la sédation en neuro-traumatologie.

Ses principaux effets indésirables sont des myoclonies à l'induction, une bradycardie sinusale, une surcharge sodée et hypokaliémie en administration prolongée. Au réveil, on observe des nausées, vomissements et une agitation. Il présente un risque d'abus.

Principaux anesthésiques généraux intraveineux

Dénomination commune internationale	Nom de spécialité et forme galénique
OPIOÏDES	
Alfentanil	RAPIFEN® injectable
Fentanyl	FENTANYL® injectable
Rémifentanil	ULTIVA® injectable
Sufentanil	SUFENTA® injectable
BZD HYPNOTIQUES SÉDATIFS	
Diazépam	VALIUM® injectable
Midazolam	MIDAZOLAM® injectable
AUTRES ANESTHÉSIQUES GÉNÉRAUX	
Étomidate	HYPNOMIDATE® injectable ÉTOMIDATE LIPURO® injectable
Kétamine	KÉTAMINE® injectable
Propofol	DIPRIVAN® injectable
Oxybate de sodium (hydroxybutyrate)	GAMMA-OH® injectable

FICHE 51

ANESTHÉSIQUES GÉNÉRAUX INHALÉS

Les anesthésiques inhalés sont des substances gazeuses ou des liquides très volatils. Ils agissent au niveau des canaux ioniques potassiques favorisant la sortie de potassium intracellulaire, et des canaux HCN activés par l'hyperpolarisation.

1 ANESTHÉSIQUES HALOGÉNÉS

- La plupart de ces anesthésiques inhalés renforce la fonction du récepteur $GABA_A$. Ils augmentent l'ouverture du canal Cl^- couplé au récepteur $GABA_A$. Ils sont responsables de la majoration de l'hyperpolarisation du neurone et d'une inhibition de la transmission synaptique.
- En plus de leur action prédominante sur récepteur $GABA_A$, ces anesthésiques volatils entraînent une réduction de la libération du glutamate (inhibition sur les récepteurs AMPA et NMDA) et donc une dépression de la transmission excitatrice au niveau présynaptique.

PARTIE 7

– Le **desflurane** est l'anesthésique par inhalation le moins soluble dans le sang. Son utilisation est limitée à la chirurgie ambulatoire.

Il provoque une irritation importante des muqueuses.

– L'**isoflurane** sert en général pour l'entretien de l'anesthésie générale après induction par un anesthésique intraveineux.

Il est irritant pour les muqueuses. Il peut provoquer une diminution de la pression artérielle et une tachycardie compensatrice.

– Le **sévoflurane** peut être utilisé pour l'induction de l'anesthésie. Il est indiqué en entretien de l'anesthésie après induction par un anesthésique intraveineux et pour l'anesthésie en pédiatrie.

Il n'entraîne pas d'irritation des muqueuses. Il possède une odeur agréable.

2 ANESTHÉSIQUES NON HALOGÉNÉS

A LE PROTOXYDE D'AZOTE

Le **protoxyde d'azote** est associé à un autre anesthésique (notamment les halogénés) par inhalation. Il est utilisé en mélange équimolaire avec l'oxygène, il permet une potentialisation des agents anesthésiques et analgésiques.

Les principaux effets indésirables observés sont une augmentation du débit cardiaque, un effet inotrope négatif et une augmentation des résistances vasculaires périphériques, des nausées et vomissements, des céphalées avec sensation de vertige.

B LE XÉNON

Le **xénon** est (spécialité supprimée) un gaz inodore, incolore, sans saveur et non irritant. Il inhibe essentiellement les récepteurs NMDA post-synaptiques au niveau spinal expliquant ses effets analgésiques.

Il est indiqué dans l'entretien de l'anesthésie générale chez l'adulte ASA I-II, en association avec des morphiniques, au cours de l'anesthésie balancée.

Le xénon provoque une dépression respiratoire plus ou moins concentration-dépendante. Les nausées et vomissements postopératoires sont très fréquents (jusqu'à 45 % des patients). Son principal inconvénient est son coût de production.

Principaux anesthésiques généraux inhalés

Dénomination commune internationale	Nom de spécialité et forme galénique
ANESTHÉSIQUES HALOGÉNÉS	
Desflurane	SUPRANE® sol. inhal.
Isoflurane	AERRANE® sol. inhal.
Sévoflurane	SEVORANE® sol. inhal.
ANESTHÉSIQUES NON HALOGÉNÉS	
Protoxyde d'azote	ANTASOL® gaz inhal. ENTONOX® gaz inhal. KALINOX® gaz médic. comp. OXYNOX® gaz inhal.

FICHE 52

CURARISANTS

Les curarisants (curares de synthèse) sont destinés à faciliter l'intubation du patient par relâchement des cordes vocales et la ventilation artificielle contrôlée, et à induire le relâchement musculaire et diminuer l'intensité des convulsions.
Les curarisants bloquent la jonction neuromusculaire. Ce sont des inhibiteurs des récepteurs cholinergiques de type nicotiniques.

1 CURARISANTS DÉPOLARISANTS

Le **suxaméthonium** est un cholinomimétique qui, en excès par non dégradation par l'acétylcholinestérase, provoque une action cholinolytique. Il induit une paralysie de la jonction neuromusculaire.

- **Effets indésirables** : douleurs musculaires, sensation de courbatures, libération d'histamine responsable d'un prurit et de réactions érythémateuses au site de l'injection et/ou réactions systémiques, augmentation de la kaliémie, bradycardie, troubles du rythme, chute de tension artérielle, augmentation transitoire de la pression intra-oculaire, de la pression intracrânienne et intragastrique.

PARTIE 7

Le suxaméthonium possède une activité agoniste muscarinique à l'origine de bradycardies et de troubles du rythme parfois observés lors de l'injection.

- **Contre-indications** :

- hypersensibilité au produit ou aux curares,
- antécédent personnel ou familial d'hyperthermie maligne,
- maladie neuromusculaire (myopathies, myotonie de Steinert),
- hyperkaliémie ou pathologie exposant à une fuite potassique majeure (brûlures étendues, traumatismes musculaires graves, paraplégie ou hémiplégie dans la phase subaiguë, syndrome de dénervation, tétanos, immobilisation prolongée, polyneuropathie de réanimation),
- déficit congénital ou acquis en pseudocholinestérases.

Il est déconseillé en cas de troubles du rythme, d'insuffisance cardiaque, de chirurgie à globe oculaire ouvert.

2 CURARISANTS NON DÉPOLARISANTS

Le principal mécanisme de ces curares est lié à un antagonisme compétitif de la fixation de l'acétylcholine au niveau des récepteurs nicotiniques musculaires. Ils inhibent donc l'ouverture des canaux ioniques cationiques et bloquent la transmission synaptique.

Trois médicaments sont des benzylisoquinolines (**atracurium**, **cisatracurium**, **mivacurium**), le dernier est un dérivé stéroïdien (**rocuronium**).

À l'exclusion du mivacurium, l'utilisation d'un inhibiteur de l'acétylcholinestérase, la **néostigmine** (PROSTIGMINE® inj.), va permettre d'augmenter la quantité d'acétylcholine présente au sein de la jonction neuromusculaire et par compétition de fixation sur les récepteurs nicotiniques permettre d'accélérer la disparition des effets myorelaxants des curarisants.

- **Effets indésirables** : résultent de la modulation des récepteurs cholinergiques nicotiniques et muscariniques ainsi que de propriétés ganglioplégiques.

Certains facteurs favorisent la survenue de ces effets : l'existence d'une hypoxie, d'une hypercapnie, la prise préalable de digitaliques, d'aminophylline ou l'utilisation conjointe d'halothane.

La plupart induisent la libération d'histamine par les mastocytes, favorisant ainsi des réactions cutanées ou systémiques pouvant parfois conduire à un choc anaphylactique.

- **Contre-indications** : antécédent d'hypersensibilité à l'un des constituants ou de pathologie de la jonction neuromusculaire.

L'existence d'un déficit congénital ou acquis en pseudocholinestérase contre-indique l'utilisation du mivacurium. Il est, en outre, contre-indiqué chez le nouveau-né de moins de 2 mois.

L'atracurium et le rocuronium sont contre-indiqués lors de la grossesse et de l'allaitement.

Principaux curarisants

Dénomination commune internationale	Nom de spécialité et forme galénique
CURARISANTS DÉPOLARISANTS	
Suxaméthonium	CÉLOCURINE® injectable
CURARISANTS NON DÉPOLARISANTS	
Atracurium	TRACRIUM® injectable
Cisatracurium	NIMBEX® injectable
Mivacurium	MIVACRON® injectable
Rocuronium	ESMERON® injectable

FICHE 53

ANESTHÉSIQUES LOCAUX

Une anesthésie locale consiste en une interruption réversible de la conduction nerveuse. Elle concerne :
- les fibres sensitives terminales (anesthésie de surface ou d'infiltration),
- les racines rachidiennes (rachianesthésie et extradurale),
- les troncs nerveux (anesthésie tronculaire ou loco-régionale).

1 ASPECTS PHARMACODYNAMIQUES

Deux principales familles coexistent :

- **les dérivés amino-amides** : ce sont les anesthésiques locaux les moins allergisants,
- **les dérivés amino-esters** : les plus allergisants et les plus instables en solution.

À concentration suffisante, les anesthésiques locaux peuvent inhiber réversiblement la transmission nerveuse au niveau de toutes fibres, sensitives, motrices ou végétatives.

PARTIE 7

Les anesthésiques locaux diminuent réversiblement la perméabilité des canaux voltage-dépendants aux ions Na^+ (« effet stabilisant des membranes »). Molécules liposolubles, ils passent la membrane sous forme non ionisée mais agissent dans la cellule sous forme ionisée d'où l'importance de leur pK et du pH extra et intracellulaire.

Ils empêchent l'ouverture des canaux sodiques. Les ions Na^+ ne peuvent plus entrer dans la cellule nerveuse, la dépolarisation membranaire n'est plus possible. La conséquence est l'interruption de la propagation des potentiels d'action.

La sensibilité douloureuse disparaît en premier, puis celle de la température et enfin la motricité car les anesthésiques atteignent plus facilement les fibres de la douleur (petit diamètre, amyéliniques).

FICHE 53

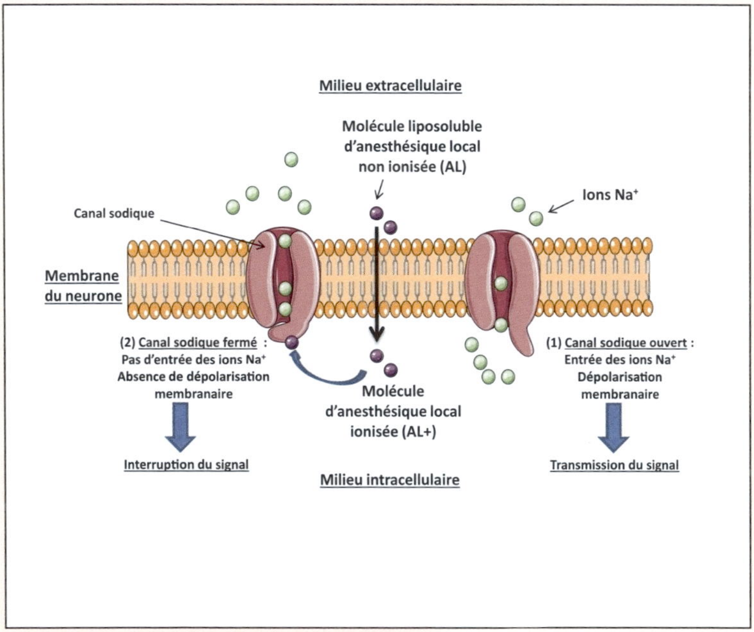

Mécanisme d'action des anesthésiques locaux

2 PRINCIPALES INDICATIONS

Les principales indications des anesthésiques locaux sont les interventions chirurgicales, la petite chirurgie, les explorations endoscopiques et les extractions dentaires.

3 EFFETS INDÉSIRABLES ET CONTRE-INDICATIONS

- **Effets indésirables** : troubles neurologiques sous forme de crises convulsives annoncées par des troubles visuels, tremblements, acouphènes, goût métallique, logorrhée.

Ce sont surtout les accidents liés à un surdosage qui apparaissent fréquemment : troubles cardiovasculaires (hypotension avec malaise vagal pouvant aller jusqu'au collapsus, troubles du rythme cardiaque, arrêt

PARTIE 7

cardiaque), troubles neurologiques (convulsions localisées puis généralisées, arrêt respiratoire exceptionnellement). Les convulsions sont habituellement traitées par l'administration de diazépam.

Contre-indication : par voie injectable, chez les personnes qui ont une sensibilité reconnue aux différents principes actifs ou chez le nourrisson de moins de 1 mois (mépivacaïne).

Principaux anesthésiques locaux

Dénomination commune internationale	Nom de spécialité et forme galénique
DÉRIVÉS AMINO-AMIDES	
Lidocaïne	DYNEXAN® crème buccale MESOCAÏNE® injectable XYLOCAÏNE® injectable, sol. appl. loc., gel urétral, XYLOCAÏNE VISQUEUSE® gel buv.
Lidocaïne + Prilocaïne	ANESDERM® crème EMLA® crème EMLAPATCH® pans. med. ORAQIX® gel périodontal
Articaïne	ALPHACAÏNE® sol. usage dent.
Bupivacaïne	BUPIVACAÏNE® injectable
Mépivacaïne	CARBOCAÏNE® injectable SCANDONEST® injectable
Ropivacaïne	NAROPÉINE® injectable
Prilocaïne	BARITEKAL® injectable
DÉRIVÉS AMINO-ESTERS	
Procaïne	PROCAÏNE® injectable
Chloroprocaïne	CLOROTEKAL® injectable
Oxybuprocaïne	CÉBÉSINE® collyre
Tétracaïne	TÉTRACAÏNE® collyre

DIURÉTIQUES

FICHE 54

Un diurétique est une substance qui augmente la diurèse. Il permet essentiellement d'éliminer des ions sodium (effet natriurétique) et, secondairement, fait baisser la volémie par élimination d'eau.

1 ASPECTS PHARMACODYNAMIQUES

- **Diurétiques de l'anse portion ascendante** : ils agissent essentiellement sur la portion ascendante de l'anse de Henlé entraînant l'inhibition du co-transporteur $Na^+/K^+/2Cl^-$. **L'excrétion accrue des ions Na+ et K+ entraîne une élimination d'eau**.

La diurèse est intense, rapide et brève (environ moins de 6 h après administration).

Ce sont des sulfamides dont le principal représentant est le furosémide.

- **Diurétiques thiazidiques et apparentés** : ils inhibent le co-transporteur Na^+/Cl^- au niveau du tubule distal. Ils **favorisent la fuite d'ions K+ sécrétés** au niveau distal. Ils sont natriurétiques.
- **Diurétiques « épargneurs de potassium »** : ils partagent un mécanisme d'action au niveau du tubule distal et/ou collecteur.

Ils **diminuent l'excrétion du potassium** sous l'influence de l'aldostérone, hormone qui augmente la réabsorption de sodium et la sécrétion du potassium.

PARTIE 8

Il s'agit des **antagonistes de l'aldostérone** (spironolactone et apparentés : analogues structuraux de l'aldostérone), des **inhibiteurs des canaux sodiques** (triamtérène et amiloride), de leur **association avec d'autres classes de diurétiques**.

2 INDICATIONS

Les diurétiques sont prescrits dans les indications principales suivantes :

- traitement de l'**hypertension artérielle** (HTA),
- **insuffisance cardiaque**,
- **œdèmes d'origine cardiaque, hépatique ou rénale**.

Les diurétiques sont généralement prescrits en association avec des IEC (inhibiteurs de l'enzyme de conversion) et des ARA II (antagonistes des récepteurs de l'angiotensine II ou sartans), deux autres classes thérapeutiques avec lesquelles ils agissent en synergie (*voir Mémos correspondants*).

Principaux effets indésirables

Diurétiques	Manifestations/symptômes
Diurétiques de l'anse Thiazidiques	- Déshydratation avec chute tensionnelle - Hypokaliémie et alcalose hypochlorémique - Hyperuricémie et parfois hyperglycémie - Allergies - Hypocalcémie par élimination du calcium - Accidents auditifs (acouphènes et surdité) à haute dose (**uniquement pour les diurétiques de l'anse**)
Épargneurs de potassium	- Hyperkaliémie avec conséquences cardiaques - Troubles hormonaux (spironolactone et éplérénone du fait de leur effet antiandrogène) : gynécomasties, troubles menstruels, troubles sexuels - Risques de lithiases des voies urinaires - Hyperuricémie (triamtérène) - Hémorragies digestives hautes pour la spironolactone

3 CONTRE-INDICATIONS ET INTERACTIONS MÉDICAMENTEUSES

- Les **diurétiques** sont contre-indiqués en cas d'obstruction urinaire, d'allergie à la molécule (sulfamides) et d'insuffisance rénale sévère.

L'hypokaliémie contre-indique les **diurétiques de l'anse** et les **thiazidiques**.

L'hyponatrémie et l'hyperkaliémie contre-indiquent les **épargneurs de potassium**.

- L'association des diurétiques de l'anse ou des thiazidiques avec le lithium est déconseillée. Celle avec les AINS, la ciclosporine, les produits de contraste iodés, les thymoanaleptiques tricycliques doit être surveillée.

Conseils pratiques

- Mesures hygiéno-diététiques recommandées chez tous les hypertendus.
- Bilan biologique initial nécessaire avec ionogramme sanguin, dosages sanguins de l'urée et de la créatinine.
- Surveillance de l'ionogramme et de l'augmentation de la diurèse.
- Surveillance quotidienne de la pression artérielle (debout et couché).
- Recherche d'une hypotension orthostatique dans les premiers jours de traitement.
- Surveillance du poids deux fois par semaine pour prévenir toute déshydratation.

FICHE 54

Principaux diurétiques

Dénomination commune internationale	Nom de spécialité et forme galénique
DIURÉTIQUES DE L'ANSE (SULFAMIDES)	
Furosémide	LASILIX® cp, sol. buv., injectable LASILIX FAIBLE® cp LASILIX RETARD® gélules LASILIX SPECIAL® cp, injectable
Bumétanide	BURINEX® cp, injectable
Pirétanide	EURELIX® gélules
DIURÉTIQUES THIAZIDIQUES ET APPARENTÉS	
Hydrochlorothiazide	ESIDREX® cp
Indapamide	FLUDEX® cp et cp LP
Ciclétanine	CICLETANINE® gélules
DIURÉTIQUES « ÉPARGNEURS DE POTASSIUM » SEULS OU ASSOCIÉS	
Spironolactone	ALDACTONE® cp
Amiloride	MODAMIDE® cp
Spironolactone + Altizide	ALDACTAZINE® cp
Triamtérène + Hydrochlorothiazide	PRESTOLE® gélules
Amiloride + Hydrochlorothiazide	AMILORIDE/ HYDROCHLOROTHIAZIDE® cp
Amiloride + Furosémide	LOGIRENE® cp
Amiloride + Hydrochlorothiazide + Timolol	MODUCREN® cp

PARTIE 8

FICHE 55

BÊTABLOQUANTS

Les β-bloquants sont des médicaments antagonistes compétitifs des récepteurs β_1 et β_2 noradrénergiques.

1 ASPECTS PHARMACODYNAMIQUES

Les **récepteurs β_1** sont essentiellement présents au niveau cardiaque. Ainsi, les β-bloquants ralentissent le rythme cardiaque, diminuent la pression artérielle afin de réduire la charge de travail imposée au cœur.

Les **récepteurs β_2** sont prédominants au niveau vasculaire, bronchique et utérin. Les β-bloquants provoquent par conséquent une augmentation des résistances des voies aériennes et une réduction du VMES (volume expiratoire maximum seconde) et une vasoconstriction périphérique.

- **Selon leurs propriétés**, les β-bloquants sont regroupés en 5 classes :

- classe 1 : β-bloquants à effets stabilisants de la membrane quinidine-like ;
- classe 2 : β-bloquants à effet inotrope négatif et pur ;
- classe 3 : β-bloquants à **activité sympathomimétique intrinsèque ou ASI** : activité β-agoniste partielle qui limite la bradycardie induite par effets chronotropes négatifs. Lorsque l'activité agoniste partielle est de type β_2, elle permet une vasodilatation périphérique et minore donc le risque d'aggravation des phénomènes de Raynaud ;
- classe 4 : β-bloquants purs dépourvus des propriétés décrites précédemment ;
- classe 5 : β-bloquants sélectifs antagonistes spécifiques (soit β_1, soit β_2) : il s'agit en particulier d'une **cardiosélectivité β_1** limitant les effets de blocage β_2 (vasoconstriction, bronchoconstriction, et hypoglycémie), et permettant leur utilisation chez les patients bronchiteux chroniques ou diabétiques.

- **Selon leur demi-vie**, on distingue deux groupes :

- **β-bloquants lipophiles** hautement métabolisés. Ils ont une **demi-vie courte** (propranolol, métoprolol). L'effet de métabolisme de premier passage hépatique est important et réduit fortement leur biodisponibilité.
- **β-bloquants hydrophiles** peu métabolisés à **demi-vie longue** (nadolol, aténolol ou sotalol).

2 INDICATIONS

- En **cardiologie**, les **β-bloquants** (seuls ou associés) sont des médicaments indiqués dans le traitement de l'**hypertension artérielle**, les **arythmies cardiaques**, l'**insuffisance cardiaque** et les **douleurs thoraciques**.
- De plus, la plupart des molécules peuvent être indiquées dans l'**angor d'effort** (*voir Mémo « Antiangoreux »*) en particulier en cas de tachycardie

PARTIE 8

ou d'hypertension artérielle, ainsi que dans l'infarctus en phase aiguë en IV ou au long cours après infarctus du myocarde.

- En **ophtalmologie**, ils sont indiqués, seuls ou associés, dans le traitement de l'hypertonie intra-oculaire et du glaucome.

Principaux effets indésirables

Manifestations/symptômes
- Bradycardie sévère (par effets chronotrope et dromotrope négatifs) - Aggravation d'une vasoconstriction périphérique préexistante - Bronchoconstriction - Asthénie - Refroidissement des extrémités par effet vasoconstricteur - Insomnie et des cauchemars - Troubles digestifs (diarrhées, gastralgies, nausées et vomissements) - Impuissance

3 CONTRE-INDICATIONS ET INTERACTIONS MÉDICAMENTEUSES

- Ils sont contre-indiqués en cas d'allergie connue aux produits, d'asthme sévère et broncho-pneumopathie chronique obstructive (BPCO), d'insuffisance cardiaque non contrôlée par traitement d'hypotension, de bloc auriculo-ventriculaire, de bradycardie inférieure à 45/min et chez les patients présentant un syndrome de Raynaud, ou de phéochromocytome non traité.
- L'association d'un **inhibiteur enzymatique** peut modifier le métabolisme hépatique des β-bloquants fortement métabolisées par le foie et donc augmenter leur concentration plasmatique (nébivolol et inhibiteurs du CYP2D6 tels la paroxétine, la fluoxétine) et majorer le risque de bradycardie et les effets indésirables.

Conseils pratiques

- Mesures hygiéno-diététiques recommandées chez tous les hypertendus.
- ECG avant traitement, mesure quotidienne de la pression artérielle, recherche d'une hypotension orthostatique dans les premiers jours de traitement.
- Ne pas interrompre brusquement le traitement sans avis médical : risque d'**effet rebond** (tachycardie et aggravation de la pathologie initiale) liée à l'hypersensibilisation des récepteurs libérés du blocage.
- Chez les patients diabétiques, l'autosurveillance glycémique doit être renforcée lors de la mise en place du traitement ß-bloquant (risque de masquage des signes d'une hypoglycémie).
- Sportifs : les β-bloquants sont inscrits sur la liste des substances dopantes.

BÊTABLOQUANTS

Principaux bêtabloquants

Dénomination commune internationale	Nom de spécialité et forme galénique
BÊTA-BLOQUANTS NON SÉLECTIFS	
Cartéolol*	CARTEOL® et CARTEOL LP® collyres
Lévobunolol	BETAGAN® collyre
Nadolol	CORGARD® cp
Pindolol*	VISKEN® cp VISKEN QUINZE® cp
Propranolol	PROPRANOLOL® cp, gélules LP, injectable HEMANGIOL® sol. buv. KARNODYL® injectable
Sotalol	SOTALEX® cp
Timolol	TIMACOR® cp GELTIM LP® gel opht. TIMABAK® TIMOPTOL® TIMOPTOL LP® collyres
Timolol + Brinzolamide	AZARGA® collyre
Timolol + Brimonidine	COMBIGAN® collyre
Timolol + Dorzolamide	COSOPT® COSIDIME® COSTEC® DUALKOPT® collyres
Timolol + Travoprost	DUOTRAV® collyre
Timolol + Lanatoprost	XALACOM® collyre
Timolol + Bimatoprost	GANFORT® collyre
Timolol + Amiloride+ Hydrochlorothiazide	MODUCREN® cp

Suite du tableau

PARTIE 8

Dénomination commune internationale	Nom de spécialité et forme galénique
BÊTA-BLOQUANTS CARDIO-SÉLECTIFS (SÉLECTIVITÉ $\beta 1$)	
Acébutolol*	SECTRAL® cp, sol. buv. SECTRAL LP® cp
Aténolol	TENORMINE® cp, injectable
Aténolol + Chlortalidone	TENORETIC® cp
Bétaxolol	KERLONE® cp BETOPTIC® collyre
Bisoprolol	CARDENSIEL® cp DETENSIEL® cp
Bisoprolol + Hydrochlorothiazide	LODOZ® cp
Bisoprolol + Périndopril	COSIMPREL® cp
Céliprolol	CELECTOL® cp
Esmolol	ESMOCARD® injectable BREVIBLOC® injectable
Landiolol	RAPIBLOC® injectable
Métoprolol	LOPRESSOR® cp LOPRESSOR LP® cp SELOKEN® cp SELOKEN LP® cp SELOZOK LP® cp
Métoprolol + Félodipine	LOGIMAX® cp LP
Nébivolol	NEBILOX® cp TEMERIT® cp
Nébivolol + Hydrochlorothiazide	CONEBILOX® cp TEMERITDUO® cp
BÊTA-BLOQUANTS À ACTIVITÉ ALPHA-BLOQUANTE	
Carvédilol	KREDEX® cp
Labétalol	TRANDATE® cp, injectable

* ASI (activité sympathomimétique intrinsèque).

FICHE 56

INHIBITEURS CALCIQUES

Les inhibiteurs calciques ou antagonistes calciques constituent un groupe de médicaments hétérogène. Ils sont répartis en plusieurs familles chimiques :
- dihydropyridines (1re et 2e générations) à tropisme vasculaire dominant (vasodilatateur) : nifédipine, nicardipine, etc.,
- phénylalkylamines : vérapamil,
- benzothiazépines : diltiazem.

1 ASPECTS PHARMACODYNAMIQUES

Les inhibiteurs calciques **inhibent le transfert membranaire du Ca^{2+}** dans les cellules musculaires cardiaques ainsi que dans les cellules musculaires vasculaires.

Ils **inhibent la vasoconstriction** et **provoquent le relâchement des artères** (vasodilatateurs et coronodilatateurs). Ils **diminuent les résistances périphériques vasculaires** (RPT). La **consommation en oxygène du myocarde est alors abaissée**. Ils ont des **effets inotrope et chronotrope négatifs**.

Le vérapamil et le diltiazem possèdent en outre une **action antiarythmique**.

PARTIE 8

2 INDICATIONS

Hypertension artérielle, prévention de la crise angineuse (*voir Mémo « Antiangoreux »*), troubles du rythme (crises de tachycardie paroxystique).

Principaux effets indésirables

Manifestations/symptômes
- Bradycardie, et troubles de la conduction cardiaque (risque majoré en association avec les β-bloquants), hypotension et tachycardie réflexe (dihydropyridines) - Troubles digestifs, vertiges, asthénie, prurit - Céphalées en raison des effets vasodilatateurs artériolaires - Œdèmes des membres inférieurs (effets vasodilatateurs artériolaires)

3 CONTRE-INDICATIONS ET INTERACTIONS MÉDICAMENTEUSES

- Contre-indications :
- allergie connue au principe actif ou au médicament,
- troubles de la conduction cardiaque (blocs auriculo-ventriculaires),
- insuffisance cardiaque,

- hypotension artérielle,
- association aux antiarythmiques.

Associations contre-indiquées : **dantrolène en IV** (risque de fibrillation auriculaire), **ciclosporine**.

L'**amiodarone**, les **anti-arythmiques**, les **β-bloquants** peuvent engendrer des troubles de l'automatisme et de la conduction cardiaques. Les **dérives nitrés** majorent les effets **vasodilatateurs**. Les **anti-H_2** augmentent la concentration en diltiazem. Le **diltiazem** et le **vérapamil** peuvent augmenter la concentration en carbamazépine par effet inhibiteur du CYP3A4.

Conseils pratiques

- Mesures hygiéno-diététiques recommandées chez tous les hypertendus.
- Chez le patient âgé : doses augmentées progressivement pour limiter les effets indésirables.
- Pas de prise d'alcool au cours du traitement.
- En cas d'insuffisance hépatique (notamment chez le cirrhotique) : prudence en raison de modifications de l'élimination.
- Surveillance de l'efficacité du traitement : diminution de la symptomatologie, mesure de la pression artérielle et de la fréquence cardiaque, si nécessaire suivi de l'ECG.

Principaux inhibiteurs calciques

Dénomination commune internationale	Nom de spécialité et forme galénique
Amlodipine	AMLOR® gélules
Amlodipine + Périndopril	COVERAM® cp**
Amlodipine + Ramipril	PREMINOR® gélules
Amlodipine + Irbesartan	APREXEVO® cp
Amlodipine + Olmésartan	AXELER® cp SEVIKAR® cp***
Amlodipine + Valsartan	EXFORGE® cp***
Amlodipine + Hydrochlorothiazide + Valsartan	EXFORGE HCT® cp***
Amlodipine + Telmisartan	TWYNSTA® cp***
Amlodipine + Atorvastatine	CADUET® cp****

Suite du tableau

INHIBITEURS CALCIQUES

Dénomination commune internationale	Nom de spécialité et forme galénique
Amlodipine + Indapamide	NATRIXAM® cp LM*****
Amlodipine + Indapamide + Périndopril	TRIPLIXAM® cp LM*****
Amlodipine + Périndopril** + Atorvastatine****	TRIVERAM® cp
Clévidipine	CLEVIPREX® injectable
Félodipine	FLODIL LP® cp
Félodipine + Métoprolol	LOGIMAX® cp*
Israpidine	ICAZ LP® gélules
Lercanidipine	LERCAN® cp ZANIDIP® cp
Lercanidipine + Enalapril	LERCAPRESS® cp ZANEXTRA® cp**
Manidipine	IPERTEN® cp
Nicardipine	LOXEN® cp, injectable LOXEN LP® gélules
Nifédipine	MAPAKNA LP® cp NIFÉDIPINE LP® cp
Nimodipine	NIMOTOP® cp, injectable
Nitrendipine	NITRENDIPINE® cp
Diltiazem	BI TILDIEM LP® cp MONO TILDIEM LP® gélules TILDIEM® cp, injectable
Vérapamil	ISOPTINE® cp, gélules, injectable ISOPTINE LP® cp
Vérapamil + Trandolapril	TARKA LP® cp**

* Associés avec des β-bloquants.

** Associés avec un IEC.

*** Associés avec un antagoniste de l'angiotensine II.

**** Associés avec un hypolipémiant.

***** Associés avec un diurétique thiazidique.

PARTIE 8

INHIBITEURS DE L'ENZYME DE CONVERSION (IEC)

FICHE 57

Les inhibiteurs de l'enzyme de conversion (IEC) constituent une classe thérapeutique originale. Leurs propriétés pharmacologiques sont ciblées sur les mécanismes neurohormonaux de la régulation de la pression artérielle.

1 ASPECTS PHARMACODYNAMIQUES

L'**angiotensine II** est un octapeptide plasmatique produit à partir de l'angiotensine I au niveau du rein sous l'influence de l'**enzyme de conversion de l'angiotensine (ECA)**. Elle entraîne une vasoconstriction importante et une augmentation de la pression artérielle.

L'ECA est synthétisée par les cellules endothéliales vasculaires. Elle intervient en outre dans la dégradation des kinines, dont la bradykinine qui est une substance vasodilatatrice.

Par ce mécanisme, les **IEC provoquent une vasodilatation artérielle** et une diminution de rétention hydrosodée. Les IEC **inhibent la dégradation de la bradykinine**.

2 INDICATIONS

Traitement de l'hypertension artérielle essentielle et de l'**insuffisance cardiaque**, souvent en association avec d'autres anti-hypertenseurs (diurétiques, inhibiteurs calciques).

PARTIE 8

Principaux effets indésirables

Manifestations/symptômes
- Brutale hypotension, - Troubles digestifs : nausées, vomissements, diarrhées, - Sensation de vertige, crampes musculaires, céphalées et asthénie, - Angiœdème, hyperkaliémie, - Toux sèche, modifications du goût, - Insuffisance rénale.

3 CONTRE-INDICATIONS ET INTERACTIONS MÉDICAMENTEUSES

- **Principales contre-indications** : allergie aux IEC, antécédent d'œdème de Quincke et insuffisance rénale, chez la femme enceinte aux 2e et 3e trimestres (car risque de toxicité fœtale).
- **Associations contre-indiquées** : potassium, sels désodés au potassium et diurétiques épargneurs de potassium. Les antipsychotiques et thymoanaleptiques tricycliques majorent le risque d'hypotension orthostatique. La lithiémie peut être augmentée.

INHIBITEURS DE L'ENZYME DE CONVERSION (IEC)

Conseils pratiques

- Mesures hygiéno-diététiques recommandées chez tous les hypertendus.
- Surveillance biologique (NFS, créatinémie, kaliémie, transaminases) et surveillance quotidienne de la pression artérielle.
- Mise en garde contre l'apparition d'une hypotension orthostatique dans les premiers jours de traitement.
- Vertiges fréquents (attention particulière chez le patient âgé avec le risque de chute).
- Apparition d'une **toux sèche** lors du traitement à signaler au prescripteur.

Principaux inhibiteurs de l'enzyme de conversion

Dénomination commune internationale	Nom de spécialité et forme galénique
Bénazépril	BENAZEPRIL® cp
Bénazépril + Hydrochlorothiazide*	CIBADREX® cp
Captopril	NOYADA® sol. buv. CAPTOPTIL® cp
Captopril + Hydrochlorothiazide*	CAPTOPRIL/ HYDROCHLOROTHIAZIDE® cp
Enalapril	RENITEC® cp
Enalapril + Lercanidipine**	LERCAPRESS® cp, ZANEXTRA® cp
Enalapril + Hydrochlorothiazide*	CO-RENITEC® cp
Fosinopril	FOSINOPRIL® cp
Fosinopril + Hydrochlorothiazide*	FOSINOPRIL/ HYDROCHLOROTHIAZIDE® cp
Lisinopril	ZESTRIL® cp
Lisinopril + Hydrochlorothiazide*	ZESTORETIC® cp
Périndopril	PERINDOPRIL® cp
Périndopril + Amlodipine**	COVERAM® cp
Périndopril + Indapamide*	BIPRETERAX® cp, PRETERAX® cp, PRETERVAL® cp
Périndopril + Bisoprolol***	COSIMPREL® cp
Périndopril + Indapamide* + Amlodipine**	TRIPLIXAM® cp LM

Suite du tableau

Dénomination commune internationale	Nom de spécialité et forme galénique
Périndopril + Amlodipine** + Atorvastatine****	TRIVERAM® cp
Quinapril	ACUITEL® cp
Quinapril + Hydrochlorothiazide*	ACUILIX® cp
Ramipril	TRIATEC® cp
Ramipril + Hydrochlorothiazide*	COTRIATEC® cp
Ramipril + Amlodipine**	PREMINOR® gélules
Trandolapril	ODRIK® gélules
Trandolapril + Vérapamil**	TARKA LP® cp
Zofénopril	ZOFENIL® cp
Zofénopril + Hydrochlorothiazide*	ZOFENILDUO® cp

* Diurétique.

** Inhibiteur calcique.

*** Bêta-bloquant.

**** Hypolipémiant.

FICHE 58

ANTAGONISTES DE L'ANGIOTENSINE II (ARA II)

Les antagonistes des récepteurs de l'angiotensine II (ARA II) appartiennent à la famille des sartans. L'angiotensine II, produite à partir de l'angiotensine I, provoque une vasoconstriction importante et une augmentation de la pression artérielle.

1 ASPECTS PHARMACODYNAMIQUES

Les **sartans bloquent l'action de l'angiotensine II** par antagonisme compétitif **au niveau des récepteurs AT_1**. Leur inhibition entraîne une baisse de la pression artérielle.

2 INDICATIONS

Les antagonistes des récepteurs de l'angiotensine II sont indiqués dans la prise en charge de l'hypertension artérielle et de l'insuffisance cardiaque.

Les sartans sont souvent prescrits en association avec les diurétiques thiazidiques ou les inhibiteurs calciques pour renforcer l'action antihypertensive.

Principaux effets indésirables des sartans

Manifestations/symptômes
- Hypotension brutale en cas de déficit en eau et en sodium préexistant - Hypotension orthostatique - Hyperkaliémie (en cas d'insuffisance rénale) - Peuvent induire ou aggraver un psoriasis

En 2014, l'ANSM recommande aux professionnels de santé, en cas de **signes évocateurs d'entéropathie**, de considérer l'**arrêt de traitement par l'olmésartan**.

3 CONTRE-INDICATIONS ET INTERACTIONS MÉDICAMENTEUSES

- **Contre-indications** : allergie aux sartans, insuffisance rénale ou hépatique, chez la femme enceinte aux 2e et 3e trimestres (car risque de toxicité fœtale).
- **Associations contre-indiquées** : potassium, diurétiques hyperkaliémiants, inhibiteurs de l'enzyme de conversion, lithium.

PARTIE 8

Conseils pratiques

- Mesures hygiéno-diététiques recommandées chez tous les hypertendus.
- Surveillance biologique : créatinémie, kaliémie.
- Surveillance quotidienne de la pression artérielle.
- Recherche d'une hypotension orthostatique dans les premiers jours de traitement (en particulier chez le patient âgé).

Principaux antagonistes de l'angiotensine II

Dénomination commune internationale	Nom de spécialité et forme galénique
Candésartan	ATACAND® cp, KENZEN® cp
Candésartan + Hydrochlorothiazide*	COKENZEN® cp, HYTACAND® cp
Irbésartan	APROVEL® cp, IFIRMASTA® cp
Irbésartan + Hydrochlorothiazide*	COAPROVEL® cp, IFIRMACOMBI® cp
Irbésartan + Amlodipine**	APREXEVO® cp
Losartan	COZAAR® cp
Losartan + Hydrochlorothiazide*	FORTZAAR® cp, HYZAAR® cp
Olmésartan	ALTEIS® cp, OLMETEC® cp
Olmésartan + Hydrochlorothiazide*	ALTEISDUO® cp, COOLMETEC® cp
Olmésartan + Amlodipine**	AXELER® cp, SEVIKAR® cp
Telmisartan	MICARDIS® cp
Telmisartan + Hydrochlorothiazide*	MICARDISPLUS® cp, PRITORPLUS® cp
Telmisartan + Amlodipine**	TWYNSTA® cp
Valsartan	TAREG® sol. buv.
Valsartan + Hydrochlorothiazide*	COTAREG® cp
Valsartan + Amlodipine**	EXFORGE® cp
Valsartan + Sacubitril***	ENTRESTO® cp
Valsartan + Hydrochlorothiazide* + Amlodipine**	EXFORGE HCT® cp

* Diurétique.

** Inhibiteur calcique.

*** Inhibiteur de la néprilysine.

PARTIE 8

ANTIARYTHMIQUES

Les antiarythmiques sont une classe de médicaments utilisés pour supprimer les rythmes accélérés du cœur (arythmies cardiaques) : fibrillation auriculaire, flutter auriculaire, tachycardie ventriculaire et fibrillation ventriculaire.
Ils modifient les propriétés électrophysiologiques cardiaques en agissant sur la cinétique transmembranaire des ions.

1 ASPECTS PHARMACODYNAMIQUES

Les antiarythmiques sont répartis en quatre classes principales (classification de Vaughan-Williams) :

- **Les antiarythmiques de classe I** agissent sur la dépolarisation et la repolarisation des cellules myocardiques et ralentissent ainsi la propagation de l'influx. Ils bloquent les canaux sodiques rapides. Certains ont des propriétés anticholinergiques (disopyramide) ou bêtabloquantes (propafénone). Trois groupes sont identifiés :
  - Groupe Ia : ils prolongent le potentiel d'action (hydroquinidine),
  - Groupe Ib : ils raccourcissent le potentiel d'action (lidocaïne),
  - Groupe Ic : ils ne modifient pas le potentiel d'action (flécaïnide).

- **Les antiarythmiques de classe II** sont des **β-bloquants** conventionnels (*voir Mémo « Bêta-bloquants »*). Ils agissent en ralentissant la conduction auriculoventriculaire par antagonisme de la stimulation bêta-adrénergique.
- **Les antiarythmiques de classe III** ont pour chef de file une substance iodée, l'**amiodarone**. Elle bloque en priorité les canaux du potassium, ce qui prolonge la durée du potentiel d'action (allongement de la repolarisation). Elle bloque partiellement les canaux sodiques.

Ainsi, on observe une prolongation de la période réfractaire et un ralentissement de la conduction intra-auriculaire et auriculoventriculaire.

- **Les antiarythmiques de classe IV** sont des **inhibiteurs calciques** (vérapamil et diltiazem). Ils engendrent une vasodilatation artérielle et réduisent la vitesse de conduction auriculo-ventriculaire en inhibant l'entrée du calcium dans les cellules musculaires lisses vasculaires et dans les cellules myocardiques (*voir Mémo « Inhibiteurs calciques »*).
- Les **autres antiarythmiques** permettent de ralentir uniquement la conduction nodale. Leur action n'est donc pas purement antiarythmique.

2 INDICATIONS

Les traitements antiarythmiques sont destinés à stopper la crise de tachycardie, restaurer le rythme cardiaque défaillant, prévenir les récidives de trouble du rythme ainsi que les complications.

- **Antiarythmiques des classes I et III** : prévention des récidives de fibrillation auriculaire, traitement et prévention des arythmies ventriculaires et supraventriculaires.
- **Antiarythmiques de classe II** : prévention des arythmies ventriculaires graves favorisées par la stimulation sympathique.
- **Antiarythmiques de classe IV** : traitement des tachycardies jonctionnelles, réduction des arythmies ventriculaires par surcharge calcique intracellulaire, fibrillation auriculaire par ralentissement de la fréquence ventriculaire.

Principaux effets indésirables

	Manifestations/symptômes
Classe I	Effets pro-arythmogène, inotrope négatif, anticholinergiques, toxicité neurologique (Lidocaïne), réactions allergiques, toxicité hématologique
Classe II	Bradycardie, hypotension, troubles digestifs, asthénie, insomnie et hypoglycémie
Classe III	Bradycardie, photosensibilisation, dépôts cornéens, diverses pathologies (fibrose pulmonaire, pathologies neurologiques, cutanées et thyroïdiennes), effet pro-arythmogène
Classe IV	Bradycardie, céphalées et œdèmes des membres inférieurs, hypotension et troubles de la conduction cardiaque

3 CONTRE-INDICATIONS ET INTERACTIONS MÉDICAMENTEUSES

Contre-indications : allergie aux médicaments.

L'amiodarone est contre-indiquée en cas d'allergie à l'iode.

Associations contre indiquées : **antiarythmiques de classe I** avec les substances provoquant des **torsades de pointe** (sotalol, amiodarone, érythromycine en IV, sulpiride) en raison d'un risque majoré de troubles du rythme ventriculaire. Leur association avec les **inducteurs enzymatiques** (phénytoïne, carbamazépine) sont à **prendre en compte**.

Conseils pratiques

- Règles hygiéno-diététiques importantes : pas de prise d'alcool ni de tabac, alimentation pauvre en acides gras saturés, contrôle du poids, sommeil suffisant, diminution du stress.
- Ne pas interrompre brutalement le traitement par β-bloquant.
- Ne pas s'exposer aux fortes chaleurs (déshydratation qui aggrave les troubles du rythme).
- Ne pas s'exposer au soleil sans protection (risque de **photosensibilisation** avec l'amiodarone).

ANTIARYTHMIQUES

■ Principaux antiarythmiques

Dénomination commune internationale	Nom de spécialité et forme galénique
ANTIARYTHMIQUES – CLASSE I	
Cibenzoline	EXACOR® cp
Disopyramide (Ia)	RYTHMODAN® cp LP, gélules
Hydroquinidine (Ia)	SERECOR® gélules LP
Lidocaïne (Ib)	XYLOCARD® injectable, XYLOCARD INTRAVEINEUX® injectable, RYLIGENCY® injectable
Flécaïnide (Ic)	FLECAÏNE® cp, injectable, FLECAÏNE LP® gélules
Mexilétine (Ib)	NAMUSCLA® gélules
Propafénone (Ic)	RYTHMOL® cp
ANTIARYTHMIQUES – CLASSE II (BÊTABLOQUANTS)	
Acébutolol	SECTRAL® cp
Aténolol	TENORMINE® cp, injectable
Esmolol	BREVIBLOC®, ESMOCARD® injectables
Métoprolol	LOPRESSOR LP® cp, SELOKEN LP® cp, SELOKOZ LP® cp
Nadolol	CORGARD® cp
Pindolol	VISKEN® cp
Propranolol	PROPRANOLOL® cp, gélules LP, KARNODYL® injectable
Sotalol	SOTALEX® cp
ANTIARYTHMIQUES – CLASSE III (AMIODARONE)	
Amiodarone	CORDARONE® cp, injectable
Dronédarone	MULTAQ® cp
ANTIARYTHMIQUES – CLASSE IV (INHIBITEURS CALCIQUES)	
Vérapamil	ISOPTINE® cp, gélules et injectable
Diltiazem	TILDIEM® injectable, BI-TILDIEM LP® cp, MONO TILDIEM LP® gél.
AUTRES ANTIARYTHMIQUES	
Adénosine	KRENOSIN® injectable
Triphosadénine	STRIADYNE® injectable

FICHE 60

ANTIANGOREUX

Lorsque les besoins du myocarde excèdent l'apport en oxygène, on observe un épisode ischémique qui se traduit par un angor stable (manifestation clinique de ce déséquilibre, survenant souvent à l'effort provoquant une ischémie transitoire), un syndrome coronarien aigu (SCA) avec (infarctus du myocarde à la phase aiguë) ou sans sus décalage du segment ST (angor instable lié à une souffrance myocardique liée à l'ischémie). Les antiangoreux sont destinés à diminuer la consommation et/ou à augmenter les apports en oxygène au niveau myocardique pour améliorer la circulation coronaire.

1 ASPECTS PHARMACODYNAMIQUES

- **Dérivés nitrés** : donneurs de monoxyde d'azote (NO) au niveau des cellules musculaires lisses. Le NO généré induit l'augmentation de GMPc et une diminution de Ca^{2+} libre intracellulaire et donc un relâchement des fibres musculaires lisses vasculaires. La vasodilatation veineuse induit une diminution de la pression intracardiaque. La vasodilatation coronarienne et la vasodilatation artériolaire périphérique entraînent une diminution des résistances vasculaires périphériques et donc de la postcharge cardiaque.

Donc, **les dérivés nitrés induisent une diminution de la consommation en oxygène** du myocarde, et **une augmentation des apports en oxygène** par redistribution du débit coronaire.

PARTIE 8

- **Molsidomine** : mécanisme vasodilatateur comparable à celui des dérivés nitrés.
- **Nicorandil** : ester du nicotinanide qui active l'ouverture des canaux K^{+} provoquant une hyperpolarisation des membranes cellulaires vasculaires, un relâchement (par augmentation du taux de GMPc) des muscles de la paroi artérielle et donc une vasodilatation artérielle.
- **Trimétazidine** : préserve, lors d'une hypoxie, le métabolisme énergétique de la cellule. Elle permet une consommation moindre en oxygène pendant l'ischémie.
- **Ivabradine** : réduit la fréquence cardiaque par inhibition sélective et spécifique de la dépolarisation diastolique spontanée au niveau du nœud sinusal.
- **Autres** : **β-bloquants** ou **inhibiteurs calciques** (traitement de fond des pathologies angineuses), **antiagrégants plaquettaires** (prévention secondaire de réduction des risques liés à l'angor).

2 INDICATIONS

- **Dérivés nitrés** :

- angor : traitement symptomatique de la crise angineuse (par voie sublinguale) ;
- syndrome coronarien aigu sans sus-décalage du segment ST (par voie IV) ;
- insuffisance cardiaque (insuffisance ventriculaire gauche).

Pour une action immédiate, ils sont administrés en spray buccal (effet en moins de 3 min.).

Pour un traitement chronique, ils sont administrés par dispositif transdermique (patch).

- **Molsidomine** : traitement préventif de la crise angineuse.
- **Nicorandil** : traitement de l'angor stable en seconde intention, en cas d'échec, de contre-indication ou d'intolérance aux β-bloquants et/ou antagonistes calciques.
- **Trimétazidine** : en association, dans le traitement de l'angor stable insuffisamment contrôlé, ou en cas d'intolérance aux antiangoreux de première intention.
- **Ivabradine** : traitement préventif de l'angor stable chronique lorsque le rythme sinusal impose une fréquence cardiaque $\geqslant$ 70/min.

Principaux effets indésirables

Antiangoreux	Manifestations/symptômes
Dérivés nitrés	Céphalées, bouffées de chaleur, hypotension orthostatique et vasodilatation cutanée avec rougeur. **Attention** : *phénomène de tolérance ou tachyphylaxie aux dérivés nitrés, avec diminution rapide des effets et échappement au long cours. Pour limiter ce risque, la prescription doit être discontinue (= fenêtres thérapeutiques de 8 à 12 h/jour).*
Molsidomine	Céphalées, hypotension orthostatique, troubles digestifs, vertiges et démangeaisons.
Nicorandil	Céphalées fréquentes mais transitoires en début de traitement, hypotension et/ou augmentation du rythme cardiaque en cas de fortes doses, risque d'ulcérations de la peau ou des muqueuses pouvant être grave et survenir plusieurs mois après le début de traitement.
Trimétazidine	Asthénie, vertiges et céphalées, troubles digestifs (douleurs abdominales, diarrhée, nausée et vomissement), atteintes cutanées (rash, prurit), syndrome parkinsonien.
Ivabradine	Céphalées et vertiges, bradycardie et extrasystoles ventriculaires, pression artérielle non contrôlée et troubles digestifs.

3 CONTRE-INDICATIONS ET INTERACTIONS MÉDICAMENTEUSES

Les dérivés nitrés sont contre-indiqués en cas d'allergie connue, d'état de choc et d'hypotension sévère, d'infarctus du myocarde récent et de cardiomyopathie obstructive.

L'association à d'autres antiangoreux est habituelle pour palier le phénomène d'échappement avec les dérivés nitrés.

FICHE 60

L'association des antiangoreux avec le **sildénafil** augmente le risque d'hypotension brutale (contre-indication). Les **antihypertenseurs**, les **thymoanaleptiques tricycliques**, les **anxiolytiques** et les **vasodilatateurs** majorent également ce risque.

Conseils pratiques

- **Dérivés nitrés** : **surveillance quotidienne de la pression artérielle** et recherche d'une hypotension orthostatique dans les premiers jours de traitement.
- **Chez les patients âgés, attention aux effets de l'hypotension orthostatique** (risque de chute au lever, vertiges).
- **Doses progressives** (avertir du changement possible de la posologie) pour minimiser les effets indésirables.
- **Nicorandil** : apparition inexpliquée d'une **lésion sur la peau ou une muqueuse ou d'une conjonctivite** nécessite l'arrêt du traitement et un avis médical rapide.
- **Ivabradine** : **surveiller la fréquence cardiaque** : en cas de ralentissement important du cœur (moins de 50/min), de survenue de palpitations, de sensation de pouls irrégulier, d'essoufflement, d'étourdissement, prévenir le prescripteur.

PARTIE 8

Principaux antiangoreux

Dénomination commune internationale	Nom de spécialité et forme galénique
DERIVÉS NITRÉS	
Trinitrine	**Action immediate** : NATISPRAY® sol. pulv. buccale **Action prolongée** : DISCOTRINE® disp transderm, EPINITRIL® disp transderm, NITRIDERM TTS® disp transderm, NITRONAL® injectable, TRINIPATCH® disp transderm
Isosorbide dinitrate	**Action immediate** : ISOCARD® sol. sublinguale **Action prolongée** : RISORDAN® injectable
AUTRES ANTIANGOREUX	
Molsidomine	CORVASAL® cp
Nicorandil	IKOREL® cp
Trimétazidine	VASTAREL® cp
Ivabradine	PROCORALAN® cp
β-BLOQUANTS (cf. mémo)	
INHIBITEURS CALCIQUES (cf. mémo)	
ANTIAGRÉGANTS PLAQUETTAIRES (cf. mémo)	

FICHE 61

ANTIAGRÉGANTS PLAQUETTAIRES

Les antiagrégants plaquettaires sont des antithrombotiques intervenant au cours de l'hémostase primaire. Ils agissent sur les plaquettes en neutralisant leurs capacités d'agrégation.

1 ASPECTS PHARMACODYNAMIQUES

L'agrégation plaquettaire correspond au regroupement des plaquettes (ou thrombocytes). L'agrégation peut se produire en réponse à de nombreuses substances (l'ADP, les protéines de type fibrinogène, thrombine et collagène, des activités enzymatiques de type cyclooxygénase et AMPc phosphodiestérase). L'agrégation plaquettaire est une étape majeure dans le processus de formation du caillot pour stopper un saignement.

- L'**acide acétylsalicylique** inhibe irréversiblement la cyclooxygénase plaquettaire (COX-1).
- Le **clopidogrel**, la **ticlopidine**, le **prasugrel**, le **cangrélor** et le **ticagrélor** inhibent *in vivo* le récepteur plaquettaire ou la voie de signalisation de l'ADP.
- Le **dipyridamole** inhibe l'AMPc phosphodiestérase plaquettaire et concourt à l'augmentation du taux l'AMPc plaquettaire.
- Les **antagonistes du récepteur GPIIb/IIIa** du fibrinogène (eptifibatide, tirofiban) inhibent l'adhésion à l'endothélium et l'agrégation plaquettaire.

PARTIE 8

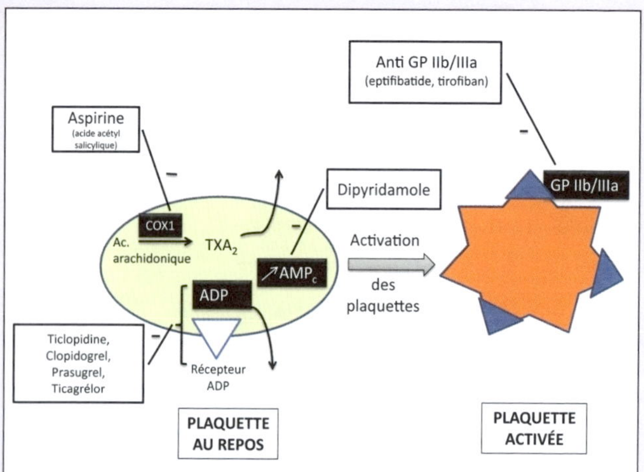

Cibles des antiagrégants plaquettaires

2 INDICATIONS

Les antiagrégants plaquettaires sont indiqués dans la prévention des complications thrombotiques de l'athérosclérose :

- **prévention secondaire après un infarctus du myocarde** (prévention des récidives d'infarctus),
- **prévention des accidents ischémiques cérébraux** en cas de lésions des vaisseaux cérébraux.

Les formes injectables sont indiquées dans les syndromes coronariens aigus et/ou à la phase aiguë de l'infarctus du myocarde (associations avec l'acide acétylsalicylique et/ou l'héparine).

Dans le cadre de l'athérosclérose, le traitement antiagrégant plaquettaire doit être maintenu sauf en cas de survenue de contre-indications.

Effets indésirables

Type de manifestions et symptômes
COMMUNS
Risque hémorragique accru
ASPIRINE, CLOPIDOGREL, PRASUGREL
Troubles digestifs : gastrites, ulcères
Effets neurologiques : céphalées et vertiges
TICLOPIDINE
Effets digestifs et hépatiques
Effets hématologiques : anémies, agranulocytoses, thrombopénies, risque d'aplasie médullaire
CANGRÉLOR, TICAGRÉLOR
Troubles respiratoires : dyspnée
DIPYRIDAMOLE
Troubles digestifs : nausées, vomissements
Effets neurologiques : maux de tête, vertiges
ANTI-RÉCEPTEURS GPIIB/IIIA
Risque de thrombopénie sévère

3 CONTRE-INDICATIONS ET INTERACTIONS MÉDICAMENTEUSES

- Les antiagrégants plaquettaires sont **contre-indiqués** en cas d'**allergie**, de **lésions organiques susceptibles ou en train de saigner** et **chez les patients ayant un risque hémorragique accru**.
- L'**acide acétylsalicylique** est contre-indiqué en cas d'ulcère gastroduodénal en évolution, d'hypersensibilité aux salicylés.
- La **ticlopidine** est déconseillée chez les individus qui présentent des coagulopathies et des antécédents de manifestations allergiques à la ticlopidine.
- Le **prasugrel** et le **ticagrélor** sont contre-indiqués en cas d'antécédent d'accident vasculaire cérébral et chez les patients de plus de 75 ans, et en cas d'insuffisance hépatique sévère.
- Le **ticagrélor** est contre-indiqué lors de l'administration concomitante avec des puissants inhibiteurs du CYP3A4 (kétoconazole, clarithromycine, inhibiteurs de protéase).

En raison du risque de thrombopénie, les effets des **inhibiteurs du récepteur GpIIb-IIIa** doivent être surveillés par la numération plaquettaire 4 à 6 h après l'initiation du traitement, puis de façon quotidienne jusqu'à l'arrêt du traitement.

L'association du **clopidogrel** avec les **inhibiteurs de la pompe à protons** doit être évitée (diminution de l'efficacité du clopidogrel).

Des précautions doivent être accrues en cas d'association de médicaments de l'hémostase.

Conseils pratiques

- Apparition des signes cliniques liés au risque hémorragique.
- Arrêt même temporaire du traitement exposant à un risque accru d'événement vasculaire.
- Recherche des situations de contre-indications chez les patients âgés : ulcération gastro-intestinale, antécédent d'hémorragie intracrânienne.
- En cas d'intervention chirurgicale, de ponction ou de biopsie programmées, penser à avertir le médecin pour pouvoir arrêter ou non l'antiagrégant plaquettaire avant l'intervention.

FICHE 61

Principaux antiagrégants plaquettaires

Dénomination commune internationale	Nom de spécialité et forme galénique
INHIBITEURS DE COX-1	
Acide acétylsalicylique	ASPIRINE PROTECT® cp
Acétylsalicylate de lysine	ASPEGIC® sachet KARDEGIC® sol. buv., injectable RESITUNE® cp
Flurbiprofène	CEBUTID® cp
INHIBITEURS DE LA VOIE DE L'ADP	
Ticlopidine	TICLOPIDINE® cp
Clopidogrel	PLAVIX® cp
Clopidogrel + Acide acétylsalicylique	DUOPLAVIN® cp
Prasugrel	EFIENT® cp
Cangrélor	KENGREXAL® injectable
Ticagrélor	BRILIQUE® cp
ANTAGONISTES DE LA GLYCOPROTÉINE IIa/IIIa	
Tirofiban	AGRASTAT® injectable
Eptifibatide	EPTIFIBATIDE® injectable
INHIBITEURS DE L'AMPc PHOSPHODIESTÉRASE	
Dipyridamole	PERSANTINE® cp

PARTIE 8

FICHE 62

ANTICOAGULANTS : ANTIVITAMINES K

Les antivitamines K (AVK) sont des médicaments antithrombotiques. Ils agissent au niveau des facteurs protéiques de la coagulation qui nécessitent la vitamine K pour leur activation.

1 ASPECTS PHARMACODYNAMIQUES

Les **antivitamines K (AVK)** sont des médicaments **antagonistes de la vitamine K**. Ces analogues structuraux de la vitamine K **inhibent l'époxyde réductase**, enzyme hépatique impliquée dans la régénération de la vitamine K sous forme réduite. Les **facteurs de la coagulation**, dépendant pour leur fonctionnalité de la vitamine K réduite, **sont alors non activables**.

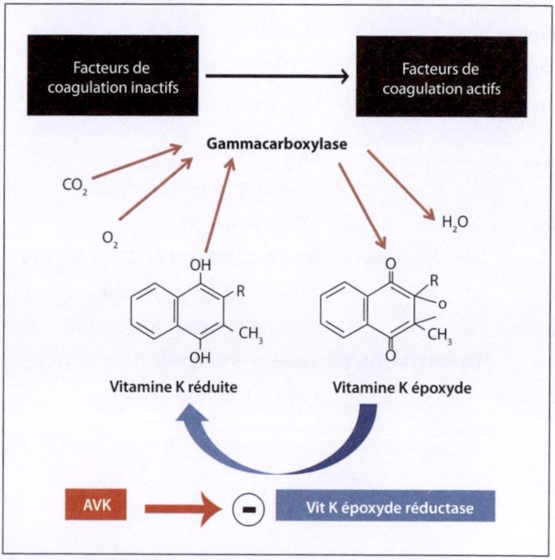

Mécanisme d'action de la vitamine K et de ses antagonistes

2 INDICATIONS

- **Prévention de la formation** ou de l'**extension d'une thrombose ou d'une embolie** lors de **cardiopathies emboligènes**, d'infarctus du myocarde, de **maladies thromboemboliques veineuses**.
- **Prévention de thromboses sur cathéter**.

Effets indésirables

- Risques de saignement et d'hémorragie grave (surveillance de l'INR).
- Troubles digestifs, éruptions cutanées, alopécie, nécroses cutanées, agranulocytose.

3 CONTRE-INDICATIONS ET INTERACTIONS MÉDICAMENTEUSES

- **Contre-indications** des AVK : troubles graves de l'hémostase, insuffisance hépatique ou rénale grave, hypersensibilité connue à l'AVK ou à un de ses excipients (gluten par exemple), existence d'un ulcère gastroduodénal en poussée, lésions susceptibles de saigner, hypertension artérielle maligne, antécédent d'accident vasculaire cérébral, grossesse (sauf si l'héparine ne peut être utilisée).
- **Associations** d'un AVK contre-indiquées avec l'acide acétylsalicylique, la carbamazépine et le millepertuis : déplacement possible des AVK de leur site de fixation ou modification de leur métabolisme (CYP450).

Conseils pratiques

- Prise du traitement sans oubli, tous les jours à la même heure.
- Posologie à adapter et à contrôler régulièrement en fonction des tests biologiques de coagulation (dépend de la molécule d'AVK, de la sensibilité du patient et de son âge).
- Surveillance clinique : dépistage des effets indésirables sur la coagulation, notamment les hémorragies.
- Surveillance biologique : efficacité contrôlée par la mesure du Taux de Prothrombine (TP) = temps de Quick (TQ), et de l'évaluation de l'INR (*International Normalized Ratio).*
- Mise en garde sur l'alimentation :
  - l'irrégularité des apports alimentaires en vitamine K est une cause d'instabilité de l'INR (aliments riches en vitamine K : chou, brocoli, épinard, laitue) ;
  - le pamplemousse, et des compléments alimentaires à base d'acide oméga-3 issus d'huile de poisson ou de glucosamine, exposent à des surdoses d'antivitamine K et aux hémorragies.
- Phytothérapie à base de millepertuis : à éviter en raison de la réduction de l'effet des antivitamines K et augmentation du risque de thrombose.

Principaux antivitamines K

Dénomination commune internationale	Nom de spécialité et forme galénique
Acénocoumarol	SINTRON® cp, MINISINTRON® cp
Warfarine	COUMADINE® cp
Fluindione	PREVISCAN® cp

ANTICOAGULANTS : HÉPARINES HNF

FICHE 63

L'héparine est une molécule de type glycosaminoglycane, présente dans de nombreux tissus dont le foie. Les héparines non fractionnées (HNF) sont des antithrombotiques renfermant des molécules d'héparine de longueurs variables (PM : 3 000 à 30 000 Da).

1 ASPECTS PHARMACODYNAMIQUES

Toutes les héparines activent l'**antithrombine III (ATIII)**, protéine qui inhibe presque toutes les protéases à effet procoagulant. Elles inhibent indirectement deux facteurs de la coagulation : **thrombine (IIa)** et **facteur Xa**.

L'action de l'héparine HNF, ou standard, nécessite une « séquence pentasaccharidique » qui établit une liaison à l'ATIII. La fraction non liée à l'ATIII n'a pas d'action anticoagulante, mais elle est indispensable pour inhiber indirectement l'action de la thrombine (IIa) : l'héparine lie l'ATIII par la séquence pentasaccharidique à haute affinité, et la thrombine par l'autre fraction. Par contre, l'inhibition du facteur Xa ne requiert que la liaison de l'héparine à l'ATIII par l'intermédiaire de la séquence pentasaccharidique.

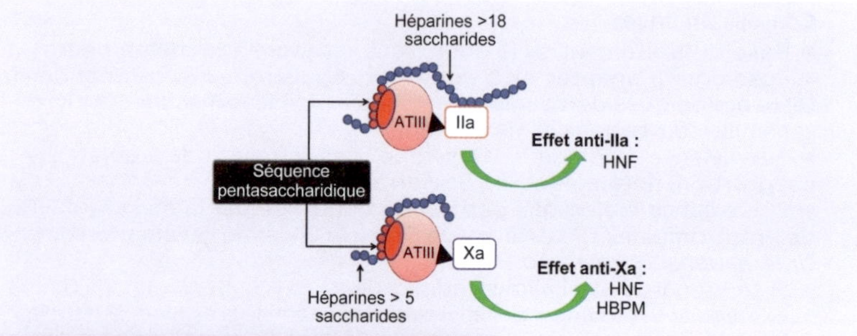

Mécanisme d'action des différentes héparines

PARTIE 8

2 INDICATIONS

- **Traitement curatif de la maladie thromboembolique veineuse** à la phase aiguë, de l'oblitération artérielle aiguë par embolie, l'infarctus du myocarde à la phase aiguë (héparine sodique).
- **Traitement préventif de la maladie thromboembolique veineuse et des thromboses artérielles**.
- **Héparine sodique** : utilisée **par voie IV stricte** pour obtenir une anticoagulation stable et régulière sur 24 heures (pas d'effets en « dents de scie »). Elle agit très rapidement (15 minutes) et son action se prolonge de 2 heures à 4 heures.

- **Héparine calcique** : administrée par **voie sous-cutanée** (injections d'héparines calciques effectuées à la même heure). Elle agit en 1 à 2 heures et dure 12 heures. L'héparinémie doit être prélevée entre 2 injections (une injection toutes les 8 heures).

Principaux effets indésirables

- **Hémorragies**, **thrombopénie induite par l'héparine** (TIH),
- **Intolérance cutanée** avec réaction allergique au point d'injection,
- **Ostéoporose** (en cas d'utilisation prolongée chez la femme enceinte).

3 CONTRE-INDICATIONS ET INTERACTIONS MÉDICAMENTEUSES

La voie intramusculaire est contre-indiquée.

- **Contre-indications absolues** : hypersensibilité à l'héparine, antécédents de thrombopénie (type II) grave, neurochirurgie récente, maladies hémorragiques, hypertension artérielle maligne, lésions organiques susceptibles de saigner.
- **Contre-indications relatives** : accidents vasculaires cérébraux récents, hypertension artérielle non contrôlée, insuffisance hépatique et/ou rénale sévère, ulcère gastroduodénal évolutif, impossibilité de surveillance clinique et/ou biologique.

Ne pas associer ces médicaments à l'aspirine et aux AINS sans avis médical.

Conseils pratiques

- Bilan biologique initial : numération des plaquettes, taux de prothrombine (TP), temps de céphaline activée (TCA), clairance de la créatinine et suivi biologique.
- Surveillance clinique permet d'évaluer le **risque hémorragique** : apparition de signes d'alerte (gingivorragie, hématurie, épistaxis).
- **Bonne observance des horaires** pour l'administration de l'héparine calcique.
- Information sur les risques d'automédication avec l'aspirine ou les AINS.
- En cas d'accident hémorragique : neutraliser instantanément l'action anticoagulante de l'héparine à l'aide d'une injection de **sulfate de protamine**.

Principales héparines HNF

Dénomination commune internationale	Nom de spécialité et forme galénique
Héparine sodique	HEPARINE CHOAY® injectable (25 000 UI/5 mL, 5 000 UI/mL), HEPARINE PANPHARMA® injectable (5000 UI/mL)
Héparine calcique	CALCIPARINE® injectable (12 500 UI/0,5 mL, 20 000 UI/0,8 mL, 25 000 UI/1 mL, 5 000 UI/0,2 mL, 7 500 UI/0,3 mL)

FICHE 64

ANTICOAGULANTS : HÉPARINES HBPM ET APPARENTÉS

Les héparines à bas poids moléculaire (HBPM) sont des antithrombotiques obtenus par dépolymérisation chimique ou enzymatique des HNF (PM = 1/3 PM des HNF). Elles ont été développées pour diminuer le risque hémorragique lié à l'utilisation des HNF.
Un héparinoïde est constitué d'un mélange de glycosaminoglycanes sulfatés de bas poids moléculaire et renferme du sulfate d'héparane, du sulfate de dermatane et une faible quantité de sulfate de chondroïtine.

1 ASPECTS PHARMACODYNAMIQUES

- Les **HBPM** agissent préférentiellement sur le **facteur Xa** (activité anti-Xa), après liaison avec l'antithrombine III grâce à la séquence pentasaccharidique de haute affinité. Le **ratio d'inhibition anti-Xa/anti-IIa** est compris en moyenne entre 2 et 4.
- Le seul **héparinoïde** commercialisé est le **danaparoïde sodique**. Il se rapproche des HPBM par son PM (5 500 Da) et par l'activation de l'antithrombine III. Comme les HBPM, il inhibe préférentiellement l'**activité Xa** sans action sur la thrombine (IIa).

PARTIE 8

2 INDICATIONS

Par voie SC avec des dosages en **UI activité anti-Xa/mL** :

- **HBPM** : **traitement prophylactique de référence des thromboses veineuses** profondes. Très utilisées en relais de l'héparine à la place de l'héparine calcique.
- **Danaparoïde sodique** : **prophylaxie dans la maladie thromboembolique** en chirurgie oncologique et orthopédique, **manifestations thromboemboliques chez les patients atteints de thrombopénie induite par l'héparine** (TIH) de type II aiguë sans complications thromboemboliques. Dans certains cas, il est indiqué en traitement curatif.

Principaux effets indésirables

Anticoagulants	Manifestations/symptômes
HBPM	Signes d'hémorragies (hématomes) au point d'injection, risque faible de thrombopénie induite par héparine (TIH)
Danaparoïde	Majoration des saignements ou des hématomes au niveau du site opératoire, manifestations cutanées et réactions d'hypersensibilité locale ou générale

3 CONTRE-INDICATIONS ET INTERACTIONS MÉDICAMENTEUSES

- **HBPM** : mêmes contre-indications que celles des héparines en général.
- **Danaparoïde** : hypersensibilité au médicament, affection hémorragique grave, accident vasculaire cérébral hémorragique à la phase aiguë, situation hémorragique non contrôlable, hypertension artérielle sévère, avec notamment rétinopathie grave.
- Ne pas associer ces médicaments à l'aspirine et aux AINS sans avis médical.

Conseils pratiques

- Surveillance biologique initiale : numération des plaquettes, taux de prothrombine (TP), TCA (temps de céphaline activée) et clairance de la créatinine.
- Surveillance biologique : **héparinémie** (mesure de l'activité anti-Xa), **numération des plaquettes** (sous **danaparoïde** : mesure de l'activité anti-Xa non systématique, envisagée pour certaines situations : cachexie, surpoids, insuffisance rénale ou risque hémorragique).
- Information sur les risques d'automédication avec l'aspirine ou les AINS.
- Apparition de signes d'alerte : gingivorragie, hématurie, épistaxis.
- Bonne observance des horaires pour l'administration de l'héparine calcique.
- Information sur les risques d'automédication avec l'aspirine ou les AINS.

Principales héparines HBPM et apparentés

Dénomination commune internationale	Nom de spécialité et forme galénique
HÉPARINES À BAS POIDS MOLÉCULAIRE (HBPM)	
Énoxaparine	LOVENOX® injectable, INHIXA® injectable
Nadroparine	FRAXIPARINE® injectable FRAXODI® injectable
Daltéparine	FRAGMINE® injectable
Tinzaparine	INNOHEP® injectable
HÉPARINOÏDE	
Danaparoïde sodique	ORGARAN® injectable

AUTRES MÉDICAMENTS ANTICOAGULANTS

FICHE 65

Les autres anticoagulants sont des inhibiteurs directs de la thrombine (IIa) et des inhibiteurs du facteur Xa (souvent appelés « nouveaux anticoagulants oraux ou NACO »). Ce sont également l'antithrombine III et la protéine C.

1 ASPECTS PHARMACODYNAMIQUES

- **Inhibiteurs directs de la thrombine** (DTI) : soit un polypeptide analogue de l'hirudine, soit produit de synthèse non peptidique.

– **Bivalirudine** : analogue recombinant de l'hirudine (polypeptide) qui inhibe directement la thrombine (anti-IIa) du caillot avec disparition totale de son activité thrombogène.

– **Dabigatran etexilate** : prodrogue, après absorption digestive, converti en dabigatran, inhibiteur direct non peptidique de la thrombine (anti-IIa).

– **Argatroban** : dérivé synthétique de la L-arginine. Effet anticoagulant indépendant de l'antithrombine. Inhibe la formation de fibrine, l'activation des facteurs V, VIII et XIII, de la protéine C et l'agrégation plaquettaire.

- **Inhibiteurs du Xa** : préviennent la formation de thrombine :

– **Rivaroxaban** et **apixaban** : deux inhibiteurs directs du facteur Xa.

PARTIE 8

– **Fondaparinux sodique** : pentasaccharide synthétique qui se lie à l'antithrombine III. La liaison ATIII-fondaparinux augmente l'affinité de l'antithrombine pour le facteur Xa (x300). L'inhibition du facteur Xa inhibe la formation de thrombine.

- **Antithrombine III** : antithrombine humaine d'origine plasmatique (protéine synthétisée par le foie, cofacteur de l'héparine), inhibiteur naturel des sérine-protéases qui agit principalement sur la thrombine et le facteur X activé, ainsi que sur les formes activées des facteurs IX, XI et XII. Cette réaction est catalysée par l'héparine. Le taux normal de l'antithrombine est compris entre 80 et 120 % chez l'adulte.

- **Protéine C** (à base de protéine C humaine) : stimule l'inactivation protéolytique des facteurs Va et Villa, si activée par la thrombine et associée à son cofacteur, la protéine S.

2 INDICATIONS

– **Bivalirudine** : traitement (voie IV en bolus) des patients atteints d'un syndrome coronarien aigu (angor instable, infarctus du myocarde sans sus-décalage du segment ST). Elle doit être administrée avec de l'aspirine et du clopidogrel.

– **Dabigatran**, **rivaroxaban**, **apixaban** et **edoxaban** : prévention (voie orale) des troubles thromboemboliques veineux après arthroplastie de la hanche ou du genou, des accidents vasculaires cérébraux (AVC) et de la formation de caillots.

- **Argatroban** : anticoagulation (voie parentérale) chez des adultes ayant une thrombopénie induite par l'héparine (TIH) de type II (traitement initié par un médecin spécialisé).
- **Fondaparinux** : prévention (voie SC) des thromboses veineuses profondes (TVP) aiguës et traitement de l'infarctus du myocarde avec sus décalage du segment ST (IDM ST+), traitement de l'angor instable ou de l'infarctus du myocarde sans sus décalage du segment ST (AI/IDM ST-), prévention des événements thromboemboliques veineux, traitement de la thrombose veineuse superficielle spontanée aiguë symptomatique des membres inférieurs.
- **Antithrombine III** : déficits en antithrombine constitutionnels ou acquis sévères (< 60 %).
- **Protéine C** : déficits constitutionnels sévères en protéine C, prévention de la thrombose lors d'interventions chirurgicales et de césariennes, en cas d'inefficacité ou de contre-indication du traitement héparine/antivitamine K.

Principaux effets indésirables

Anticoagulants	Manifestations/symptômes
Dabigatran	Hémorragies, anémie et anomalies de la NFS, troubles digestifs (diarrhée, nausées…), réaction allergique
Argatroban	Nausées, hémorragies, thrombopénie, anémie
Rivaroxaban Apixaban	Saignement, anémie, nausées, élévation des transaminases
Fondaparinux	Risque de saignements et d'anémie
Inhibiteurs du Xa (NACO)	Complications hémorragiques, parfois graves

Attention pour les NACO

L'absence d'antidote et de données validées concernant la surveillance biologique est préoccupante en cas de surdosage ou de nécessité d'un geste chirurgical en urgence.
Ils seront donc prescrits en seconde intention.

3 CONTRE-INDICATIONS ET INTERACTIONS MÉDICAMENTEUSES

Bivalirudine : contre-indiquée chez les patients présentant une insuffisance rénale sévère (TFG < 30 ml/min) ainsi que chez les patients sous dialyse.

NACO : contre-indiqués si :

- saignements actifs cliniquement significatifs ;
- troubles de l'hémostase ou lésions organiques susceptibles de saigner ;
- atteinte hépatique associée à une coagulopathie et une atteinte rénale grave ;
- traitement concomitant avec d'autres agents anticoagulants (HNF, HBPM, dabigatran et AVK).
- femmes enceintes et allaitement.

Conseils pratiques (*voir Mémo « HBPM »*)

- Attention aux surdosages et risque hémorragique : pas d'antidote pour les NACO.
- Nécessité d'une prise régulière des traitements par voie orale, en raison de la sensibilité particulière de ces anticoagulants à l'oubli d'une prise.

Principaux médicaments

Dénomination commune internationale	Nom de spécialité et forme galénique
INHIBITEURS DIRECTS DE LA THROMBINE (DTI)	
Bivalirudine	BIVALIRUDINE® injectable
Dabigatran etexilate	PRADAXA® gélules
Argatroban	ARGANOVA® injectable
INHIBITEURS DU FACTEUR Xa	
Apixaban	ELIQUIS® cp
Edoxaban	LIXIANA® cp (non commercialisé en France)
Rivaroxaban	XARELTO® cp
AUTRES ANTITHROMBOTIQUES	
Fondaparinux	ARIXTRA® injectable
Défibrotide	DEFITELIO® injectable
Antithrombine III	ACLOTINE® injectable, ATENATIV® injectable
Protéine C	PROTEXEL® injectable, CEPROTIN® injectable
Caplacizumab	CABLIVI® injectable

FIBRINOLYTIQUES

Les fibrinolytiques ou thrombolytiques sont des enzymes qui accélèrent la dissolution des caillots intravasculaires. Ils sont classés en fibrinolytiques de 1re génération non spécifiques de la fibrine (urokinase), de 2e génération (altéplase) et de 3e génération (ténectéplase) fibrino-spécifiques.

1 ASPECTS PHARMACODYNAMIQUES

Les **fibrinolytiques** favorisent la **plasminogénolyse** ou transformation du plasminogène inactif en plasmine active. La plasmine hydrolyse les caillots de fibrine. Les produits de dégradation de la fibrine (PDF) ont une action anticoagulante (anti-IIa) et antiagrégante plaquettaire.

La plasmine hydrolyse également le fibrinogène et les facteurs de la coagulation V et VIII.

- **Urokinase** : sérine-protéase isolée des cellules embryonnaires humaines, active directement la transformation du plasminogène circulant en plasmine.
- **Altéplase** (rt-PA) et **ténectéplase** : protéines recombinantes identiques au t-PA, favorisent la transformation du plasminogène en plasmine.

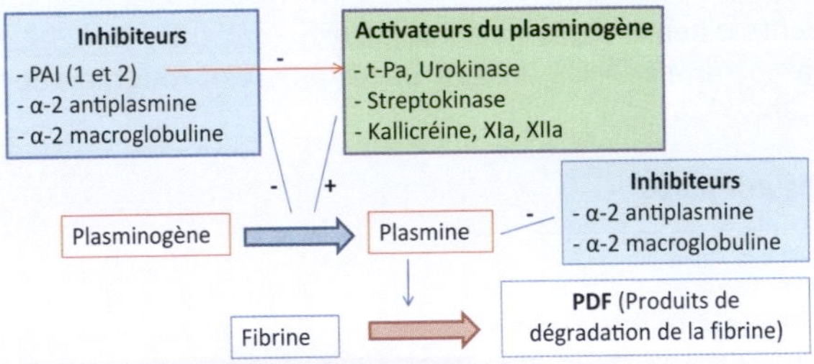

Schéma de la fibrinolyse et de sa régulation

2 INDICATIONS

- Traitement thrombolytique à la phase aiguë de l'infarctus du myocarde, et après l'embolie pulmonaire.
- Traitement thrombolytique des suspicions d'infarctus du myocarde avec présence d'une élévation persistante du segment ST.
- Traitement des thromboses veineuses profondes et certains accidents vasculaires cérébraux ischémiques aigus.
- Restauration de la perméabilité de cathéters veineux en cas d'obstruction liée à un thrombus en formation ou récemment formé.

Principaux effets indésirables

- Risque majeur des traitements thrombolytiques : **hémorragie** (hémorragies intracrâniennes en particulier).
- Manifestations allergiques et chocs sont possibles (streptokinase).
- Troubles cardiaques également observés (angor, ischémie, hypotension, arythmies).

Remarque : Lorsque l'activité fibrinolytique est trop importante, elle peut provoquer des hémorragies par destruction des caillots hémostatiques et de la fibrinogénolyse. Pour contrer l'action fibrinolytique, on administre l'**acide tranexamique** (EXACYL® *per os* ou injectable). Il se fixe réversiblement au plasminogène auquel il reste fixé même après la transformation du plasminogène en plasmine. La plasmine associée à l'acide tranexamique est alors inactive et la fibrinolyse est stoppée.

3 CONTRE-INDICATIONS ET INTERACTIONS MÉDICAMENTEUSES

Il ne faut pas pratiquer d'injection IM ou intra-artérielles pendant le traitement.

Les fibrinolytiques sont contre-indiqués lorsqu'il existe un risque hémorragique élevé (anticoagulants oraux, ulcères digestifs non cicatrisés, antécédents d'hémorragie intracrânienne).

Ne pas associer aux AINS, à l'aspirine et aux AVK (augmentation du risque hémorragique).

Conseils pratiques

- Éviter l'automédication (aspirine et AINS).

Principaux fibrinolytiques

Dénomination commune internationale	Nom de spécialité et forme galénique
FIBRINOLYTIQUES NON SPÉCIFIQUES DE LA FIBRINE	
Urokinase	ACTOSOLV® injectable, THERASOLV® injectable
FIBRINOLYTIQUES SPÉCIFIQUES DE LA FIBRINE	
Altéplase	ACTILYSE® injectable
Ténectéplase	METALYSE® injectable

FICHE 67

VASODILATATEURS ET ANTI-ISCHÉMIQUES

Les vasodilatateurs sont destinés à relâcher les fibres musculaires lisses ou à s'opposer aux substances vasoconstrictrices. Ils servent à traiter, souvent en association, une ischémie (diminution de l'apport sanguin au niveau des tissus) pour permettre un apport adapté en dioxygène.

1 ASPECTS PHARMACODYNAMIQUES

Le **naftidrofuryl** possède une activité 5 HT2 bloquante et s'oppose aux effets proagrégants plaquettaires de la sérotonine.

L'**iloprost** est un analogue de la prostacycline qui inhibe l'agrégation plaquettaire, l'adhésion et la sécrétion plaquettaires et qui provoque la dilatation des artérioles et des veinules.

Les **antagonistes du calcium** (nifédipine et nimodipine) inhibent sélectivement l'entrée des ions calcium au niveau des canaux voltage-dépendants (essentiellement sur le muscle lisse vasculaire) et diminuent le tonus vasculaire artériel, entraînant une **vasodilatation** périphérique et coronaire.

Les **alpha-bloquants** (moxisylyte et prazozine) produisent un **effet vasodilatateur** par blocage des récepteurs α1-post-synaptiques au niveau de vaisseaux.

Le **bosentan** est un antagoniste mixte des récepteurs de l'endothéline (ERA) qui diminue les résistances vasculaires pulmonaires et systémiques.

PARTIE 8

2 INDICATIONS

Les indications (prévention et/ou traitement) des **vasodilatateurs** sont les suivantes :

- **artériopathie chronique oblitérante des membres inférieurs** (AOMI), en particulier le traitement symptomatique de la **claudication intermittente**,
- **syndrome de Raynaud** (en particulier les alpha-bloquants et la nifédipine),
- **troubles sensoriels** (visuels, auditifs), vertiges et certains acouphènes.
- réduction des nouveaux ulcères digitaux chez les patients souffrant de **sclérodermie systémique** et d'**ulcères digitaux évolutifs** (bosentan).

Principaux effets indésirables

Principe actif	Symptômes
Effets communs	Hypotension orthostatique, vertiges, céphalées, troubles du rythme cardiaque (palpitation, arythmie), troubles digestifs, œdèmes et bouffées de chaleur
Naftidrofuryl Alpha-bloquants	Troubles digestifs : diarrhées, vomissements, douleurs épigastriques
Naftidrofuryl	Affections hépatobiliaires (atteinte hépatique grave, de type cytolytique aigu), rénales et urinaires (lithiase rénale oxalocalcique)
Bosentan	Céphalées, œdèmes, dysfonctionnements hépatiques et anémie
Inhibiteurs calciques	Céphalées et vertiges, œdèmes des membres inférieurs

3 CONTRE-INDICATIONS ET INTERACTIONS MÉDICAMENTEUSES

Les **vasodilatateurs** peuvent **augmenter le risque hémorragique** des anticoagulants.

Le **bosentan** est un inducteur des isoenzymes CYP2C9 et CYP3A4. Les concentrations plasmatiques des substances métabolisées par ces isoenzymes peuvent alors être diminuées en association au bosentan.

Les **inhibiteurs calciques** sont contre-indiqués en cas de troubles de la conduction ou d'insuffisance cardiaque et en cas d'hypotension artérielle. Ils ne doivent pas être associés aux antiarythmiques.

Les **alpha-bloquants** sont contre-indiqués en cas d'œdème pulmonaire et d'insuffisance cardiaque droite. L'association aux inhibiteurs calciques et au baclofène majore l'effet hypotenseur.

Principaux médicaments

Dénomination commune internationale	Nom de spécialité et forme galénique
Naftidrofuryl	NAFTILUX® gélules,
Iloprost	ILOMEDINE® injectable
Moxisylyte	CARLYTENE® cp
Prazozine	ALPRESS LP® cp

Suite du tableau

FICHE 67

Dénomination commune internationale	Nom de spécialité et forme galénique
Nifédipine	NIFEDIPINE LP® capsules
Nimodipine	NIMOTOP® cp, injectable
Bosentan	TRACLEER® cp

Conseils pratiques

- Surveillance de l'efficacité du traitement (diminution de la symptomatologie) et mesure de la pression artérielle et de la fréquence cardiaque (prévenir les effets indésirables).
- Mise en garde contre une hypotension orthostatique dans les premiers jours de traitement (alpha-bloquants).
- Attention particulière aux signes hémorragiques en cas de traitement anticoagulant associé.

PARTIE 8

FICHE 68

ANTIMIGRAINEUX

Les antimigraineux sont les médicaments destinés à traiter ou à prévenir les crises de migraine. Les crises de migraine sont caractérisées en général par un mal de tête intense accompagné de signes digestifs, annoncé par des troubles neurosensoriels (troubles de vision, engourdissement...). Les signes cliniques sont liés à une vasoconstriction suivie d'une vasodilatation.

1 ASPECTS PHARMACODYNAMIQUES

- Les **anti-inflammatoires non stéroïdiens** (AINS), le **paracétamol** et l'**aspirine** sont des analgésiques périphériques de palier I. L'aspirine peut être associée au **métoclopramide**, molécule antiémétique, pour **prévenir les nausées**. Ils **diminuent la douleur** liée à la crise de migraine.
- Les **alcaloïdes de l'ergot de seigle** (dihydroergotamine) présentent une affinité agoniste pour certains récepteurs sérotoninergiques. Cette activité entraîne un effet sur des éléments de la vascularisation crânienne et **prévient l'inflammation neurogène et la stimulation des récepteurs nociceptifs** qui en résulte. À fortes doses, ils sont antagonistes des récepteurs adrénergiques, sérotoninergiques et dopaminergiques.
- Les **triptans** sont des agonistes pour certains récepteurs sérotoninergiques ($5HT_1B/D$) qui engendrent une **vasoconstriction** au niveau des méninges et **préviennent la libération des substances algogènes**. Ils sont efficaces sur les symptômes (douleur, signes digestifs).
- Les **antisérotoninergiques** sont des antagonistes pour les récepteurs $5HT_2$ de la sérotonine. L'oxétorone possède en outre des propriétés antihistaminiques H_1, antagonistes de la dopamine, antalgiques et antiémétiques.
- Les **β-bloquants** (sans ASI) sont des antagonistes des récepteurs β-noradrénergiques.
- **Antagonistes du récepteur au peptide relié au gène calcitonine** : plus récemment, des anticorps monoclonaux dirigés contre le récepteur au *calcitonin gene-related peptide* (CGRP) ont fait preuve d'une certaine efficacité. En effet, des concentrations sanguines élevées de CGRP ont été associées aux crises de migraine.

2 PRINCIPALES INDICATIONS

Les **antimigraineux** sont destinés à interrompre les **crises de migraine** ou à en diminuer la fréquence, la durée et la sévérité. Ils sont scindés en deux groupes :

– Les **médicaments de la crise** : ce sont, en **première intention**, les AINS et autres antalgiques de palier I (aspirine, paracétamol), et en **deuxième intention**, les alcaloïdes de l'ergot de seigle puis les triptans.

- Les **médicaments de fond** : ce sont les β-bloquants (traitement de référence) et les antisérotoninergiques. Ils doivent être pris quotidiennement.

Le **topiramate** est un antiépileptique et la **flunarizine** est un inhibiteur calcique, utiles lorsque les autres thérapeutiques sont inefficaces.

Principaux effets indésirables

Triptans	Impression de tête vide, faiblesse, somnolence, sensations vertigineuses ou de fourmillements, bouche sèche, chaleur ou brûlures diffuses notamment au niveau de la poitrine et de la gorge.
Antisérotoninergiques	Effets : - anticholinergiques (effets atropiniques) : constipation, dysurie, élévation de la pression intra-oculaire, troubles de la mémoire. - antihistaminiques : sédation, prise de poids.
Dérivés de l'ergot de seigle	Effets indésirables cardiovasculaires (hypertension artérielle, ischémie myocardique), risque d'ergotisme aigu (ischémie des membres avec risque de nécrose) ou chronique (céphalées, signes de vasoconstriction et hypertension artérielle).

3 CONTRE-INDICATIONS ET INTERACTIONS MÉDICAMENTEUSES

- Les **triptans** sont contre-indiqués chez les patients avec antécédents cardiovasculaires (angor, infarctus du myocarde, AVC, troubles du rythme). Ils ne doivent pas être associés avec les **vasoconstricteurs de l'ergot de seigle**, les IMAO sélectifs ou non (thymoanaleptiques).
- Les **antisérotoninergiques** sont contre-indiqués chez des patients souffrant de glaucome par fermeture de l'angle ou d'adénome prostatique.
- Les **dérivés de l'ergot de seigle** sont contre-indiqués en cas de maladie artérielle oblitérante et d'hypertension artérielle, en cas d'insuffisance hépatique ou rénale sévère. Ils ne doivent pas être associés aux inhibiteurs enzymatiques (risque d'ergotisme avec nécrose des extrémités) (cf. Mémo « Inhibition et induction enzymatiques ») et aux triptans (risque d'hypertension artérielle et de vasoconstriction coronaire).

ANTIMIGRAINEUX

Principaux antimigraineux

Dénomination commune internationale	Nom de spécialité et forme galénique
TRAITEMENT DE LA CRISE	
Acide acétylsalicylique + Métoclopramide	MIGPRIV® sol. buv.
Paracétamol	CLARADOL® cp, DAFALGANHOP® cp, DAFALGAN® cp, gélules, pdre, sol. buv., suppos, DOLIPRANE® cp, gélules, sachet, susp. buv., suppos, DOLIPRANE TABS® cp, DOLIPRANEORODOZ® gélules, EFFERALGAN® cp, sachet, EFFERALGAN MED® cp, PANADOL® cp, PARALYOC® lyoph
Alcaloïdes de l'ergot de seigle	
Dihydroergotamine	DIERGOSPRAY® pulv. nasale
Ergotamine + caféine	GYNERGENE CAFEINE® cp
Anti-inflammatoires non stéroïdiens (AINS)	
Ibuprofène	ADVIL® cp, ADVILCAPS® capsules, ADVILMED® cp, IBUPRADOLL® cp, capsules, NUREFLEX® cp, NUROFEN® cp, NUROFENFLASH® cp, SPEDIFEN® cp, SPIFEN® cp, sachet
Kétoprofène	PROFEMIGR® cp
Agonistes sélectifs des récepteurs $5HT_1$ (triptans)	
Almotriptan	ALMOGRAN® cp
Elétriptan	RELPAX® cp
Frovatriptan	TIGREAT® cp
Naratriptan	NARAMIG® cp
Rizatriptan	MAXALT® cp, MAXALTLYO® lyoph. oral
Sumatriptan	IMIGRANE® cp, pulv. nasale, injectable, IMIJECT® injectable
Zolmitriptan	ZOMIG® cp, ZOMIGORO® cp
Antagonistes des récepteurs du CGRP	
Erénumab	AIMOVIG® injectable
Eptinezumab	VYEPTI® injectable
Frémanézumab	AJOVY® injectable
Galcanézumab	EMGALITY® injectable

Suite du tableau

Dénomination commune internationale	Nom de spécialité et forme galénique
TRAITEMENT DE FOND	
Toxine botulique	BOTOX® injectable
Topiramate	EPITOMAX® cp, gélules
Antisérotoninergiques	
Oxétorone	NOCERTONE® cp
Pizotifène	SANMIGRAN® cp
β-bloquants	
Métoprolol	LOPRESSOR LP® cp, SELOKEN LP® cp
Propranolol	PROPRANOLOL® cp, gélules LP

Conseils pratiques

- Les **règles hygiéno-diététiques** sont importantes (pas de prise d'alcool ni de tabac, techniques de relaxation recommandées, aliments riches en tyramine comme les fromages ou le chocolat à éviter) pour diminuer le plus possible les crises.
- Le **traitement de la crise** passe, outre les médicaments, par le repos silencieux dans l'obscurité.
- Ne pas poursuivre le **traitement de la crise** en dehors de la crise.
- Commencer le traitement **le plus tôt possible** en cas de crise.
- En cas de **traitement de fond**, insister sur le caractère quotidien et prolongé du traitement. Ne pas interrompre le traitement brutalement sans avis médical (risque de rebond avec les β-bloquants).
- L'effet des **antisérotoninergiques** se manifeste de façon retardée par rapport au début du traitement. La poursuite du traitement est liée à une réévaluation au bout de 6 mois.

Information ANSM (juin 2022) : le Topiramate présente un risque de troubles neurodéveloppementaux (risque de survenue de troubles du spectre autistique, et risque de déficience intellectuelle) chez les enfants exposés *in utero*.

FICHE 69

BRONCHODILATATEURS ET ANTIASTHMATIQUES

L'asthme est une pathologie respiratoire associant une hyperréactivité bronchique à une inflammation chronique des voies aériennes. La contraction des bronches s'accompagne d'une toux et de sifflements. Les traitements médicamenteux font appel aux bronchodilatateurs anticholinergiques, aux bêta-2 stimulants et aux glucocorticoïdes inhalés.

1 ASPECTS PHARMACODYNAMIQUES

- Les **bêta-2 stimulants** ont une action sympathomimétique sur les récepteurs β-2 des muscles lisses bronchiques. L'effet bronchodilatateur est variable dans son délai d'apparition et dans sa durée en fonction des substances utilisées.
- Les **bronchodilatateurs anticholinergiques** ont une action parasympatholytique sur les muscles lisses bronchiques. L'effet bronchodilatateur, en inhalation, concerne surtout les grosses bronches proximales, plus retardé et plus prolongé que celui des produits bêta-2 stimulants. Ils sont donc parfois associés utilement.
- Les **glucocorticoïdes** inhalés sont de puissants anti-inflammatoires (*voir Mémo « Glucocorticoïdes »*).
- La **théophilline** et ses dérivés sont anti-inflammatoires, par inhibition des phospodiestérases, et bronchodilatateurs.
- Les **antileucotriènes** (**montélukast**) sont des antagonistes des récepteurs aux leucotriènes. Ils sont anti-inflammatoires et inhibiteurs de la bronchoconstriction.
- Les **anti-IgE** (**omalizumab**) sont des anticorps monoclonaux. Ils se fixent sur les IgE, prévenant ainsi la dégranulation des mastocytes lors d'une exposition aux allergènes.
- L'**anti IL-5** (**mépolizumab**) est un anticorps monoclonal humanisé qui cible l'interleukine-5 (IL-5) humaine a. Il inhibe l'activité biologique de l'IL-5 en bloquant la liaison de l'IL-5 à la chaîne alpha du complexe récepteur de l'IL-5 exprimé sur la surface cellulaire des éosinophiles. Il réduit la production et la durée de vie des éosinophiles.

2 INDICATIONS

Les **bronchodilatateurs anticholinergiques** sont indiqués dans le traitement symptomatique de la crise d'asthme, en complément d'un **bêta-2 stimulant de courte durée d'action**, le traitement symptomatique continu du bronchospasme, réversible au cours de broncho-pneumopathie chronique obstructive.

Les **glucocorticoïdes** inhalés constituent le traitement anti-inflammatoire de référence pour le traitement de fond de l'asthme. Ils sont prescrits seuls ou en association avec les **bêta-2 stimulants de longue durée d'action**.

Les **autres classes médicamenteuses** (théophylline, antileucotriènes, anti IgE, glucocorticoïdes oraux) ne sont pas indiquées en première intention.

Principaux effets indésirables

Classe	Symptômes
Bronchodilatateurs anticholinergiques	Effets anticholinergiques: bouche sèche, tachycardie, constipation, rétention urinaire, dysurie et infections urinaires, allergies
Bêta-2 stimulants	Tremblements des extrémités, palpitations ou tachycardie.
Glucocorticoïdes inhalés	Candidose oropharyngée et raucité de la voix

3 CONTRE-INDICATIONS ET INTERACTIONS MÉDICAMENTEUSES

Les **bronchodilatateurs anticholinergiques** sont contre-indiqués en cas d'allergie au produit, de glaucome à angle fermé et de rétention urinaire.

L'**index thérapeutique étroit de la théophylline** impose de ne pas administrer ce produit ou ses dérivés chez l'enfant de moins de 30 mois ou en association avec certains médicaments.

Principaux médicaments

Dénomination commune internationale	Nom de spécialité et forme galénique
BRONCHODILATATEURS ANTICHOLINERGIQUES	
Ipratropium	ATROVENT® sol. inhal.
Glycopyrronium	SEEBRI BREEZHALER® gélules
Tiotropium	SPIRIVA® gélules, SPIRIVA RESPIMAT® sol. inhal.
Umeclidinium	INCRUSE® pdre inhal.
β_2 STIMULANTS + BRONCHODILATATEURS ANTICHOLINERGIQUES	
Fénotérol + Ipratropium	BRONCHODUAL® sol. inhal.
Vilantérol + Umeclidinium	ANORO® pdre inhal., LAVENTAIR® pdre inhal.
Vilantérol + Umeclidinium + Fluticasone	ELEBRATO® pdre inhal., TRELEGY® pdre inhal.
Indacatérol + Glycopyrronium	ULTIBRO BREEZHALER® gélules

Suite du tableau

BRONCHODILATATEURS ET ANTIASTHMATIQUES

Dénomination commune internationale	Nom de spécialité et forme galénique
Glycopyrronium + Indacatérol + Mométasone	ENERZAIR BREEZHALER® gélules
Tiotropium + Olodatérol	SPIOLTO RESPIMAT® sol. inhal.
Glycopyrronium + Formotérol + Béclométasone	TRIMBOW® sol. inhal.
β_2 STIMULANTS D'ACTION BRÈVE	
Salbutamol	AIROMIR® susp. inhal., VENTOLINE® injectable, susp. inhal., sol. inhal., VENTILASTIN NOVOLIZER® pdre inhal.
Terbutaline	BRICANYL® injectable, sol. inhal., BRICANYL TURBUHALER® pdre inhal.
β_2 STIMULANTS D'ACTION PROLONGÉE	
Bambutérol	OXEOL® cp
Formotérol	ASMELOR NOVOLIZER® pdre inhal., FORADIL® gélules
Indacatérol	ONBREZ BREEZHALER® gélules
Salmétérol	SEREVENT® susp. inhal., SEREVENT DISKUS® pdre inhal.
Olodatérol	STRIVERDI RESPIMAT® sol. inhal.
GLUCOCORTICOÏDES + β_2 STIMULANTS	
Béclométasone + Formotérol	FORMODUAL® sol. inhal., FORMODUAL NEXTHALER® pdre inhal., INNOVAIR® sol. inhal., INNOVAIR NEXTHALER® pdre inhal.
Budésonide + Formotérol	DUORESP SPIROMAX® pdre inhal., SYMBICORT TURBUHALER® pdre inhal.,
Fluticasone + Formotérol	FLUTIFORM® susp. inhal.
Fluticasone + Salmétérol	SERETIDE® susp. inhal., SERETIDE DISKUS® pdre inhal.
Fluticasone + Vilantérol	RELVAR® pdre inhal.

Suite du tableau

FICHE 69

Dénomination commune internationale	Nom de spécialité et forme galénique
GLUCOCORTICOÏDES INHALÉS	
Béclométasone	BEMEDREX EASYHALER® pdre inhal., MIFLASONE® gélules, BECLOJET® sol. inhal, BECLOSPIN® susp. inhal., BECLOSPRAY® susp. inhal., BECOTIDE® sol. inhal., ECOBEC® sol. inhal., QVAR AUTOHALER® sol. inhal., QVARSPRAY® sol. inhal.
Budésonide	MIFLONIL BREEZHALER® gélules, NOVOPULMON NOVOLIZER® pdre inhal., PULMICORT® susp. inhal., PULMICORT TURBUHALER® pdre inhal.
Fluticasone	FLIXOTIDE® susp. inhal., FLIXOTIDE DISKUS® pdre inhal.
Mométasone	ASMANEX TWISTHALER® pdre inhal.
Ciclésonide	ALVESCO® sol. inhal.
THÉOPHYLLINE ET DÉRIVÉS	
Aminophylline	AMINOPHYLLINE® injectable
Théophylline	DILATRANE® gélules LP, sirop, TEDRALAN® gélules LP,
DIVERS	
Mépolizumab	NUCALA® injectable
Omalizumab*	XOLAIR® injectable
Montélukast**	SINGULAIR® cp, glé

* Anticorps monoclonal anti-IgE ;

** Antileucotriènes

Conseils pratiques

- Les effets indésirables des glucocorticoïdes inhalés peuvent être limités par un rinçage buccal après administration du produit inhalé.
- Vérifier que le patient connaît le mode d'utilisation pratique du système d'inhalation.
- Le traitement doit être administré régulièrement, même si le patient présente moins de crises.
- Adopter des règles d'hygiène strictes : pas d'environnement enfumé, pas de consommation tabagique, aération et ménage fréquents des lieux de vie, changement de la literie, pas d'activité physique en cas de pic de pollution...

PARTIE 9

FICHE 70

ANTITUSSIFS, FLUIDIFIANTS ET EXPECTORANTS

La toux est un symptôme de nombreuses pathologies, banales (refroidissement) ou graves (asthme, cancer). Les médicaments antitussifs sont utilisés pour soulager la toux sèche et d'irritation. Les fluidifiants bronchiques sont utilisés pour diminuer la viscosité des sécrétions et à faciliter leur expectoration en cas de toux grasse.

1 ASPECTS PHARMACODYNAMIQUES

- Les **antitussifs** diminuent le réflexe de la toux en agissant sur ses centres situés dans le cerveau :

- **antitussifs antihistaminiques anticholinergiques** : ils bloquent les récepteurs H_1 de l'histamine (*voir Mémo « Anti-allergiques »*) et les récepteurs cholinergiques ;

- **antitussifs opiacés** : leur action est centrale (centre de la toux). Certains sont dépresseurs du centre respiratoire (codéine, pholcodine), d'autres sont non dépresseurs (dextrométhorphane et noscapine) ;

- **antitussifs non opiacés et non antihistaminiques** : à base d'oxéladine ou de pentoxyvérine.

- Les **fluidifiants et expectorants** agissent en fluidifiant les sécrétions bronchiques le plus possible pour faciliter leur élimination et leur épuration. **Les fluidifiants ont une action mucolytique** (lyse des liaisons chimiques des mucines présentes dans le mucus bronchique).

PARTIE 9

2 INDICATIONS

Les antitussifs et fluidifiants sont le plus souvent administrés par voie orale sous forme de sirop ou de solutions buvables.

Les **antitussifs antihistaminiques**, en raison de leur effet **sédatif**, sont indiqués en cas de toux sèche et irritante survenant plutôt la nuit.

Les **antitussifs opiacés** sont indiqués dans le traitement symptomatique de courte durée des toux sèches et des toux irritation non productive gênantes.

D'autres **antitussifs non opioïdes et non antihistaminiques** sont également indiqués dans le traitement de courte durée de la toux sèche. Ils présentent, en général, moins d'effets indésirables que les précédents.

Les **fluidifiants et expectorants** sont utilisés dans les toux productives pour stimuler les sécrétions fluides et la destruction des mucosités visqueuses.

Principaux effets indésirables

Classes	Symptômes
Antitussifs antihistaminiques	Effets atropiniques : sécheresse de la bouche, constipation, rétention urinaire, troubles visuels.
Antitussifs opiacés	Constipation, nausées, sensations de vertiges et somnolence, risque de dépendance en cas de surdosage (surtout avec la codéine).
Dextrométhorphane	Risque de syndrome sérotoninergique
Fluidifiants	Diarrhée, nausées, vomissements, gastralgies. Il existe également un risque de liquéfaction excessive des sécrétions bronchiques avec inondation bronchique.

3 CONTRE-INDICATIONS ET INTERACTIONS MÉDICAMENTEUSES

Les antitussifs ne doivent jamais être utilisés en cas de toux productive. Ils ne doivent pas être utilisés plus de quelques jours sans avis médical.

Les **antitussifs antihistaminiques** sont contre-indiqués en cas de glaucome à angle fermé, adénome prostatique, et chez les enfants de moins de 2 ans. Ils doivent être utilisés avec prudence chez les utilisateurs de machines en raison du risque de somnolence. Ils sont contre-indiqués lors de la grossesse.

Les **antitussifs opiacés** ne doivent pas être utilisés en cas d'insuffisance respiratoire ou de toux liée à l'asthme. Ils sont contre-indiqués chez les enfants de moins de 12 ans.

Attention !
Les opiacés passent la barrière placentaire et dans le lait maternel. Ils sont contre-indiqués dans ces situations.

Ne pas associer les fluidifiants avec les antitussifs. Les fluidifiants bronchiques sont à **utiliser avec prudence** en cas d'ulcère digestif.

ANTITUSSIFS, FLUIDIFIANTS ET EXPECTORANTS

Principaux médicaments

Dénomination commune internationale	Nom de spécialité et forme galénique
ANTITUSSIFS ANTIHISTAMINIQUES ANTICHOLINERGIQUES	
Oxomémazine	HUMEX® sirop, sol. buv., TOPLEXIL® sirop, sol. buv.
Prométhazine	FLUISEDAL® sirop,
ANTITUSSIFS OPIOÏDES	
Codéine	EUPHON® sirop, pastilles NÉO-CODION® cp, sirop, PADERYL® cp, sirop, POLERY® sirop, PULMOSERUM® sol. buv., TUSSIPAX® cp
Dextrométhorphane	NODEX® sirop, PULMODEXANE® cp, sol. buv., TUSSIDANE® cp, sol. buv., sirop,
Éthylmorphine	VEGETOSERUM® sirop
Noscapine + Prométhazine	TUSSISSEDAL® sirop
Pholcodine	BIOCALYPTOL® sirop, BRONCALENE® sirop
ANTITUSSIFS NON OPIOÏDES ET NON ANTIHISTAMINIQUES	
Oxéladine	PAXELADINE® sirop
Pentoxyvérine	PENTOXYVERINE CLARIX® sirop,
AUTRES ANTITUSSIFS	
Hélicidine	HÉLICIDINE® sirop
Homéopathie	BAUDRY® pâtes, DROSETUX® sirop, PERTUDORON® sol. buv., STODAL® gle, sirop, STODALINE® sirop
Phytothérapie	PHYTOTUX® sirop, PROSPAN® sirop

Suite du tableau

PARTIE 9

FICHE 70

Dénomination commune internationale	Nom de spécialité et forme galénique
FLUIDIFIANTS (MUCOLYTIQUES)	
Acétylcystéine	EXOMUC® sachet, FLUIMUCIL ACÉTYLCYSTÉINE® sol. buv., sachet, MUCODRILL® cp, MUCOMYST® sachet
Ambroxol	MUXOL® sol. buv., SURBRONC® cp, sol. buv.,
Bromhexine	BISOLVON® cp
Carbocistéine	BRONCATHIOL® sol. buv., BRONCHOKOD® sol. buv., CLARIX® sol. buv.
Dornase alpha*	PULMOZYME® solution inhal.

* La dornase est une enzyme mucolytique indiquée dans le traitement de l'encombrement bronchique pour améliorer la fonction respiratoire chez les patients âgés de plus de 5 ans atteints de mucoviscidose.

Conseils pratiques

- La toux est un **réflexe de défense** : il faut en général la laisser évoluer sans médicament.
- En cas de **toux persistante** : demander un avis médical.
- **Fluidifiants bronchiques** : ne doivent pas être administrés 4h avant le coucher (risque de stase des sécrétions bronchiques durant le sommeil).
- **Antitussifs opiacés** : peuvent souvent être achetés sans ordonnance : attirer l'attention du patient sur leurs effets indésirables.
- **Antitussifs antihistaminiques** : doivent être utilisés avec prudence chez les conducteurs ou utilisateurs de machines en raison du risque de somnolence.
- Médicaments souvent incompatibles avec la pratique de compétitions sportives (substances dopantes).
- Chez les diabétiques : utiliser de préférence les formulations sans sucre.

FICHE 71

AÉROSOLTHÉRAPIE PAR NÉBULISATION

L'aérosolthérapie par nébulisation est la projection dans les voies respiratoires d'un micro-brouillard de substances volatiles, médicamenteuses ou non. Leur but thérapeutique est généralement la fluidification des sécrétions bronchiques, l'humidification des voies respiratoires et la dilatation des bronches.

1 ASPECTS PHARMACODYNAMIQUES

Les produits nébulisés sont des **produits liquides** (solutions ou suspensions), **stériles**, **efficaces par action pharmacologique ou physique** (sérum salé isotonique). Ce sont dans de nombreuses situations des médicaments qui possèdent une AMM pour cette voie d'administration :

- des **bronchodilatateurs** et des **fluidifiants bronchiques** (enzymes mucolytiques) ;
- des **anti-inflammatoires** (glucocorticoïdes, cromoglicate) ;
- des **antibiotiques** et/ou **anti-infectieux** (tobramycine, colistine, pentamidine) ;
- des **vasodilatateurs** (iloprost).

2 INDICATIONS

PARTIE 9

Les **indications** de l'aérosolthérapie sont :

- l'**encombrement bronchique** : dilater les bronches et fluidifier les sécrétions bronchiques pour faciliter leur évacuation ;
- le **traitement continu anti-inflammatoire de l'asthme allergique persistant léger** (cromoglicate) ou celui de l'enfant après échec des autres traitements (budésonide ou béclométhasone), le traitement symptomatique des asthmes aigus sévères et des asthmes rebelles au traitement classique (terbutaline, salbutamol, ipratropium) ;
- le **traitement du bronchospasme** dans le cadre de la maladie asthmatique et hyperréactivité bronchique dans le cadre d'autres bronchopathies ;
- l'**antibiothérapie** pour les infections chroniques à *Pseudomonas aeruginosa* en alternance ou en substitution de la voie systémique (tobramycine ou colimycine) et la **désinfection des voies respiratoires supérieures** (sinusite, pharyngite, rhino-pharyngite), des voies respiratoires inférieures, des alvéoles pulmonaires ;
- la **prévention** des affections *Pneumocystis carinii* chez l'immunodéprimé (pentamidine) ;
- le **traitement de l'hypertension artérielle pulmonaire primitive** (iloprost) ;
- un **traitement adjuvant de la kinésithérapie respiratoire**.

FICHE
71

Le **système de nébulisation** est un dispositif médical qui doit être revêtu du marquage CE médical. Le système de nébulisation comprend un générateur, un nébuliseur avec masque et une interface patient. Ce sont :
- des **générateurs pneumatiques** : la préparation médicamenteuse est nébulisée sous l'effet d'un gaz comprimé (effet Bernoulli). Le gaz propulseur est produit par un compresseur ou stocké sous pression (bouteille ou prise murale) ;
- des **générateurs ultrasoniques** : la préparation médicamenteuse est nébulisée grâce aux ultrasons (effets de cavitation) ;
- des **générateurs à tamis** : la préparation médicamenteuse est nébulisée sous l'effet de vibrations de haute fréquence, puis passe au travers des micro-orifices d'un tamis.

Les produits prévus pour la nébulisation sont le plus souvent prêts à l'emploi et ne nécessitent pas de dilution.

Effets indésirables

En dehors des effets indésirables liés aux médicaments administrés, l'aérosolthérapie peut déclencher des **nausées** lorsque la séance aérosol est effectuée à proximité des repas.

Le patient peut éprouver une peur ou une sensation d'oppression et d'étouffement.

PARTIE 9

3 CONTRE-INDICATIONS ET INTERACTIONS MÉDICAMENTEUSES

Il est déconseillé de nébuliser des produits huileux susceptibles de provoquer une pneumopathie lipidique. De même, il ne faut pas nébuliser de l'eau pure ou des préparations hypotoniques (eau distillée), ainsi que des préparations contenant des excipients ou des conservateurs potentiellement dangereux (sulfites).

La nébulisation de produits non prévus dans leur AMM pour cette voie d'administration est interdite.

Principaux médicaments

Dénomination commune internationale	Nom de spécialité et forme galénique
BRONCHODILATATEURS	
Ipratropium	ATROVENT® solution
Terbutaline sulfate	BRICANYL® solution

Suite du tableau

AÉROSOLTHÉRAPIE PAR NÉBULISATION

Dénomination commune internationale	Nom de spécialité et forme galénique
Salbutamol	VENTOLINE® solution
ANTI-INFLAMMATOIRES	
Béclométasone	BECLOSPIN® suspension
Budésonide	PULMICORT® suspension
ANTIBIOTIQUES ET ANTI-INFECTIEUX	
Colistine	COLIMESTHATE® pdre/sol., TADIM® pdre/sol.
Tobramycine	TOBI® solution
Pentamidine iséthionate*	PENTACARINAT® pdre/solution
VASODILATATEURS	
Iloprost	VENTAVIS® solution
ENZYMES MUCOLYTIQUES	
Dornase alpha	PULMOZYME® solution
AUTRES SUBSTANCES	
Essence de niaouli	GOMENOL SOLUBLE® solution

PARTIE 9

* L'iséthionate de pentamidine est un dérivé organique de synthèse doué de propriétés trypanocides (*Trypanosoma gambiense* et *rhodesiense*), également actif sur les leishmanies et sur *Pneumocystis carinii*.

Conseils pratiques

- L'aérosolthérapie n'est pas douloureuse mais bruyante. La séance est effectuée à distance des repas.
- Il faut vérifier l'installation du matériel : en cas de fuite du système, le traitement n'aura aucune efficacité.
- Le patient doit être en position assise, ou en cas d'impossibilité, en position allongée. Il doit respirer normalement durant la séance.
- Le lavage simple des mains ou par frictions avec une solution hydro-alcoolique est indispensable avant l'aérosol.
- Faire moucher et cracher le patient dans le réniforme.
- Après la séance, nettoyer le masque et le nébuliseur avec du savon et bien rincer.
- En cas de kinésithérapie respiratoire, l'aérosol doit être administré avant la séance de kinésithérapie.

FICHE 72

INSULINES ET ANALOGUES

L'insuline est une hormone peptidique fabriquée par les cellules β des îlots de Langerhans du pancréas. Elle régule la concentration de glucose dans le sang par action hypoglycémiante.
Le diabète correspond à un trouble de l'assimilation, de l'utilisation et du stockage des sucres apportés par l'alimentation. On observe un syndrome clinique caractérisé par une élévation anormale de la glycémie ou hyperglycémie, secondaire à un déficit absolu ou relatif en insuline.

1 ASPECTS PHARMACODYNAMIQUES

Les **insulines**, produites par génie génétique, sont des **insulines humaines biogénétiques recombinantes**. Certaines présentent une minime modification de la séquence d'acides aminés : ce sont les **insulines analogues**. Les insulines sont classées en fonction de :

- La **composition** : insuline simple ou mélange (différentes insulines ou mélangées à d'autres substances),
- La **rapidité d'apparition** et de la **durée de l'action** : la durée d'action dépend de la rapidité de résorption à partir du point d'injection. Les insulines lispro et aspart ont un effet d'apparition plus rapide et de plus courte durée que l'insuline humaine ordinaire, en raison d'une résorption plus rapide à partir du point d'injection sous-cutané.

- **Insulines ultra-rapides** (passage en 5 minutes après injection) : passent rapidement dans la circulation sanguine, durée d'action entre 2 et 3 heures, administrées au moment des repas.
- **Insulines d'action rapide** (passage au bout de 30 minutes après injection) : action prolongée entre 6 et 8 heures, administrées 20 à 30 minutes avant les repas.
- **Insulines d'action intermédiaire** : action prolongée pendant 10 à 12 heures.
- **Insulines d'action lente** : durée action proche de 24 heures, administration indépendante des repas mais pratiquée à heure régulière.
- **Formes « retard »** (résorption retardée) : insuline en solution tampon, combinaison avec la **protamine** (insulines NPH), ou réalisation d'une **microcristallisation** (avec du zinc).

Caractéristiques des insulines analogues

Insuline asparte	Remplacement de la proline 28 de la chaîne B par un acide aspartique. Après injection SC : activité apparaît après quelques minutes, est maximale après une heure et persiste trois à quatre heures
Insuline glulisine	Remplacement de l'acide aspartique B3 par une lysine, et de la lysine B29 par un acide aspartique. Après injection SC : activité apparaît après quelques minutes, est maximale après une heure et persiste trois à quatre heures

Suite du tableau

PARTIE 10

Insuline lispro	Interversion de la position de deux acides aminés (lysine 29 et la proline 28) de la chaîne B de l'insuline. Après injection SC : activité apparaît après quelques minutes, est maximale après une heure et persiste trois à quatre heures
Insuline glargine	Addition de deux arginines en B31 et B32 et la substitution d'une asparagine par une glycine en A21. Après injection SC : l'insuline glargine précipite, l'absorption et la durée d'action sont prolongées. Son activité apparaît après quatre heures environ, ne présente pas de pic et persiste plus de 24 heures (intérêt : une injection/jour)
Insuline détémir	Suppression de la thréonine en B30 et arrimage d'un acide myristique en B29. Elle se lie dans le tissu sous-cutané à l'albumine, ce qui retarde son action
Insuline degludec	Élimination de la thréonine en position 30 de la chaîne B de l'insuline, et de la fixation d'un diacide gras à 16 carbones à la lysine en position 29 de la chaîne B

2 INDICATIONS

L'**insuline** en injection est utilisée comme **traitement du diabète insulino-dépendant de type 1** et dans certaines formes évoluées du diabète de type 2. Le diabète de type 1 est caractérisé par une production insuffisante d'insuline et exige une administration quotidienne de cette dernière.

L'insuline est administrée par **voie parentérale** :

- **voie IV** (solution injectable) en cas de coma hyperglycémique,
- **voie SC profonde** en général, sous forme de suspension injectée (avec seringue, cartouche, stylos jetables) ou grâce à une pompe à insuline.

PARTIE 10

Toutes les présentations contiennent 100 UI d'insuline/mL. 1 UI (unité internationale) correspond à 0,035 mg d'insuline humaine anhydre.

Principaux effets indésirables

Effets	Symptômes
Hypoglycémie	Sensation de faim, sueurs, épuisement musculaire, troubles neuropsychiques, coma en cas de surdosage
Réactions locales	Prurit, induration et lipodystrophie locale
Hypokaliémie	Diminution de la concentration plasmatique en potassium
Insulinorésistance	Chez les patients atteints de diabète de type 2 traités par insuline, des taux plasmatiques plus élevés d'insuline sont alors nécessaires

3 CONTRE-INDICATIONS ET INTERACTIONS MÉDICAMENTEUSES

Contre-indications : **hypersensibilité** à la substance active ou à l'un des excipients, **hypoglycémie**.

Certains médicaments peuvent diminuer la glycémie et donc réduire les besoins en insuline (antidiabétiques oraux, inhibiteurs de la monoamine-oxydase (IMAO), β-bloquants non sélectifs, inhibiteurs de l'enzyme de conversion de l'angiotensine (IEC), salicylés). D'autres, au contraire, peuvent augmenter les besoins en insuline (contraceptifs oraux, diurétiques thiazidiques, glucocorticoïdes, hormones thyroïdiennes, hormone de croissance).

Conseils pratiques

- Mesures hygiéno-diététiques à respecter (alimentation équilibrée, contrôlée en apports glucidiques, activité physique régulière).
- Surveillance de l'efficacité et de la tolérance du traitement : glycémie capillaire (autosurveillance glycémique ASG) ; mesure de l'HbA1c (ou hémoglobine glyquée).
- L'hypoglycémie légère peut être corrigée par la prise de sucre par voie orale.
- L'hypoglycémie plus sévère ou le coma hypoglycémique sont corrigés par injection SC ou IM de glucagon, ou, si le patient n'y répond pas, par injection IV de sérum glucosé.
- La consommation d'alcool peut intensifier et prolonger l'effet hypoglycémiant de l'insuline.

Principales insulines et analogues

Dénomination commune internationale	Nom de spécialité et forme galénique
INSULINES D'ACTION RAPIDE	
Insuline humaine biogénétique	ACTRAPID® flacon, ACTRAPID PENFILL® cartouche, UMULINE RAPIDE® cartouche, flacon, INSUMAN IMPLANTABLE® injectable
INSULINES D'ACTION INTERMÉDIAIRE NPH (*NEUTRAL PROTAMIN HAGEDORN*) DITES « RETARD »	
Insuline humaine biogénétique	INSULATARD® flacon, INSULATARD FLEXPEN® stylo, INSULATARD INNOLET® stylo, INSULATARD PENFILL® cartouche, UMULINE NPH® cartouche, flacon, UMULINE NPH KWIKPEN® injectable, UMULINE PROFIL® flacon, cartouche, injectable

Suite du tableau

INSULINES ET ANALOGUES

Dénomination commune internationale	Nom de spécialité et forme galénique
ANALOGUES D'ACTION RAPIDE	
Insuline asparte	NOVORAPID® flacon, NOVORAPID FLEXPEN® stylo, NOVORAPID PENFILL® cartouche, NOVARAPID PUMPCART® cartouche, FIASP® injectable, FIASP FLEXTOUCH® stylo, FIASP PENFILL® cartouche, FIASP PUMPCART® cartouche
Insuline glulisine	APIDRA® injectable, cartouche, APIDRA SOLOSTAR® stylo
Insuline lispro	HUMALOG® cartouche, stylo, flacon, HUMALOG KWIKPEN® injectable, stylo, LYUMJEV® cartouche, flacon, LYUMJEV JUNIOR KWIKPEN® stylo, LYUMJEV KWIKPEN® stylo
ANALOGUES D'ACTION LENTE	
Insuline detemir	LEVEMIR® cartouche, stylo
Insuline glargine	LANTUS® cartouche, stylo, flacon, LANTUS SOLOSTAR® stylo
	ABASAGLAR® cartouche, stylo
	TOUJEO® stylo
Insuline degludec	TRESIBA® cartouche, stylo
Insuline degludec + Liraglutide*	XYLTOPHY® sol. injectable
MÉLANGES D'INSULINE (NPH + RAPIDES) D'ACTION INTERMÉDIAIRE	
Insuline humaine biogénétique	MIXTARD 30® flacon
MÉLANGES D'INSULINES (NPH + ANALOGUES RAPIDES)	
Insuline asparte	NOVOMIX 30 PENFILL® cartouche, NOVOMIX 30 FLEXPEN® stylo, NOVOMIX 50 FLEXPEN® stylo
Insuline lispro	HUMALOG MIX 25® cartouche, HUMALOG MIX 50® cartouche, HUMALOG MIX 25 KWIKPEN® injectable, HUMALOG MIX 50 KWIKPEN® injectable

* Agoniste du **GLP-1**.

FICHE 73

HYPOGLYCÉMIANTS

Le diabète de type 2 résulte d'une mauvaise utilisation de l'insuline par l'organisme. La maladie est favorisée par une baisse de sensibilité des cellules à l'insuline (insulinorésistance), notamment sous l'effet de l'obésité ou de la sédentarité.
Le traitement par hypoglycémiants ou antidiabétiques autres que l'insuline est le complément d'un régime alimentaire et d'une activité physique régulière adaptés pour contrôler la glycémie.

1 ASPECTS PHARMACODYNAMIQUES

- **Sulfamides** (aryl-sulfonyl-urées) hypoglycémiants : stimulent la sécrétion d'insuline par les cellules ß du pancréas en les sensibilisant à l'action du glucose. Ils peuvent en outre inhiber la sécrétion de glucagon et sensibiliser les tissus cibles à l'action de l'insuline.
- **Metformine** : molécule de type biguanide qui potentialise les effets de l'insuline. Elle diminue l'hyperglycémie sans risque d'hypoglycémie car elle n'abaisse pas la glycémie du sujet sain. **Elle agit en présence d'insuline** en favorisant l'utilisation du glucose par les tissus, en orientant le métabolisme cellulaire vers la glycolyse anaérobie et en inhibant la néoglucogenèse hépatique.
- **Inhibiteurs des alpha-glucosidases** (IAG) : inhibent l'action des alpha-glucosidases, enzymes assurant l'absorption intestinale des sucres.
- **Méglitinides** (ou **glinides**) : sécrétagogues oraux à action rapide qui stimulent la sécrétion d'insuline (liée au bon fonctionnement des cellules β des îlots pancréatiques) : les canaux potassiques ATP-dépendants de la membrane des cellules β se ferment et les canaux calciques s'ouvrent. L'entrée massive de calcium induit alors une sécrétion d'insuline.
- **Incrétino-mimétiques**, utilisables par voie SC :

- agonistes du récepteur au GLP-1 (*Glucagon-like Peptide1* : hormone appartenant aux **incrétines**, sécrétée par le tube digestif lors d'une prise alimentaire qui stimule la sécrétion postprandiale d'insuline) ;

- gliptines : inhibent la dipeptidylpeptidase-4 (DPP-4), enzyme qui inactive le GLP-1 (incrétine) et le *glucose-dependant insulinotropic peptide* ou GIP. L'inhibition de la DPP-4 entraîne une augmentation importante de la concentration de GLP-1 et de GIP et une augmentation de la sécrétion d'insuline (+ diminution de la sécrétion de glucagon).

- **Inhibiteurs de SGLT-2** : ils constituent une nouvelle classe d'hypoglycémiants oraux qui induisent une glycosurie. La réabsorption tubulaire de glucose dépend de cotransporteurs sodium-glucose de type 2 (SGLT2) qui peuvent être bloqués par des inhibiteurs sélectifs. Leur action ne dépend ni de la présence d'insuline, ni de la sensibilité à l'insuline du tubule proximal.

Principaux effets indésirables

Effets	Symptômes
Communs : hypoglycémie	Sensation de faim, sueurs, épuisement musculaire, troubles neuropsychiques, coma en cas de surdosage
Sulfamides	Troubles digestifs (nausées, vomissements, cholestase), troubles sanguins (anémie hémolytique, thrombocytopénie)
Metformine	**Acidose lactique** (signes : crampes, troubles digestifs, douleurs abdominales intenses, asthénie), hypoglycémie lorsqu'elle est utilisée en association avec d'autres hypoglycémiants (insuline, glinides) Troubles digestifs fréquents surtout en début de traitement (nausées, vomissements, diarrhées, douleurs abdominales, goûts métalliques dans la bouche), pertes de poids, diminution de l'absorption de la vitamine B12
Inhibiteurs des alpha-glucosidases	Troubles digestifs fréquents (diarrhée, nausées, douleurs abdominales)
Méglitinides	Troubles digestifs (diarrhée, constipation, nausées, vomissements, douleurs abdominales)
Agonistes du GLP-1	Troubles digestifs (nausée, vomissement, diarrhée, dyspepsie, diminutions de l'appétit, reflux gastro-œsophagien), nervosité, sensation vertigineuse, céphalées, asthénie ; hyperhidrose, éruptions cutanées et hypersensibilité, insuffisance rénale, pancréatite, cancers du pancréas sous exénatide), goitres et augmentation des concentrations plasmatiques de calcitonine et cancers de la thyroïde (liraglutide)
Gliptines	**Balance bénéfices-risques défavorable**. Manifestations digestives (nausées et constipations), céphalées, myalgies, infections urinaires et des voies respiratoires hautes, troubles de l'immunité avec risque d'immunodépression, inflammation du pancréas, réactions d'hypersensibilité graves avec réaction anaphylactique et syndrome de Stevens-Johnson, pancréatites aiguës et cancers du pancréas (saxagliptine)
Inhibiteurs de SGLT-2	Infections génito-urinaires, dyslipidémies, dysurie et polyurie, infections cutanées graves au niveau du périnée, acidocétoses, augmentation du risque d'amputation des orteils

2 INDICATIONS

Hormis les analogues du GLP-1, les hypoglycémiants sont administrés par **voie orale**.

Ils sont indiqués dans le **traitement du diabète de type 2**. Le **traitement de choix est la metformine** chez les patients en surpoids et le **glibenclamide** chez les autres patients. Mais, malgré ces traitements, la glycémie des patients reste souvent mal contrôlée.

Conseils pratiques

- Mesures hygiéno-diététiques à respecter (alimentation équilibrée, contrôlée en apports glucidiques, activité physique régulière).
- L'hypoglycémie légère peut être corrigée par la prise de sucre par voie orale.
- Le taux d'hémoglobine glyquée (HbA1c) reste l'élément central permettant d'apprécier l'équilibre glycémique chez le diabétique. L'autosurveillance glycémique (ASG) ne remplace pas la mesure de l'HbA1c, mais peut la compléter.
- Surveiller la glycémie, les fonctions rénale et hépatique.

3 CONTRE-INDICATIONS ET INTERACTIONS MÉDICAMENTEUSES

Les réactions d'hypersensibilité aux principes actifs et/ou leurs excipients et l'insuffisance rénale sévère contre-indiquent l'administration des hypoglycémiants.

Principaux hypoglycémiants

Dénomination commune internationale	Nom de spécialité et forme galénique
SULFAMIDES HYPOGLYCÉMIANTS	
Glibenclamide	DOANIL® cp
Gliclazide	DIAMICRON® cp
Glimépiride	AMAREL® cp
Glipizide	OZIDIA® cp LP

Suite du tableau

HYPOGLYCÉMIANTS

Dénomination commune internationale	Nom de spécialité et forme galénique
BIGUANIDES	
Metformine	GLUCOPHAGE® cp STAGID® cp
Metformine + Glibenclamide	GLUCOVANCE® cp
Metformine + Sitagliptine	JANUMET® cp VELMETIA® cp
Metformine + Saxagliptine	KOMBOGLYZE® cp
Metformine + Vildagliptine	EUCREAS® cp
Metformine + Dapaglifozine	XIGDUO® cp
Metformine + Empaglifozine	SYNJARDY® cp
INHIBITEURS DES ALPHA-GLUCOSIDASES (IAG)	
Acarbose	ACARBOSE® cp
MÉGLITINIDES (GLINIDES)	
Répaglinide	NOVONORM® cp
AGONISTES DU GLP-1	
Dulaglutide	TRULICITY® stylo injectable
Exénatide	BYETTA® stylo injectable
Liraglutide	VICTOZA® stylo injectable SAXENDA® stylo injectable
Semaglutide	OZEMPIC® stylo injectable
INHIBITEURS DE LA DPP-4 (GLIPTINES)	
Saxagliptine	ONGLYZA® cp
Sitagliptine	JANUVIA® cp XELEVIA® cp
Vildagliptine	GALVUS® cp
INHIBITEURS DU SGLT2	
Dapaglifozine	FORXIGA® cp
Empaglifozine	JARDIANCE® cp

FICHE 74

HYPOLIPÉMIANTS

Il existe une étroite relation entre le niveau de la cholestérolémie et la fréquence de survenue des complications cardiovasculaires. Les hypolipémiants sont des médicaments visant à diminuer le taux sanguin de cholestérol.

1 ASPECTS PHARMACODYNAMIQUES

Les médicaments hypolipémiants agissent de différentes manières.

Augmentation de l'élimination naturelle du cholestérol par l'organisme

Les **résines** échangeuses d'ions fixent les acides biliaires dans la lumière intestinale et empêchent leur réabsorption (formation de chélates). Le catabolisme du cholestérol est également augmenté. On observe alors une diminution de la concentration intra-hépatocytaire de cholestérol.

Les **fibrates** agissent en activant des facteurs nucléaires PPAR (*peroxisome proliferator activating receptors*) qui régulent la transcription des gènes impliqués dans le métabolisme des lipoprotéines riches en triglycérides et des HDL. Ils abaissent la concentration plasmatique des triglycérides et des VLDL.

Diminution de la production hépatique de cholestérol

Les **inhibiteurs de l'HMG CoA réductase (statines)** inhibent le fonctionnement de l'HMG CoA réductase, enzyme qui assure la transformation de l'hydroxy-méthyl-coenzyme A en acide mévalonique, précurseur des stérols. La réduction de synthèse hépatique de cholestérol entraîne une augmentation des récepteurs à haute affinité des LDL et l'extraction par le foie des LDL et VLDL plasmatiques circulants. Il en résulte une baisse des LDL et VLDL plasmatiques.

Diminution de l'entrée du cholestérol au niveau intestinal

Les **inhibiteurs de l'absorption intestinale du cholestérol** ciblent l'entrée du cholestérol au niveau intestinal. La cible de l'Ézétimibe est le transporteur de stérols, Niemann-Pick C1-Like 1 (NPC1L1) responsable de l'absorption intestinale du cholestérol et des phytostérols.

Augmentation du nombre de récepteurs au cholestérol

L'**alirocumab et l'évolocumab** sont des **anticorps monoclonaux**. Ils se lient à la proprotéine convertase subtilisine/kexine de type 9 (PCSK9). PCSK9 se lie aux récepteurs des LDL-C présents à la surface des hépatocytes et favorise leur dégradation dans le foie. Ainsi, l'alirocumab et l'évolocumab augmentent le nombre de récepteurs disponibles pour capter le LDL-C circulant et diminuent le taux de LDL-C dans le sang.

Diminution de la sécrétion des lipoprotéines

Le **lomitapide** est un inhibiteur sélectif de la protéine microsomale de transfert des triglycérides (PMT), protéine intracellulaire de transfert de lipides présente dans le lumen du réticulum endoplasmique et qui assure la liaison et le transport de molécules individuelles de lipides entre les membranes. La PMT joue un rôle clé dans l'assemblage des lipoprotéines contenant de l'Apo B dans le foie et les intestins. Ainsi l'inhibition de la PMT diminue la sécrétion de lipoprotéines et les concentrations circulantes de lipides transportés par des lipoprotéines, notamment du cholestérol et des triglycérides.

Inhibition de la production d'apopliprotéine

Le volanesorsen est un oligonucléotide antisens dont le mécanisme d'action repose sur l'inhibition de la production de l'apolipoprotéine C-III (apoC-III).

2 INDICATIONS

- **Résines** : **hypercholestérolémie**.
- **Fibrates** : **hypertriglycéridémie** et **hypercholestérolémie** (type Ia).
- **Statines** : **hypercholestérolémies** pures ou mixtes.

Dans ses avis, la HAS a insisté sur le fait qu'en prévention secondaire (après un accident cardio-vasculaire, infarctus, AVC), l'intérêt des statines est indiscutable. En prévention primaire (avant un accident), les statines sont à réserver aux personnes qui sont à haut risque, cumulant plusieurs facteurs de risque tels qu'un diabète, une HTA, un tabagisme.

- **Alirocumab**, **Evolocumab** et **Ezétimibe** : hypercholestérolémie primaire (hétérozygote familiale et non familiale) ou dyslipidémie mixte :

PARTIE 10

- en association avec une statine seule ou une statine avec d'autres thérapies hypolipémiantes chez les patients ne pouvant atteindre leur objectif de LDL-C, sous statine à dose maximale tolérée,
- seul ou en association avec d'autres thérapies hypolipémiantes chez les patients intolérants aux statines, ou chez qui les statines sont contre-indiquées.

- **Lomitapide** : indiqué en complément d'un régime alimentaire pauvre en graisses et d'autres médicaments hypolipémiants, avec ou sans aphérèse des lipoprotéines de basse densité (LDL), chez des patients adultes présentant une hypercholestérolémie familiale homozygote (HFHo confirmée par un test génétique dans toute la mesure du possible).

Principaux effets indésirables

Hypolipémiants	Symptômes
Résines	Constipation et sensation de ballonnement
Fibrates	Troubles digestifs, rashs cutanés, élévation des transaminases, myalgies diffuses et rabdomyolyse (exceptionnel)

Suite du tableau

Hypolipémiants	Symptômes
Statines	Toxicité hépatique (augmentation des transaminases). Ils provoquent des myalgies (toxicité musculaire) et très rarement une rabdomyolyse avec insuffisance rénale aiguë favorisée par l'érythromycine, l'itraconazole, la ciclosporine et les fibrates
Ézétimibe	Maux de tête, douleur abdominale, diarrhée, ballonnements, fatigue Crampes, douleurs articulaires, douleurs cervicales, digestion difficile, aigreur d'estomac, perte de l'appétit, bouffée de chaleur, hypertension artérielle, fatigue Étourdissements, essoufflement, faiblesse musculaire persistante, réaction allergique, hépatite Si associé à une statine : maux de tête, fourmillements des extrémités, bouche sèche, démangeaisons, éruption cutanée, douleur musculaire, mal de dos, jambes lourdes, élévation des transaminases
Alirocumab	Affections des voies aériennes supérieures (douleurs oropharyngées, rhinorrhées, éternuements) Affections de la peau et du tissu sous-cutané (prurit, urticaire) Réactions au site d'injection (érythème/rougeur, démangeaisons, gonflement, douleur/sensibilité)

3 CONTRE-INDICATIONS ET INTERACTIONS MÉDICAMENTEUSES

- Les **résines** et les **fibrates** sont contre-indiqués en cas d'insuffisance hépatique et en particulier d'obstruction complète des voies biliaires. Les **statines** sont contre-indiquées en cas d'affection hépatique évolutive ou d'élévation prolongée inexpliquée des transaminases sériques, de grossesse et allaitement. L'**Ézétimibe**, lorsqu'il est associé à une statine, est contre-indiqué en cas d'insuffisance hépatique (ou transaminases élevées), grossesse, allaitement.
- Les **résines** provoquent des **interactions par réduction de la résorption intestinale** de nombreux médicaments, en particulier les anticoagulants de type AVK (antivitamines K). L'**administration concomitante des statines avec des inhibiteurs du CYP3A4** (itraconazole, kétoconazole, inhibiteurs de protéases du VIH, érythromycine, clarithromycine, télithromycine...) est contre-indiquée.

Conseils pratiques

- Règles hygiéno-diététiques pour diminuer les apports de cholestérol.
- Traitement diététique toujours associé à une activité physique régulière.
- Prise en charge des facteurs de risque associés nécessaire (tabagisme, diabète de type 2, HTA).

HYPOLIPÉMIANTS

Principaux hypolipémiants

Dénomination commune internationale	Nom de spécialité et forme galénique
RÉSINE CHÉLATRICE DES ACIDES BILIAIRES	
Colestyramine	QUESTRAN® pdre orale
FIBRATES	
Bézafibrate	BEFIZAL® cp, BEFIZAL LP® cp
Ciprofibrate	LIPANOR® gélules
Fénofibrate	FEGENOR® gélules, LIPANTHYL® cp, gélules
Gemfibrozil	LIPUR® cp
INHIBITEURS DE L'HMG CoA RÉDUCTASE (STATINES)	
Atorvastatine	TAHOR® cp
Fluvastatine	LESCOL LP® cp
Pitavastatine	LIPPIZA® cp, TROLISE® cp
Pravastatine	PRAVASTATINE® cp
Rosuvastatine	CRESTOR® cp
Simvastatine	ZOCOR® cp
INHIBITEUR DE L'ABSORPTION INTESTINALE DU CHOLESTÉROL	
Ézétimibe	EZETROL® cp
INHIBITEURS DE L'HMG CoA RÉDUCTASE ASSOCIÉS	
Atorvastatine + Amlodipine	CADUET® cp
Atorvastatine + Amlodipine + Périndopril	TRIVERAM® cp
Ézétimibe + Simvastatine	INEGY® cp
Ézétimibe + Atorvastatine	LIPTRUZET® cp RESELIP® cp
Ézétimibe + Rosuvastatine	LIPOROSA® gélules SUVREZA® cp TWICOR® cp
ANTICORPS MONOCLONAUX	
Alirocumab	PRALUENT® stylo injectable
Evolocumab	REPATHA® stylo injectable
AUTRES HYPOLIPÉMIANTS	
Acides gras oméga 3	OMACOR® capsules
Lomitapide	LOJUXTA® gélules
Volanesorsen	WAYLIVRA® injectable

FICHE 75

MÉDICAMENTS DE LA GOUTTE

La goutte chronique est une arthrite inflammatoire provoquée par des taux plasmatiques élevés d'acide urique. Des cristaux se forment dans les articulations, ce qui provoque des crises de goutte aiguës, inflammatoires et douloureuses, à répétition. Les médicaments uricolytiques assurent la transformation de d'acide urique plasmatique.

1 ASPECTS PHARMACODYNAMIQUES

Les **inhibiteurs de l'uricosynthèse** (allopurinol, fébuxostat) limitent les dommages articulaires survenant à long terme. L'**allopurinol** agit en inhibant un enzyme qui participe à la synthèse de l'acide urique. 24 heures après le début du traitement, on observe une baisse significative de l'uricémie.

La **colchicine** possède un effet anti-inflammatoire et analgésique. Elle soulage la crise de goutte. Elle réduit également la fréquence des crises. Mais elle n'empêche pas la formation de cristaux d'acide urique dans les articulations.

Le **canakinumab**, anticorps monoclonal, est un inhibiteur l'interleukine-1 qui modifie le système immunitaire et réduit l'inflammation.

La **rasburicase** est un **uricolytique** qui catalyse l'oxydation enzymatique de l'acide urique en allantoïne, substance hydrosoluble, facilement excrétée dans les urines.

Le **probénécide** augmente l'élimination d'acide urique dans les urines.

2 INDICATIONS

PARTIE 10

En cas de crise de goutte, il peut être prescrit de la **colchicine** et/ou des **anti-inflammatoires non stéroïdiens** (AINS) oraux (ibuprofène, naproxène). Ils permettent de soulager les douleurs liées à la crise.

Des **anti-inflammatoires stéroïdiens**, ou glucocorticoïdes, peuvent également être prescrits (prednisone) par voie orale ou en injection.

Le **canakinumab** peut être également indiqué dans le traitement de la crise de goutte. Il est réservé à certains patients (ayant au moins 3 crises de goutte par an) en cas de contre-indication, d'intolérance ou d'échec des AINS, de la colchicine et d'utilisation inappropriée des glucocorticoïdes.

En **traitement de fond** de l'hyperuricémie, l'allopurinol et le fébuxostat peuvent être indiqués pour prévenir les récidives de goutte. Le fébuxostat permet de traiter les patients ayant une insuffisance rénale.

Le **probénécide** est utilisé dans le traitement de l'excès d'acide urique lorsqu'il est responsable de goutte, en cas d'intolérance ou de résistance aux autres traitements hypo-uricémiants (allopurinol, fébuxostat).

Remarque : la rasburicase est indiquée dans l'hyperuricémie consécutive à la lyse des cellules cancéreuses sous chimiothérapie cytotoxique (*voir Mémo « Effets indésirables et toxicité des antinéoplasiques »*).

Principaux effets indésirables

Principe actif	Symptômes
Allopurinol	Réactions cutanées graves (syndromes de Lyell), syndromes d'hypersensibilité médicamenteuse survenant dans les deux mois qui suivent le début du traitement. L'éruption cutanée impose l'arrêt immédiat du traitement.
Colchicine	Nausées, vomissements, diarrhée et crampes abdominales. Ces effets indésirables importants expliquent que la colchicine ne soit plus le premier médicament proposé pour soulager la douleur.
Fébuxostat	Crises de gouttes, anomalies de la fonction hépatique, diarrhées, nausées, maux de tête, éruptions et œdèmes, rares réactions graves d'hypersensibilité au fébuxostat.

3 CONTRE-INDICATIONS ET INTERACTIONS MÉDICAMENTEUSES

L'insuffisance rénale et/ou hépatique sévère contre-indique la colchicine.

L'association de la colchicine avec les macrolides ou la pristinamycine est formellement contre-indiquée.

Principaux médicaments

Dénomination commune internationale	Nom de spécialité et forme galénique
INHIBITEURS DE L'URICOSYNTHÈSE	
Allopurinol	ZYLORIC® cp
Fébuxostat	ADENURIC® cp
MÉDICAMENTS DE CRISE DE GOUTTE	
Canakinumab	ILARIS® injectable
Colchicine	COLCHICINE OPOCALCIUM® cp, COLCHIMAX® cp

Suite du tableau

FICHE 75

Dénomination commune internationale	Nom de spécialité et forme galénique
URICOLYTIQUE	
Rasburicase	FASTURTEC® injectable
HYPO-URICEMIANT	
Probénécide	SANTURIL® cp

Conseils pratiques

L'acide urique provient de la destruction physiologique permanente des protéines d'origine externe (alimentation), ou d'origine interne (destruction physiologique des cellules et de leur ADN). Il est en principe éliminé par le rein.

Deux mécanismes entraînent une hyperuricémie :

- une hyperproduction d'acide urique : alimentation trop riche en protéines, destruction massive de cellules (dans une leucémie par exemple).
- une diminution de l'élimination rénale de l'acide urique par altération du filtre rénal (causes les plus fréquentes).
- Des règles hygiéno-diététiques permettent de diminuer l'intensité et la fréquence des crises de goutte. Le traitement diététique (apport limité des aliments riches en purines comme les viandes, les fruits de mer, réduction des aliments gras) sera toujours associé à la limitation de la consommation d'alcool. L'activité physique sera conseillée pour perdre un excédent de poids.
- Boire 2 à 3 litres d'eau par jour.
- Bien respecter les posologies des médicaments de la crise de goutte (colchicine).
- Le traitement chronique est un traitement à vie. Au début du traitement, une baisse brutale de l'uricémie peut déclencher paradoxalement une crise de goutte.

FICHE 76

CIBLES ET CHOIX DES ANTIBIOTIQUES

Les antibiotiques sont « tous les composés chimiques, élaborés par un organisme vivant ou produits par synthèse, à coefficient chimiothérapeutique élevé, dont l'activité thérapeutique se manifeste à très faible dose d'une manière spécifique, par l'inhibition de certains processus vitaux, à l'égard des microorganismes ou même de certains êtres pluricellulaires ».

1 CIBLES ET MODES D'ACTION DES MOLÉCULES ANTIBIOTIQUES

Les **cibles bactériennes** aux antibiotiques sont très variées. Elles sont représentées par différents organites de la cellule bactérienne ou certaines fonctions métaboliques

Les cibles les plus courantes des différentes familles d'antibiotiques sont la paroi, les ribosomes, les acides nucléiques, la membrane.

On distingue deux types d'antibiotiques : les **antibiotiques bactéricides** (tuent les bactéries) et les **antibiotiques bactériostatiques** (empêchent la multiplication bactérienne).

2 CHOIX D'UN ANTIBIOTIQUE

Le **choix d'un antibiotique** doit tenir compte de plusieurs critères :

- le **spectre d'activité** de l'antibiotique : il correspond à l'ensemble des bactéries sur lesquelles l'antibiotique pourra être actif ;
- la **bactérie responsable** : il s'agit soit d'une bactérie suspectée (pari probabiliste), soit d'une bactérie identifiée (isolement avec antibiogramme) ;
- la **capacité de diffusion de l'antibiotique** et son aptitude à atteindre le siège de l'infection : il s'agit d'un paramètre lié à la pharmacocinétique ;
- l'**état** et l'**âge** du patient ;
- le **degré de sévérité de la pathologie** infectieuse.

PARTIE 11

3 PRÉCAUTIONS LIÉES AU TRAITEMENT ANTIBIOTIQUE

Avant la mise en place du traitement, il sera souvent nécessaire d'effectuer tous les **prélèvements microbiologiques** dont les résultats seraient faussés si le traitement était administré en amont.

Le **questionnement du patient** permettra de vérifier l'absence de :

- terrain allergique connu,
- pathologies contre-indiquant une voie d'administration.

La **prescription** doit indiquer de manière précise la durée, la fréquence et les doses à administrer au patient, les modalités de protocole qui pourraient être propres à un patient.

Sous traitement antibiotique, il sera nécessaire de mettre en place une surveillance étroite du patient (signes liés aux effets indésirables ou à un échec thérapeutique).

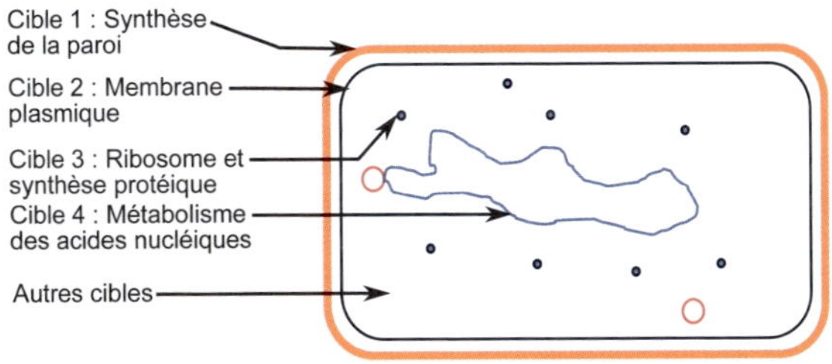

Cibles de l'action des antibiotiques sur la cellule bactérienne

Cibles les plus courantes par familles d'antibiotiques

Cibles	Familles d'antibiotiques ou molécules antibiotiques	
Paroi	Cyclosérine, bacitracine, glycopeptides, β-lactamines (pénicillines, céphalosporines)	
Membrane plasmique	Colistine, daptomycine	
Ribosomes	Sous-unité 50S	Phénicolés, macrolides et apparentés, linézolide
	Sous-unité 30S	Cyclines, aminoglycosides et apparentés, linézolide
Acides nucléiques	Inhibiteurs ARN polymérase	Ansamycines (rifamycines)
	Inhibiteurs topoisomérases	Fluoroquinolones
	Inhibiteurs de l'acide folique	Sulfamides et triméthoprime

4 ADAPTATION DE LA VOIE D'ADMINISTRATION DE L'ANTIBIOTIQUE

Le choix de la meilleure voie d'administration pour un patient dépend de :

- l'**urgence** de la mise en place du traitement (priorité pour les voies parentérales) ;

- la **localisation du site de l'infection** : ne pas utiliser une voie d'administration qui ne permet pas d'atteindre le site infectieux (voie intra-veineuse privilégiée lorsque le site est difficilement atteignable) ;
- l'**existence de pathologies** ou **dysfonctionnements** présents chez le patient qui pourraient entraver l'utilisation particulière d'une voie d'administration (mauvaise déglutition, vomissements fréquents, état comateux => voie orale interdite) ;
- l'**apparition d'interactions médicamenteuses** potentielles : les médicaments anticoagulants de type antivitamines K (AVK) contre-indiquent la voie intramusculaire pour administrer l'antibiotique ;
- la **diversité des formes galéniques** pour la molécule antibiotique disponibles pour les prescripteurs : certains antibiotiques n'existent que sous des formes galéniques à usage parentéral, notamment pour des raisons pharmacocinétiques.

5 RÉSISTANCE AUX ANTIBIOTIQUES

Une bactérie est résistante à un antibiotique lorsque la **concentration minimale inhibitrice (CMI)** de celui-ci est supérieure à la concentration sanguine maximale médicamenteuse susceptible d'être atteinte avec une posologie standard.

La CMI du couple antibiotique / bactérie est déterminée *in vitro* au laboratoire (**technique de l'antibiogramme**) et comparée aux concentrations critiques sériques ou tissulaires à atteindre en fonction des voies d'administration et des posologies recommandées :

- la concentration critique supérieure (C) définit la résistance,
- la concentration critique inférieure (c) définit la sensibilité de la bactérie.

Trois types d'interprétation sont possibles : **souche sensible**, **sensible à forte posologie** ou **résistante**. Une souche bactérienne est résistante lorsqu'elle peut croître en présence d'une concentration d'antibiotique plus élevée que la concentration qui inhibe la majorité des souches de la même espèce. Il faut donc tenir compte d'un effet dose.

On parle pour les antibiotiques de :

- **résistance de bas niveau** si la croissance est stoppée par de faibles concentrations d'antibiotique ;
- **résistance de haut niveau** si de fortes concentrations d'antibiotiques sont nécessaires.

La résistance bactérienne s'observe à divers degrés à l'égard de tous les membres d'une famille d'antibiotiques donnée. On assiste de surcroît à des multirésistances, c'est-à-dire au fait qu'une bactérie soit résistante en même temps à plusieurs familles d'antibiotiques.

FICHE 76

Interprétation des résultats de l'antibiogramme

CMI (mg/L)	Interprétation pour la souche
CMI $\leqslant$ c	Sensible ou S
CMI > C	Résistante ou R
c < CMI $\leqslant$ C	Sensible à forte posologie ou I

CMI = concentration la plus faible d'antibiotique inhibant 100 % de la croissance bactérienne (croissance visible *in vitro*)

Types de résistance aux antibiotiques

Type de résistance	Description des souches	Intérêt
Résistance naturelle ou « innée »	Toutes les souches d'une même espèce sont résistantes à l'antibiotique parce que la cible d'action de celui-ci est absente ou inaccessible.	Critère taxonomique Le phénotype normal ou « sauvage » permet de définir le spectre d'activité des antibiotiques et donc les espèces habituellement sensibles, modérément sensibles ou résistantes.
Résistance acquise	Une certaine proportion (parfois très élevée) des souches d'une espèce normalement sensible à l'antibiotique sont devenues résistantes à son action.	Marqueur épidémiologique.

Mécanismes de résistance aux antibiotiques

Stratégies bactériennes	Mécanisme	Classes d'antibiotiques
1re stratégie	Inactivation de l'antibiotique par des enzymes	β-lactamines, aminoglycosides, chloramphénicol, fosfomycine, MLS, nitroimidazolés
2e stratégie	Blocage de l'accès de l'antibiotique à sa cible	Tétracyclines, macrolides, quinolones
3e stratégie	Modification de la cible de l'antibiotique	β-lactamines, MLS
4e stratégie	Substitution de la cible par une autre molécule non vulnérable	Sulfamides, triméthoprime, glycopeptides

PARTIE 11

PÉNICILLINES

FICHE 77

La classe des β-lactamines comprend différentes familles d'antibiotiques : les pénicillines, les céphalosporines, les pénèmes et les monobactams. Les bêta-lactamines possèdent une structure moléculaire de base commune : le cycle bêta-lactame.

1 ASPECTS PHARMACODYNAMIQUES

Les pénicillines sont des antibiotiques bactéricides inhibiteurs de la synthèse du peptidoglycane (composant majoritaire de la paroi bactérienne).

- **Pénicillines naturelles** (**pénicillines G et V**) : spectre d'action limité aux bactéries Gram +, sensibles aux pénicillinases (présentes chez les Gram - et *S. aureus*).
- **Pénicillines d'hémisynthèse** : résistance aux pénicillinases (**pénicillines M**), spectre étroit non élargi aux Gram -.
- **Carboxypénicillines** (ticarcilline) et **uréidopénicillines** (pipéracilline) : spectre d'action plus étendu, notamment à *P. aeruginosa*.

2 PRINCIPALES INDICATIONS

Les pénicillines sont indiquées dans le traitement des infections à germes sensibles : il s'agit d'infections ORL, urinaires, méningites et endocardites.

Principaux effets indésirables

Manifestations allergiques	Urticaire, réactions anaphylactiques
Manifestations gastro-intestinales	Diarrhées, nausées et vomissements, colite pseudomembraneuse
Manifestations cutanées	Éruptions
Manifestations neurologiques	Convulsions
Manifestations hépatiques	Élévations des transaminases, hépatites ictériques
Manifestations hématologiques réversibles	Anémie hémolytique

PARTIE 11

3 CONTRE-INDICATIONS ET INTERACTIONS MÉDICAMENTEUSES

Les pénicillines sont contre-indiquées chez les patients ayant des antécédents allergiques à ces antibiotiques. L'**allopurinol** augmente le risque de réactions cutanées observées avec les pénicillines. L'effet des **anticoagulants oraux** peut varier (surveiller l'INR). La sécrétion rénale du

méthotrexate est bloquée par les pénicillines, exposant à une augmentation des effets hématologiques du médicament cytotoxique.

Conseils pratiques

- Manifestations allergiques (urticaire, rhinite, asthme...).
- Risque de déséquilibre de flore intestinale avec diarrhée (possibilité d'associer une préparation à base de levure).
- Prendre le traitement pendant toute la durée prescrite, sans interruption à l'initiative du patient.

Principales pénicillines

Dénomination commune internationale	Nom de spécialité et forme galénique
Benzyl pénicilline (Pénicilline G)	PÉNICILLINE G® injectable
Benzathine benzylpénicilline (Pén. G retard)	EXTENCILLINE, RETARPEN® injectable
Phénoxyméthylpénicilline (Pénicilline V)	ORACILLINE® comprimés ORACILLINE® suspension buvable
PÉNICILLINES M	
Oxacilline	ISTOPEN® injectables
Cloxacilline	ORBÉNINE® injectable, gélules CLOXACILLINE® injectable, gélules
PÉNICILLINES à spectre élargi	
Ampicilline + Sulbactam (inhibiteur de β-lactamase)	UNACIM® injectable
Amoxicilline	XYLLOMAC®, CLAMOXYL® comprimés, gélules, pdre susp. buvable, injectable
Amoxicilline +Acide clavulanique (inhibiteur de β-lactamase)	AUGMENTIN® comprimés, suspension buvable, injectable LEVMENTIN® injectable
Pivmécillinam	SELEXID® comprimés
Témocilline	NEGABAN® injectable
N-ACYLPÉNICILLINES	
Pipéracilline	PIPÉRACILLINE® injectable
Pipéracilline + Tazobactam (inhibiteur de β-lactamase)	TAZOCILLINE® injectable
Ticarcilline + Acide clavulanique	TIMENTIN® injectable

FICHE 78

CÉPHALOSPORINES

La première céphalosporine a été extraite à partir de *Cephalosporium acremonium*. Depuis, de nouvelles générations ont été produites.

1 ASPECTS PHARMACODYNAMIQUES

Les **céphalosporines** sont des antibiotiques bactéricides inhibiteurs de la synthèse du peptidoglycane (composant majoritaire de la paroi bactérienne).

- 1re génération : activité sur les bactéries Gram + sensibles, sauf *S. aureus* type SARM.
- 2e génération : spectre élargi contre certains Gram – et contre les anaérobies.
- 3e et 4e générations : spectre élargi aux Gram – (élargi à *P. aeruginosa*), activité contre les Gram + diminuée (sauf 4e génération).

2 PRINCIPALES INDICATIONS

- 1re génération : infections des voies respiratoires, infections urinaires et péritonéales (association avec les aminosides),
- 2e génération : infections ORL, urinaires et ostéoarticulaires,
- 3e et 4e générations : infections méningées et infections à germes résistants aux β-lactamines ou multirésistants (infections nosocomiales en particulier).

Principaux effets indésirables

Manifestations allergiques	Urticaire
Manifestations systémiques (rares)	Diarrhées, nausées et vomissements, colite pseudomembraneuse, thrombocytopénies, anémie hémolytique, crises convulsives, néphrotoxicité

PARTIE 11

3 CONTRE-INDICATIONS ET INTERACTIONS MÉDICAMENTEUSES

Les céphalosporines sont contre-indiquées chez les patients ayant des antécédents allergiques à ces antibiotiques ou en cas d'insuffisance rénale sévère (C1G).

L'effet des **anticoagulants oraux** peut être augmenté (surveiller l'***International Normalized Ratio* ou INR**, indicateur de la coagulation sanguine).

Les **antiacides** diminuent la biodisponibilité orale des céphalosporines.

FICHE 78

Conseils pratiques

- Manifestations allergiques à rapporter à son médecin (urticaire, rhinite, asthme...).
- Risque de déséquilibre de flore intestinale avec diarrhée (possibilité d'associer une préparation à base de levure).
- Ne pas associer les céphalosporines orales avec des médicaments antiacides.
- Prendre le traitement pendant toute la durée prescrite, sans interruption à l'initiative du patient.

Principales céphalosporines

Dénomination commune internationale	Nom de spécialité et forme galénique
CÉPHALOSPORINES DE 1re GÉNÉRATION (C1G)	
Céfaclor	ALFATIL® cp LP, sol. buv.
Céfalexine	KÉFORAL® cp, susp. buv.
Céfazoline	CÉFAZOLINE® injectable IV
CÉPHALOSPORINES DE 2e GÉNÉRATION (C2G)	
Céfoxitine	CÉFOXITINE® injectable IV
Céfuroxime	ZINNAT® cp, susp. buv, injectable IM/IV, APROKAM® injectable (en ophtalmologie)
CÉPHALOSPORINES DE 3e GÉNÉRATION (C3G)	
Céfixime	OROKEN® cp, susp. buv.
Céfotaxime	CEFOTAXIME® injectable IM/IV
Cefpodoxime	ORÉLOX® cp, susp. buv.
Ceftazidime	FORTUM® injectable IM/IV
Ceftazidime + Avibactam (inhibiteur de β-lactamase)	ZAVICEFTA® injectable IV
Ceftriaxone	ROCÉPHINE® injectable IM/IV, TRIACEFAN® injectable IM
CÉPHALOSPORINES DE 4e GÉNÉRATION « À SPECTRE ÉLARGI » (C4G)	
Ceftaroline	ZINFOR® injectable
Ceftobiprole	MABELIO® injectable
Ceftolozane + Tazobactam (inhibiteur de β-lactamase)	ZERBAXA® injectable
CÉPHALOSPORINE CONJUGUÉE À UN SIDÉROPHORE	
Cefiderocol	FETCROJA® injectable

PARTIE 11

FICHE 79

CARBAPÉNÈMES ET MONOBACTAMS

Les carbapénèmes et les monobactams (aztréonam) sont des β-lactamines qui possèdent une structure très modifiée par rapport au cycle β-lactame de base.
Ceci leur confère une stabilité vis-à-vis des β-lactamases. Ils sont utilisés exclusivement par voie parentérale.

1 ASPECTS PHARMACODYNAMIQUES

Les carbapénèmes sont des antibiotiques bactéricides temps dépendants. Ils possèdent un effet post-antibiotique (persistance de l'effet antibactérien).

Leur spectre d'activité est très large (sauf l'ertapénem limité aux entérobactéries). Ils sont actifs contre les bacilles Gram – (*Pseudomonas aeruginosa* et *Acinetobacter baumannii*). Ils sont très stables vis-à-vis des **BLSE (β-lactamases à spectre étendu)**.

L'imipénème est co-administré avec cilastatine qui est inhibiteur de la déhydropeptidase, enzyme du métabolisme de l'imipénème. Ceci permet une élimination rénale sous forme active.

Le spectre de l'aztréonam est limité aux bactéries Gram – non anaérobies.

2 PRINCIPALES INDICATIONS

Ces antibiotiques sont utilisés dans de nombreuses **infections graves** (choc septique, sepsis sévère) et dans le traitement des **infections nosocomiales à germes multiresistants**.

Ces traitements doivent impérativement être réévalués à 48 (72) heures et adaptés à la documentation microbiologique.

Leur utilisation est réservée à un usage hospitalier.

PARTIE 11

Principaux effets indésirables

Manifestations allergiques	Réactions cutanées : rash, prurit, purpura
Manifestations digestives	Nausées, vomissements, diarrhées
Manifestations neurologiques	Céphalées, crises convulsives (avec l'imipénème)
Autres manifestations systémiques	Thrombocytose, cytolyse hépatique avec augmentation des transaminases et bilirubinémie

3 CONTRE-INDICATIONS ET INTERACTIONS MÉDICAMENTEUSES

Les carbapénèmes et l'aztréonam sont contre-indiqués chez les sujets qui présentent une **hypersensibilité aux molécules de la même famille** ou une réaction anaphylactique aux β-lactamines.

Les carbapénèmes augmentent l'activité des médicaments antivitamines K (anticoagulants).

Ils diminuent les taux sériques de valproate. L'imipénème en association avec le ganciclovir (ou valganciclovir) augmente le risque d'épilepsie.

Conseils pratiques

- Apparition de manifestations allergiques.
- Risque de crises convulsives avec l'imipénem à doses élevées.

Principaux antibiotiques

Dénomination commune internationale	Nom de spécialité et forme galénique
CARBAPÉNÈMES	
Imipénem + Cilastine (inhibiteur d'enzyme)	TIÉNAM® injectable
Méropénem	MÉRONEM® injectable PONAXEM® injectable
Méropénem + Vaborbactam	VABOREM® injectable
Ertapénem	INVANZ® injectable
Imipénem + Cilastine + Relebactam (inhibiteur de bêta-lactamases)	RECARBRIO® injectable
MONOBACTAMS	
Aztréonam	AZACTAM® injectable CAYSTON® poudre pour sol. inhalation

FICHE 80

MACROLIDES ET APPARENTÉS

La famille d'antibiotiques « MLS » (macrolides, lincosamides, synergistines) est constituée de substances qui possèdent des structures différentes.

1 ASPECTS PHARMACOLOGIQUES

Les **macrolides** sont des antibiotiques avant tout bactériostatiques ; en se fixant sur la sous-unité 50S du ribosome, inhibant ainsi la synthèse des protéines bactériennes.

Les macrolides ont un **spectre d'action étroit** : actifs sur les coques Gram + sensibles, à l'exception des SARM, de la plupart des entérocoques, et de très nombreux pneumocoques. Ils présentent un **effet post-antibiotique**. Ils possèdent une **excellente diffusion tissulaire** et une bonne **pénétration osseuse, prostatique et séreuse**.

Les **synergistines** sont actives sur de nombreux Gram + et Gram - (*H. influenzae*, *N. gonorrhoeae* et *N. meningitidis*).

Les **lincosamides** sont efficaces contre les bactéries Gram + et de nombreuses bactéries anaérobies.

PARAMÈTRES PHARMACOCINÉTIQUES
Les macrolides sont relativement peu absorbés par voie orale. La fidaxomicine est faiblement absorbée et n'est active que localement dans le tractus gastro-intestinal. L'alimentation a les effets suivants sur l'absorption des macrolides : - Pour la clarithromycine à libération prolongée, augmentation de l'absorption. - Pour les comprimés à libération immédiate ou la suspension de clarithromycine, aucun effet. - Pour les gélules d'azithromycine et d'érythromycine (y compris les formulations de base et stéarate), diminution de l'absorption. - Pour la fidaxomicine, effets minimes. Une fois absorbés, les macrolides se diffusent bien dans les liquides corporels, sauf dans le LCR, et se concentrent dans les phagocytes. L'excrétion se fait principalement dans la bile.
INDICATIONS DES MACROLIDES
Les macrolides sont efficaces contre : - Les cocci aérobies et anaérobies à Gram positif, sauf pour la plupart des entérocoques, de nombreuses souches de *Staphylococcus aureus* (en particulier les souches résistantes à la méthicilline) et certains *Streptococcus pneumoniae et S. pyogenes* ; - *Mycoplasma pneumoniae, Chlamydia trachomatis, Chlamydophila pneumoniae, Legionella spp, Corynebacterium diphtheriae, Campylobacter spp, Treponema pallidum, Propionibacterium acnes, Borrelia burgdorferi* ; - *Bacteroides fragilis*.

Suite du tableau

La clarithromycine et l'azithromycine sont particulièrement actives contre *Haemophilus influenzae* et contre *Mycobacterium avium complex*.
Les macrolides sont considérés comme les médicaments de choix dans les infections à pneumocoques et à streptocoques du groupe A lorsque la pénicilline ne peut être utilisée. Cependant, les pneumocoques présentant une sensibilité réduite à la pénicilline sont souvent résistants aux macrolides dans certaines populations, jusqu'à 20 % de *S. pyogenes* sont résistants aux macrolides. Du fait de leur activité contre les germes pathogènes respiratoires atypiques, ils sont souvent utilisés empiriquement dans le traitement des infections des voies respiratoires inférieures, mais un autre médicament est souvent nécessaire pour couvrir les pneumocoques résistants aux macrolides.
Les macrolides ont d'autres utilisations cliniques (voir tableau Certaines utilisations cliniques des macrolides). Les macrolides ne sont pas utilisés dans le traitement de la méningite.
La fidaxomicine a peu ou n'a pas d'activité contre les bactéries à Gram négatif, mais elle est bactéricide contre Clostridioides difficile (anciennement appelé Clostridium difficile).

2 PRINCIPALES INDICATIONS

Macrolides : considérés comme les antibiotiques de choix dans les infections à pneumocoques et à streptocoques du groupe A lorsque la pénicilline ne peut être utilisée, infections génitales à *C. trachomatis,* infections ORL, infections opportunistes, infections au niveau du tube digestif à *H. pylori*, toxoplasmose chez la femme enceinte, infections cutanées, dermatologiques et dentaires.

Synergistines : infections cutanées, bronchites chroniques surinfectées, pneumopathies aiguës et sinusites.

Lincosamides : par voie systémique : endocardites, infections de la peau et des tissus mous, infections ostéoarticulaires, infections ORL et respiratoires, infections stomatologiques et infections urogénitales. Par voie cutanée : traitement de l'acné (clindamycine).

Principaux effets indésirables

MACROLIDES	
Manifestations digestives	Nausées, diarrhées, vomissements, gastralgies
Manifestations allergiques	Réactions cutanées
Manifestations auditives	Troubles transitoires de l'audition
Troubles hépatiques	Hépatite réversible (grave avec la télithromycine)
LINCOSAMIDES	
Manifestations digestives	Diarrhées
Manifestations systémiques	Effets hématologiques, effets hépatiques, colite pseudomembraneuse (rare)

3 CONTRE-INDICATIONS ET INTERACTIONS MÉDICAMENTEUSES

Les macrolides sont contre-indiqués chez les patients qui y sont allergiques.
Macrolides : **inhibiteurs enzymatiques** par interaction au niveau du CYP3A4, donc risque de **potentialisation** des effets des substances médicamenteuses métabolisées par le CYP3A4.
Associations érythromycine ou clarithromycine avec le cisapride ou les antiaryhmiques (disopyramide, quinidine) contre-indiquées.
Association avec les **dérivés de l'ergot de seigle** contre-indiquée (sauf spiramycine).
Interactions possibles avec : théophylline, statines, carbamazépine, ciclosporine, antivitamines K (par modification de la liaison protéique) et certains antirétroviraux.

Conseils pratiques
- Risque de troubles digestifs.
- Manifestations allergiques.
- Interactions médicamenteuses.
- Traitement pendant toute la durée prescrite, sans interruption à l'initiative du patient.

Principaux antibiotiques

Dénomination commune internationale	Nom de spécialité et forme galénique
MACROLIDES VRAIS	
Érythromycine	ÉRYTHROCINE® cp, sachet, injectable, ÉRY® cp, ÉRYFLUID® lotion, ÉRYTHROGEL® gel
Érythromycine + Trétinoïne	ÉRYLIK® gel cutané, lotion
Clarithromycine	ZÉCLAR® cp, susp. buv., injectable
Roxithromycine	RULID® cp, cp séc p susp. buv
Spiramycine	ROVAMYCINE® cp, injectable
Spiramycine + Métronidazole	BI MISSILOR® cp, BIRODOGYL® cp, RODOGYL® cp
Azithromycine	AZADOSE® cp, AZYTER® collyre, ORDIPHA® cp, ZITHROMAX® cp, susp. buv.
SYNERGISTINES	
Pristinamycine	PYOSTACINE® cp
LINCOSAMIDES	
Clindamycine	DALACINE® gélules, injectable ZINDACLINE® gel 1 %

FICHE 81

AMINOGLYCOSIDES

Les aminoglycosides (ou aminosides) sont des antibiotiques à index thérapeutique étroit. Puisque leur absorption digestive est pratiquement nulle, ils doivent être administrés par voie parentérale ou par voie locale.

1 ASPECTS PHARMACODYNAMIQUES

Les aminoglycosides sont des antibiotiques bactéricides dose-dépendants, bactériostatiques à doses faibles et bactéricides à doses plus élevées.

Leur action est dépendante de la concentration et présente un **effet post-antibiotique** prolongé.

> **Effet post-antibiotique** (EPA) = effet qui se produit lorsque la majeure partie de la dose a pourtant été éliminée de l'organisme, et qu'il ne reste que de faibles traces de l'antibiotique dans l'organisme. Il est observé une inhibition durable de la croissance bactérienne. L'effet est variable en fonction de l'antibiotique (sa concentration, la durée d'exposition) et de l'espèce bactérienne. Il est lié à la persistance de l'antibiotique à ses sites de fixation, au temps de régénération des enzymes et des ribosomes bactériens.

Le **spectre d'action** des aminoglycosides est très large : bactéries sensibles de type bacilles Gram – aérobies (entérobactéries, *Pseudomonas*), bactéries Gram + (*S. aureus* méti S).

Ils sont souvent **utilisés en association** pour développer une **synergie** notamment avec les β-lactamines, les macrolides et les fluoroquinolones.

2 PRINCIPALES INDICATIONS

Infections sévères à bactéries sensibles Gram – (*Pseudomonas aeruginosa*).

Infections urinaires et rénales, **septicémies**, **infections** pulmonaires, articulaires ou génitales, **endocardites** et **infections cutanées à staphylocoques**.

PARTIE 11

■ Principaux effets indésirables

Manifestations cutanées	Réactions allergiques
Manifestations auditives	**Ototoxicité irréversible** (bourdonnements d'oreille, vertiges, hypoacousie évoluant vers la perte totale de l'audition)
Troubles rénaux	**Néphrotoxicité** : vasoconstriction et diminution du taux de filtration glomérulaire (aggravée par vancomycine, diurétiques, cyclosporine et cisplatine)
Troubles musculaires	Blocage musculaire mortel (rare)

3 CONTRE-INDICATIONS ET INTERACTIONS MÉDICAMENTEUSES

Contre-indiqués chez les patients présentant une **myasthénie** et chez les patients qui sont allergiques à la famille des aminosides.

En cas d'**insuffisance rénale** : **dosage de créatinémie** nécessaire pour diminuer ou espacer les doses.

Chez les patients montrant des **défauts de l'audition** : mise en place d'une surveillance de l'audition (audiogramme).

Chez la femme enceinte : problème de toxicité potentielle pour l'oreille interne du fœtus. Les aminosides sont donc contre-indiquées dans ce cas.

Les **diurétiques de l'anse**, la **ciclosporine**, la **tacrolimus**, les **sels de platine**, l'**amphotéricine B** ont un effet additif voire synergique sur la néphrotoxicité.

Les aminosides augmentent l'activité des **anticoagulants oraux** (surveiller l'INR).

L'**association d'aminosides** entraîne une fréquence accrue de néphrotoxicité.

Conseils pratiques

- Manifestations allergiques.
- Modifications auditives.
- Attention chez les patients traités par diurétiques de l'anse.
- Nécessité d'un dosage des aminosides durant le traitement (index thérapeutique étroit).

Principaux antibiotiques

Dénomination commune internationale	Nom de spécialité et forme galénique
Tobramycine	NEBCINE® injectable, TOBREX® collyre, pom. opht, TOBRABACT® collyre, TOBI® sol. inhalation, TOBI PODHALER® pdre inhalation
Gentamicine	GENTAMICINE® injectable
Amikacine	AMIKACINE® injectable, ARIKAYCE LIPOSOMAL® pdre inhal.
Néomycine + Polymyxine B	ATÉBÉMYXINE® collyre, pom. opht
Néomycine + Dexaméthasone	CHIBRO CADRON® collyre, pom. opht
Néomycine + Triamcinolone	CIDERMEX® pom. opht.
Framycétine + Dexaméthasone	FRAKIDEX® collyre, pom. opht.
Tobramycine + Dexaméthasone	TODEXAL® collyre

CYCLINES

FICHE 82

Les principes actifs de cette famille d'antibiotiques ont pour caractéristique de posséder quatre cycles accolés, d'où le nom de tétracyclines ou cyclines.

1 ASPECTS PHARMACODYNAMIQUES

En raison d'un mécanisme d'action réversible, les **cyclines** sont **bactériostatiques**.

Leur spectre d'action est large. Les tétracyclines sont capables, en outre, de pénétrer les cellules eucaryotes et ont donc pour cible des bactéries intra-cellulaires (*exemple* : *Chlamydia pneumoniae*).

2 PRINCIPALES INDICATIONS

- Les indications des premières tétracyclines sont les infections génito-urinaires à germes sensibles. Elles sont indiquées également dans le traitement de la brucellose, la maladie de Lyme (*B. burgdorferi*) et le traitement de l'acné (*C. acnes*).
- La tigécycline est indiquée, en l'absence d'alternatives thérapeutiques propres appropriées, dans le traitement des infections compliquées de la peau et des tissus mous (à l'exclusion des infections cutanées du pied chez les patients diabétiques) et dans le traitement des infections intra-abdominales compliquées.

Principaux effets indésirables

Troubles digestifs	Nausées et vomissements, diarrhées et brûlures gastriques, candidose (langue noire par exemple) par surinfection avec *Candida albicans* provoquant une entérocolite à staphylocoques (rare) chez l'enfant ou les patients âgés associée à une déshydratation importante très grave
Photosensibilisation	Liée à l'exposition aux rayons UV, le traitement doit être arrêté en cas d'érythèmes
Réaction de dyschromie dentaire	Modification de couleur de la dent : chez les enfants âgés de moins de huit ans et chez les fœtus (germes des dents colorés)
Troubles hématologiques	Troubles réversibles et sans gravité : neutropénie, éosinophilie, anémie hémolytique
Manifestations allergiques	Assez rares : éruptions cutanées, urticaire
Autres effets	Hypertension intracrânienne chez les nourrissons, sous traitement prolongé ou à doses élevées, réversible à l'arrêt du traitement

3 CONTRE-INDICATIONS ET INTERACTIONS MÉDICAMENTEUSES

Les tétracyclines sont contre-indiquées chez les **femmes enceintes** ou qui allaitent, chez les **enfants de moins de huit ans**, chez les **personnes allergiques** à la tétracycline et celles qui ont montré des réactions de **photosensibilisation**.

Elles ne doivent pas être associées aux **rétinoïdes** (risque accru d'hypertension intracrânienne), ni avec des **anti-acides** ou des **sels Fe, Zn, Ca** (diminution de la résorption digestive). L'effet des **anticoagulants oraux** peut varier (surveiller l'INR). Les **inducteurs enzymatiques** (en particulier les antiépileptiques inducteurs) augmentent le métabolisme de la **doxycycline** (adapter la posologie).

Conseils pratiques

- En présence d'aliments à base de laitages, l'absorption des cyclines est diminuée.
- Manifestations allergiques à mentionner à son médecin.
- Apparition de diarrhées importantes, voire graves.
- Pas d'exposition aux UV ou au soleil durant le traitement.
- Traitement pendant toute la durée prescrite, sans interruption à l'initiative du patient.

■ Principaux antibiotiques

Dénomination commune internationale	Nom de spécialité et forme galénique
Chlortétracycline	AURÉOMYCINE® pommade, pommade ophtalm.
Lymécycline	TÉTRALYSAL® gélules
Oxytétracycline + dexaméthasone	STERDEX® pommade ophtalm.
Minocycline	MYNOCINE® gélules, PAROCLINE® gel dent
Doxycycline	DOXY® cp, DOXYLIS® cp, DOXYPALU® cp, GRANUDOXY® cp, SPANOR® cp, TOLEXINE® cp, VIBRAVEINEUSE® injectable
Tigécycline	TYGACIL® injectable
Tétracycline + Métronidazole + Bismuth subcitrate	PYLERA®* gélules

* En association à l'oméprazole, PYLERA® est indiqué dans l'éradication de *Helicobacter pylori* et la prévention des récidives d'ulcères gastroduodénaux.

PARTIE 11

FICHE 83

FLUOROQUINOLONES

Les fluoroquinolones, en raison de leur mécanisme d'action sur les acides nucléiques, sont douées d'une activité bactéricide.

1 ASPECTS PHARMACODYNAMIQUES

Classe d'antibiotiques à large spectre :

- **2e génération** : actifs sur *S. aureus* méti S, *P. aeruginosa*, coques Gram - (*Neisseria*).
- **3e et 4e générations** : spectre élargi aux Gram + (*S. pneumoniae*, *S. pyogenes)* et aux bactéries atypiques (*Legionella*, *Chlamydia* et *Mycoplasma*).

2 PRINCIPALES INDICATIONS

- Remarque : les quinolones de 1re génération ne sont plus commercialisées.
- Fluoroquinolones de 2e génération : infections génitales, urinaires et prostatiques (prostatites), gastro-intestinales et ostéo-articulaires.
- Fluoroquinolones de 3e et 4e générations : infections ORL et respiratoires (pneumopathies à pneumocoque ou à *H. influenzae*).

Principaux effets indésirables

Manifestations digestives	Diarrhées, nausées, vomissements et douleurs abdominales
Troubles du SNC	Céphalées, étourdissements, somnolence (en particulier lors de l'association à certains anti-inflammatoires non stéroïdiens)
Troubles cutanés	Prurit, photosensibilisation
Troubles ostéo-articulaires et tendineux	Risque de rupture du tendon d'Achille (impose l'arrêt du traitement, en particulier chez les patients traités à base de glucocorticoïdes)
Atteintes cardiaques	**Graves** (avec la moxifloxacine), possibles chez des patients présentant des troubles du rythme cardiaque

PARTIE 11

3 CONTRE-INDICATIONS ET INTERACTIONS MÉDICAMENTEUSES

- Contre-indication absolue : exposition aux rayons UV et au soleil interdite, étendue aux trois jours suivant l'arrêt du traitement.
- Contre-indications :

- chez l'adolescent de moins de 15 ans en raison des risques articulaires possibles, sauf en cas d'absolue nécessité,
- chez les sujets insuffisants rénaux ou hépatiques,

- en cas d'insuffisance en G6PD,
- chez la femme enceinte et lors de la période d'allaitement.

● Association contre-indiquée : moxifloxacine + médicaments induisant un allongement de l'espace QT.

● Associations à éviter :

- psoralènes, cyclines, amiodarone, phénothiazines, méthotrexate : effet photosensibilisant ;
- anticoagulants oraux : risque de saignement accru ;
- anti-acides ou sels Fe, Zn, Ca : diminution de l'absorption digestive.

Conseils pratiques

- Troubles digestifs.
- Éviter l'association avec médicaments antiacides.
- Manifestations allergiques et douleurs articulaires.
- Risques liés à l'exposition aux UV et au soleil, même après arrêt du traitement.
- Traitement pendant toute la durée prescrite, sans interruption à l'initiative du patient.

Principaux médicaments

Dénomination commune internationale	Nom de spécialité et forme galénique
QUINOLONES DE 2e GÉNÉRATION (FLUOROQUINOLONES)	
Norfloxacine	NORFLOXACINE® cp, CHIBROXINE® collyre
Ciprofloxacine	CIFLOX® cp, susp. buv., injectable, CILOXAN® collyre, pom. opht., sol. auric.
Ofloxacine	MONOFLOCET® cp, OFLOCET® cp, sol. auriculaire, injectable, EXOCINE® collyre, MONOOX® collyre, QUINOFREE® collyre
QUINOLONES DE 3e GÉNÉRATION (FLUOROQUINOLONES)	
Lévofloxacine	TAVANIC® cp, injectable
Délafloxacine	QUOFENIX® cp, injectable
QUINOLONES DE 4e GÉNÉRATION (FLUOROQUINOLONES)	
Moxifloxacine	IZILOX® cp, injectable

PARTIE 11

FICHE 84

ANTITUBERCULEUX

La tuberculose est une pathologie infectieuse et contagieuse provoquée chez l'humain par une mycobactérie, Mycobacterium tuberculosis ou Bacille de Koch (BK).

1 APPROCHE THÉRAPEUTIQUE

Le traitement antibiotique dure six mois pour une tuberculose pulmonaire chez un patient immunocompétent :

- **phase initiale** (2 mois) : **3 ou 4 antituberculeux majeurs** (izoniazide et rifampicine + éthambutol, pyrazinamide).
- **seconde phase** (4 mois) : en général deux antituberculeux (izoniazide et rifampicine le plus souvent). Pourront être adjoints d'autres antibiotiques tels les quinolones.

Les **associations d'antituberculeux** permettent de simplifier l'administration du traitement et d'améliorer le suivi du traitement. Elles existent sous la forme de double (isoniazide + rifampicine) ou de triple association (isoniazide + rifampicine + pyrazinamide).

Certaines formes de tuberculose extra pulmonaire nécessiteront un traitement plus long.

2 SPECTRES D'ACTION ET INTERACTIONS MÉDICAMENTEUSES

A RIFAMPICINE

Possède une activité bactéricide sur les bacilles tuberculeux intracellulaires et extracellulaires par formation d'un complexe stable avec l'ARN polymérase bactérienne.

Inducteur des CYP (3A, 2C9) : elle interagit avec de nombreux autres médicaments : médicaments anti-VIH, contraceptifs oraux.

PARTIE 11

B ISONIAZIDE

Bactériostatique (bacilles intracellulaires) et bactéricide (bacilles extracellulaires) par inhibition de la synthèse des acides mycoliques de la paroi.

Métabolisé au niveau du foie par acétylation (adaptation de la posologie chez les « acétyleurs lents » et d'autres « acétyleurs rapides »).

C ÉTHAMBUTOL

Tuberculostatique par action sur la paroi qui inhibe l'incorporation de l'acide mycolique ou de l'arabinose dans la paroi bactérienne.

D PYRAZINAMIDE

Action bactéricide sur les bactéries intracellulaires par inhibition de la synthèse de la paroi.

E AUTRES ANTITUBERCULEUX

Acide para-aminosalicylique

Action bactériostatique par inhibition de la synthèse d'acide folique et/ou par inhibition de la synthèse de l'un des composants de la paroi bactérienne (mycobactine).

Inhibe la résistance induite par la streptomycine et l'isoniazide : prescrit en association, chez l'adulte, dans le traitement de la tuberculose multi-résistante (MDR-TB ou XDR-TB).

Bédaquiline

Action bactéricide par inhibition de l'ATP synthase. Indiquée sur 24 semaines dans le traitement de la tuberculose pulmonaire multirésistante (MDR-TB) chez les patients adultes.

Délamanide

Inhibe la synthèse des acides mycoliques de la paroi cellulaire des mycobactéries.

Indiqué sur 24 semaines dans le traitement de la tuberculose pulmonaire multirésistante (MDR-TB) chez les patients adultes.

Contre-indiqué chez les patients qui présentent une **hypersensibilité** au médicament, et en cas de prise de puissants **inducteurs du CYP3A4**.

Principaux effets indésirables

Rifampicine	Effets hépatiques, coloration rouge des sécrétions
Isoniazide	Digestifs (nausées, vomissements), hépatiques (dosage des transaminases avant et après traitement nécessaire) et neurologiques (carence en vitamine B6)
Pyrazinamide	Effets hépatiques (dosage des transaminases avant et après traitement nécessaire), crises de goutte possibles
Acide para-aminosalicylique	Nausées, vomissements et douleurs abdominales
Bédaquiline	Maux de tête, nausées et vomissements, effets hépatiques (dosage des transaminases réalisé avant et après traitement) et cardiaques (électrocardiogramme réalisé avant et au cours du traitement)
Délamanide	Hypokaliémie, insomnies, asthénie, maux de tête, nausées et vomissements, allongement de l'intervalle QT à l'ECG

FICHE
84

Conseils pratiques

- Champ visuel (éthambutol), crises de goutte (pyrazinamide).
- Fonction hépatique (dosage des transaminases).
- En cas de non-respect des durées et de l'observance des prescriptions, le bacille tuberculeux peut devenir résistant aux antibiotiques.

Principaux antituberculeux

Dénomination commune internationale	Nom de spécialité et forme galénique
ANTITUBERCULEUX NON ASSOCIÉS	
Rifampicine	RIFADINE® gélules, susp. buv., injectable RIMACTAN® gélules
Rifabutine	ANSATIPINE® gélules MYCOBUTIN® gélules
Isoniazide	RIMIFON® cp, injectable
Éthambutol	DEXAMBUTOL® cp MYAMBUTOL® cp, injectable
Pyrazinamide	PIRILÈNE® cp
Acide para-aminosalicylique	GRANUPAS® granulés gastrorésistants
Bédaquiline	SIRTURO® cp
Délamanide	DELTYBA® cp
ASSOCIATIONS D'ANTITUBERCULEUX	
Rifampicine + Isoniazide	RIFINAH® cp enr.
Rifampicine + Pyrazinamide+ Isoniazide	RIFATER® cp enr.

FICHE 85

AUTRES ANTIBIOTIQUES

1 GLYCOPEPTIDES

A ASPECTS PHARMACODYNAMIQUES

En bloquant les deux étapes de la synthèse de la paroi (transglycosylation et transpeptidation), les glycopeptides sont des antibiotiques à activité bactéricide lente.

Leur spectre d'action est limité aux bactéries Gram + (staphylocoques, y compris les souches résistantes de type SARM, entérocoques et streptocoques en particulier).

B PRINCIPALES INDICATIONS ET CONTRE-INDICATIONS

Indications : **infections graves**, pour lesquelles il n'existe pas d'autre antibiotique efficace : infections à *S. aureus* méticilline résistants (SARM) et à entérocoques sensibles.

Contre-indications : vancomycine par voie IM (douleurs, nécrose), allergies aux glycopeptides.

2 SULFAMIDES ANTIBACTÉRIENS

A ASPECTS PHARMACODYNAMIQUES

Ils entravent la fixation de l'acide para-aminobenzoïque (PABA) avec la dihydroptérine et bloquent l'action de l'enzyme synthétase : **agents bactériostatiques**.

Large spectre d'action : coques Gram + (staphylocoques et streptocoques), coques Gram - (*N.gonorrhoeae* ou *meningitidis*), bacilles Gram - (entérobactéries), *Chlamydia*.

B PRINCIPALES INDICATIONS ET CONTRE-INDICATIONS

PARTIE 11

Indications : infections urinaires et prostatiques, pneumopathies à pneumocoques, infections systémiques à bactéries Gram - sensibles, infections à *Nocardia*, pneumonies à *Pneumocystis carinii*, infections à *C. trachomatis* et à *T. gondii*.

Contre-indications : insuffisances hépatiques et rénales, antécédents allergiques aux sulfamides (forme topique interdite).

3 MACROCYCLIQUES

A ASPECTS PHARMACODYNAMIQUES

Fidaxomicine : bactéricide par inhibition de la synthèse bactérienne de l'ARN.

Son spectre est étroit avec une activité bactéricide sur *Clostridium difficile*.

B PRINCIPALES INDICATIONS ET CONTRE-INDICATIONS

Indication : chez l'adulte, **infections à *Clostridium difficile* (ICD)**, appelées également Diarrhée associée à *C. difficile* (DACD).

Contre-indication : hypersensibilité au médicament.

4 OXAZOLIDINONES

A ASPECTS PHARMACODYNAMIQUES

Bloquent l'étape d'initiation de la synthèse des protéines : bactériostatiques, actives contre les germes Gram + résistants à la plupart des antibiotiques actuels : *S. pneumoniae*, SARM et staphylocoques intermédiaires (GISA) ou résistants aux glycopeptides, entérocoques résistants à la plupart des antibiotiques actuels.

Activité contre certains bacilles anaérobies Gram + (*Clostridium perfringens*).

B PRINCIPALES INDICATIONS ET CONTRE-INDICATIONS

Indications : pneumonies nosocomiales et communautaires documentées ou suspectées à bactéries à Gram + sensibles, infections compliquées de la peau et des tissus mous documentées à bactérie Gram + sensible.

Linézolide : faible effet inhibiteur de la monoamine oxydase : ne pas l'associer aux sympathomimétiques. Surveillance de la pression artérielle préconisée, et de celle de l'hémogramme.

Tédizolide : administré avec prudence chez les patients présentant une hypersensibilité connue aux oxazolidinones.

■ Principaux effets indésirables

Glycopeptides	Ototoxicité et néphrotoxicité lorsque les glycopeptides sont utilisés seuls (fréquence peu élevée), ou s'ils sont associés avec les aminosides (fréquence augmentée), réactions d'hypersensibilité (érythèmes, prurit, accès fébrile et choc anaphylactique)
Sulfamides antibactériens	Réactions digestives (nausées) ou neurologiques (céphalées), réactions allergiques, graves parfois (érythème, syndrome de Stevens-Johnson ou syndrome de Lyell), troubles hématologiques (anémies hémolytique ou mégaloblastique, neutropénie et thrombocytopénie)
Macrocycliques	Vomissements, nausées et constipation.
Oxazolidinones	**Linézolide** : réactions digestives (diarrhées), troubles du SNC (céphalées), accidents hématologiques (thrombopénies), goût métallique (par VO)

AUTRES ANTIBIOTIQUES

Principaux antibiotiques

Dénomination commune internationale	Nom de spécialité et forme galénique
GLYCOPEPTIDES	
Vancomycine	VANCOMYCINE® injectable.
Teicoplanine	TARGOCID®, sol. buv, injectable
Dalbavancine	XYDALBA® injectable
Oritavancine	TENKASI® injectable
SULFAMIDES ANTIBACTÉRIENS	
Sulfadiazine	ADIAZINE® cp FLAMMAZINE® crème
Sulfadiazine+ Cérium nitrate	FLAMMACERIUM® crème
Triméthoprime	DELPRIM® cp
Sulfaméthoxazole + Triméthoprime = Cotrimoxazole	BACTRIM® cp, susp. buv., injectable BACTRIM FORTE® cp
MACROCYCLIQUE	
Fidaxomicine	DIFICLIR® cp, susp. buv.
OXAZOLIDINONES	
Linézolide	ZYVOXID® cp, susp. buv., injectable
Tédizolide	SIVEXTRO® cp
POLYMYXINES	
Colistine	COLIMYCINE® injectable COLOBREATHE® pdre inhal. TADIM® sol. inhal.
AUTRES ANTIBIOTIQUES	
Daptomycine	CUBICIN® injectable
Fosfomycine	FOMICYT® injectable MONURIL® sol. buv. sachet
Acide fusidique	FUCIDINE® cp, susp. biv., pom.
Nitrofurantoïne	FURANDANTINE® gélules
Métronidazole	FLAGYL® susp. buv., ovules, MÉTRONIDAZOLE® cp
Ornidazole	TIBERAL® cp, injectable

FICHE 86

ANTIPARASITAIRES SYSTÉMIQUES

Les antiparasitaires sont des médicaments, d'origine naturelle ou de synthèse, capables de détruire différents organismes ayant un développement parasite, en particulier les helminthes, les amibes et les protozoaires.

1 CLASSEMENT DES ANTIPARASITAIRES

- **Antihelminthiques** : médicaments antiparasitaires utilisés pour le traitement des helminthes :
  - plats : cestodes (tænias), trématodes (schistosomes ou bilharzies),
  - ronds (ascaris, oxyures, ankylostomes, anguillules).
- **Antiamibiens** : médicaments qui atteignent les amibes (*Entamoeba histolytica*) quelle que soit leur localisation. Il s'agit de médicaments amoebicides diffusibles, actifs sur les parasites à localisation tissulaire.
- **Antipaludiques** : médicaments classés en deux catégories :
  - schizonticides électifs (dérivés quinoléiques et dérivés de l'artémisinine),
  - inhibiteurs des acides nucléiques (= antimétabolites, bloquant la division du noyau de l'hématozoaire : antifolates (antifoliques : sulfamides, antifoliniques : proguanil et pyriméthamine), naphtoquinones (atovaquone) et antibiotiques (tétracyclines et macrolides).
- **Anti-toxoplasmose** : antibiotique appartenant aux macrolides (spiramycine), et combinaison pyriméthamine + sulfadiazine. Du folinate de calcium doit être administré simultanément pour prévenir un déficit en acide folinique sous l'action de la pyriméthamine à fortes doses quotidiennes.
- **Anti-leishmanioses, anti-pneumocystoses et anti-trypanosomoses** : pentamidine, cotrimoxazole (triméthoprime/sulfaméthoxazole) utilisé en prophylaxie et en première ligne dans le traitement de la pneumocystose.

PARTIE 11

Conseils pratiques

- Ongles courts.
- Bonne hygiène : lavage des mains fréquent, changement de literie, nettoyage des sols.

2 PRINCIPAUX MÉDICAMENTS

Principaux antihelminthiques

Parasite ciblé	Dénomination commune internationale	Nom de spécialité et forme galénique
Anguillules	Ivermectine	STROMECTOL® cp
Bilharzies	Praziquantel	BILTRICIDE® cp
Douves	Triclabenzole	EGATEN® cp
Filaires	Diéthylcarbamazine	NOTEZINE® cp
	Ivermectine	STROMECTOL® cp
Oxyures, ascaris, ankylostomes	Albendazole (Benzimidazolés)	ZENTEL® cp, susp. buv. ESKAZOLE® cp
	Flubendazole (Benzimidazolés)	FLUVERMAL® cp, susp. buv.
	Pyrantel	COMBANTRIN® cp, susp. buv. HELMINTOX® cp, susp. buv.
Taenias	Albendazole	ESKAZOLE® cp ZENTEL® cp, susp. buv.
	Praziquantel	BILTRICIDE® cp

Principaux autres antiparasitaires

Dénomination commune internationale	Nom de spécialité et forme galénique
ANTIAMIBIENS TISSULAIRES (nitro-5-imidazol2s)	
Métronidazole	FLAGYL® cp, susp. buv.
Ornidazole	TIBERAL® cp, injectable
Secnidazole	SECNOL® sachet-dose
Tinidazole	FASIGYNE® cp

Suite du tableau

PARTIE 11

FICHE 86

Dénomination commune internationale	Nom de spécialité et forme galénique
ANTIPALUDIQUES	
Doxycycline	DOXY® cp DOXYPALU® cp GRANUDOXY® cp
Luméfantrine + Artéméther	RIAMET® cp
Méfloquine	LARIAM® cp
Pipéraquine + Arténimol	EURARTESIM® cp
Primaquine	PRIMAQUINE® cp
Proguanil + Atovaquone	MALARONE® cp
Quinine	QUINIMAX® cp, injectable
ANTITOXOPLASMES	
Pyriméthamine	MALOCIDE® cp
Spiramycine	ROVAMYCINE® cp
Sulfadiazine	ADIAZINE® cp
ANTILEISHMANIENS	
Amphotéricine B	FUNGIZONE® injectable
Méglumine antimoniate	GLUCANTIME® injectable
Pentamidine	PENTACARINAT® pdre pour aérosol + injectable
ANTI-PNEUMOCYSTOSE	
Atovaquone	WELLVONE® susp. buv.
Cotrimoxazole	BACTRIM® cp, susp. buv., injectable BACTRIM FORTE® cp
Dapsone	DISULONE® cp
Pentamidine	PENTACARINAT® pdre pour aérosol + injectable

ANTIFONGIQUES

FICHE 87

Les antifongiques (ou antifungiques) sont des médicaments capables de traiter les mycoses ou infections provoquées par des champignons microscopiques.

1 ASPECTS PHARMACODYNAMIQUES

Les antifongiques appartiennent à différentes classes dont les cibles d'action sont bien identifiées.

Différentes classes d'antifongiques en fonction de la cible

Cible des antifongiques	Classes thérapeutiques
Paroi de la cellule fongique	Échinocandines (anidulafungine, micafungine)
Membrane plasmique de la cellule fongique : blocage de la synthèse de l'ergostérol	Azolés (bifonazole, clotrimazole…) Allyamines (terbinafine)
Membrane plasmique de la cellule fongique : blocage de l'incorporation de l'ergostérol	Polyènes (amphotéricine B)
Noyau de la cellule fongique : biosynthèse des acides nucléiques	Flucytosine, griséofulvine

2 PRINCIPALES INDICATIONS

On peut distinguer différents usages des antifongiques.

A ANTIFONGIQUES LOCAUX (OU À USAGE TOPIQUE)

Ils sont adaptés au traitement des **mycoses superficielles localisées** au niveau de la peau, des cheveux, des poils, des ongles ou d'une muqueuse (bouche et organes génitaux). Ils sont habituellement utilisés sous forme de crème, de poudre ou de solutions pour applications locales. Ils appartiennent aux azolés (bifonazole, clotrimazole, kétoconazole, fenticonazole, miconazole, econazole, omoconazole, oxiconazole, sertaconazole, tioconazole) ou aux allyamines.

B ANTIFONGIQUES SYSTÉMIQUES

Ils permettent de traiter des **mycoses profondes** ou **septicémiques**, en particulier chez des personnes immunodéprimées, ou des mycoses locales mais moins accessibles, en particulier celles situées sous les ongles.

Les antifongiques sont alors utilisés par voie orale ou par voie parentérale. Il s'agit d'antibiotiques, des polyènes, des azolés et des inhibiteurs de synthèse des acides nucléiques et des échinocandines.

3 RÉSISTANCE AUX ANTIFONGIQUES

L'utilisation de protocoles d'immunosuppression (hématologie, transplantations...) augmente le nombre de mycoses invasives et l'émergence de nouveaux agents pathogènes (champignons opportunistes).

On observe une **augmentation des résistances aux antifongiques**. Elles sont naturelles ou acquises. Leurs mécanismes sont fondés :

- sur des mutations (modification ou blocage d'accès à la cible),
- sur la surexpression de gènes (codant pour la cible ou pour des transporteurs membranaires permettant le rejet actif de l'antifongique).

Conseils pratiques

- Observance stricte du traitement pour éliminer la mycose.

Principaux antifongiques

Antifongiques locaux	Dénomination commune internationale + Nom de spécialité et forme galénique
Antifongiques associés	
Antifongiques + corticoïdes	Éconazole + Triamcinolone : PEVISONE® crème
Antifongiques seuls	
Antifongiques à large spectre	Ciclopirox : MYCOSTER® crème, poudre, shamp., sol. MYCONAIL® vernis à ongle MYCOSKIN® crème ONYTEC® vernis à ongle SEBIPROX® shamp.
	Amorolfine : LOCERYL® vernis à ongle
	Terbinafine : LAMISIL® crème, sol. LAMISILDERMGEL® gel LAMISILATE® crème, sol.

Suite du tableau

ANTIFONGIQUES

Antifongiques locaux	Dénomination commune internationale + Nom de spécialité et forme galénique
Imidazolés	Bifonazole : AMYCOR® crème, poudre Clotrimazole : MYCOHYDRALIN® crème, cp vagin Econazole : FONGILEINE® crème, poudre, GYNOPURA® crème, ovule LP, MYCOAPAISYL® crème, MYCOSEDERMYL® crème MYLEUGYNE® crème, ovules LP, PEVARYL® crème, émuls., poudre, ovules Fenticonazole : LOMEXIN® crème, caps. vagin. Isoconazole : FAZOL® crème, émuls. Kétoconazole : KETODERM® crème Métronidazole + Néomycine + Nystatine : TERGYNAN® cp vagin Miconazole : DAKTARIN® gel. bucc. Omoconazole : FONGAMIL® poudre Oxiconazole : FONX® crème Sertaconazole : MONAZOL® crème, ovules, CANDAZOL® ovules Tioconazole : TROSYD® crème, GYNO TROSYD® ovules

Antifongiques systémiques	Dénomination commune internationale + Nom de spécialité et forme galénique
Antibiotiques	Amphotéricine B : AMBISOME® injectable, FUNGIZONE® injectable
Triazolés	Fluconazole : BEAGYNE® gél, TRIFLUCAN® gél, susp. buv., injectable Itraconazole : SPORANOX® gél, sol. buv. Isavuconazole : CRESEMBA® gél, injectable Posaconazole : NOXAFIL® cp, susp. buv., injectable Voriconazole : VFEND® cp, susp. buv., injectable
Échinocandines	Anidulafungine : ECALTA® injectable Micafungine : MYCAMINE® injectable
Autres	Flucytosine : ANCOTIL® cp Terbinafine : FUNGSTER® cp, LAMISIL® cp

FICHE 88

ANTIVIRAUX

Les antiviraux sont des médicaments destinés à agir contre la multiplication d'un virus. Ils sont prescrits et administrés en cas d'infection virale.

1 ASPECTS PHARMACODYNAMIQUES

Les virus sont des parasites intracellulaires obligatoires. Ils ne se répliquent que dans la cellule-hôte en utilisant la machinerie cellulaire.

Les antiviraux doivent bloquer la réplication du virus sans toucher au métabolisme de la cellule. Ils n'agissent que sur des virus en cours de réplication en inhibant :

- l'entrée du virus dans la cellule,
- l'étape de réplication du génome viral,
- la formation de nouveaux virions fonctionnels,
- la sortie du virus de la cellule.

2 PRINCIPAUX GROUPES D'ANTIVIRAUX PAR PATHOLOGIE

A GRIPPE

Les **antigrippaux** sont des inhibiteurs de la réplication virale (amantadine) ou des inhibiteurs de la neuraminidase, enzyme permettant la libération des particules virales nouvellement formées à partir de cellules infectées (oseltamivir et zanamivir).

B HÉPATITES VIRALES CHRONIQUES

Les médicaments sont actifs sur les virus des hépatites B (VHB) et C (VHC).

■ **Hépatite B chronique :**

• **analogues nucléotidiques/nucléosidiques** inhibiteurs des polymérases virales (entécavir, lamivudine, ténofovir disoproxil).

■ **Hépatite C chronique :**

• antiviraux directs :

- des **inhibiteurs d'ARN polymérase ARN dépendante NS5B** (sofosbuvir),
- des **inhibiteurs de protéases** NS3/4A du virus (glécaprévir) + **inhibiteur du complexe NS5A** (pibrentasvir),
- des **inhibiteurs du complexe NS5A et inhibiteurs de la polymérase NS5B** du virus (lédipasvir + sofosbuvir), (velpatasvir + sofosbuvir),
- des **inhibiteurs du complexe NS5B** (sofosbuvir) + **inhibiteurs NS5A** (velpatasvir) + **inhibiteurs de la protéase NS34A** du virus (voxilaprévir).

• **interférons recombinants** de type alfa-2a conjugué avec le PEG.

PARTIE 11

C PATHOLOGIES LIÉES AUX VIRUS DU GROUPE HERPES (HSV, VZV, CMV)

Les médicaments inhibent sélectivement l'activité enzymatique virale. Ils empêchent la réplication virale par inhibition sélective de la synthèse de l'ADN viral.

D COVID-19

- L'association nirmatrelvir, ritonavir ainsi que sotrovimab est indiquée comme traitement de la COVID-19 chez les adultes ne nécessitant pas d'oxygénothérapie et étant à risque élevé d'évolution vers une forme grave de la COVID-19.
- Le remdesivir est indiqué en outre chez les adultes et les patients pédiatriques (âgés d'au moins 4 semaines et pesant au moins 3 kg) présentant une pneumonie nécessitant une oxygénothérapie (oxygénothérapie à bas ou haut débit ou autre ventilation non invasive au début du traitement).

Principaux antiviraux (hors VIH)

Dénomination commune internationale	Nom de spécialité et forme galénique
VIRUS DE LA GRIPPE	
Amantadine	MANTADIX® caps
Oseltamivir	TAMIFLU® gélules, susp. buvable EBILFUMIN® gélules
Zanamivir	DECTOVA® injectable
VIRUS DE L'HÉPATITE B CHRONIQUE (VHB)	
Entécavir	BARACLUDE® cp, sol. buv.
Lamivudine	ZEFFIX® cp, sol. buv., EPIVIR® cp, sol. buv.
Ténofovir disoproxil	VIREAD® cp, glé
Interféron alfa-2a pégylé	PEGASYS® injectable
VIRUS DE L'HÉPATITE C CHRONIQUE (VHC)	
Sofosbuvir	SOVALDI® cp
Lédipasvir + Sofosbuvir	HARVONI® cp
Velpatasvir + Sofosbuvir	EPCLUSA® cp
Velpatasvir + Sofosbuvir + Voxilaprevir	VOSEVI® cp
Glécaprévir + Pibrentasvir	MAVIRET® cp, sachet
Interféron alfa-2a pégylé	PEGASYS® injectable

Suite du tableau

Dénomination commune internationale	Nom de spécialité et forme galénique
VIRUS DU GROUPE HERPES (HSV, VZV, CMV)	
Aciclovir	ZOVIRAX® cp, susp. buv., crème, injectable
Famciclovir	ORAVIR® cp
Ganciclovir	CYMEVAN® injectable
Letermovir	PREVYMIS® cp, injectable
Valaciclovir	ZELITREX® cp
Valganciclovir	ROVALCYTE® cp, sol. buv.
Foscarnet	FOSCAVIR® injectable (anti-CMV)
SARS-Cov2 (virus de la COVID-19)	
Nirmatevir + Ritonavir	PAXLOVID® cp
Sotrovimab	XEVUDY® injectable
Remdesivir	VEKLURY® injectable
VIRUS RESPIRATOIRE SYNCYTIAL (VRS)	
Nirsevimab	BEYFORTUS® injectable

E SIDA

Les médicaments anti-VIH agissent par différents mécanismes. On retrouve ainsi des :

Antagonistes des récepteurs CCR5

Le maraviroc se lie de façon sélective au récepteur CCR5, empêchant le VIH-1 à tropisme CCR5 de pénétrer dans sa cellule-hôte.

Inhibiteur d'attachement

Le fostemsavir est une prodrogue qui est hydrolysée en une forme active, le temsavir. Le temsavir se lie directement à la sous-unité gp120 dans la glycoprotéine d'enveloppe gp160 du VIH-1 et inhibe de façon sélective l'interaction entre le virus et les récepteurs cellulaires CD4, empêchant ainsi l'entrée du virus dans les cellules hôtes et leur infection.

Inhibiteurs de protéase (IP)

Ils inhibent l'action de la protéase virale qui permet le clivage et l'assemblage les protéines virales.

Inhibiteurs d'intégrase (raltégravir)

Ils s'opposent à l'intégrase, enzyme spécifiquement virale qui permet l'intégration de l'ADN proviral au sein de l'ADN de la cellule hôte.

Inhibiteurs de fusion (enfuvirtide)

Ils agissent en bloquant la fusion entre la membrane virale et la membrane de la cellule-cible.

Inhibiteurs de la transcriptase inverse (TI)

Ils empêchent la synthèse d'ADN proviral à partir de l'ARN viral.

- Inhibiteurs non nucléosidiques de la reverse transcriptase (INNTI) : efavirenz, etravirine, névirapine et rilpivirine.
- Inhibiteurs nucléosidiques de la reverse transcriptase (INTI) : abacavir, didanosine, emtricitabine, lamivudine, stavudine, ténofir disproxil, zidovudine.
- Associations d'inhibiteurs nucléosidiques et d'autres anti-VIH :
  - emtricitabine + ténofovir + efavirenz (non nucléosidiques)
  - emtricitabine + ténofovir + rilpivirine (non nucléosidiques)
  - lamivudine + abacavir + dolutégravir (inhibiteur d'intégrase)
- Associations d'inhibiteurs nucléosidiques et inhibiteur d'intégrase : emtricitabine + ténofovir + elvitegravir + cobicistat (« booster » pharmacocinétique).

Principaux antiviraux actifs contre le VIH

Dénomination commune internationale	Nom de spécialité et forme galénique
ANTAGONISTES DES RÉCEPTEURS CCR5 (ANTI-CCR5)	
Maraviroc	CELSENTRI® cp, sol. buv.
INHIBITEUR D'ATTACHEMENT	
Fostemsavir	RUKOBIA® cp LP
INHIBITEURS DE FUSION (IF)	
Enfuvirtide	FUZEON® injectable
INHIBITEURS DE PROTÉASE (IP)	
Atazanavir	REYATAZ® gél
Darunavir	PREZISTA® cp, susp. buv.
Fosamprénavir	TELZIR® susp. buv.
Lopinavir + Ritonavir	KALETRA® cp, sol. buv.
Ritonavir	NORVIR® cp, sol. buv
Tipranavir	APTIVUS® caps

Suite du tableau

FICHE 88

Dénomination commune internationale	Nom de spécialité et forme galénique
INHIBITEURS D'INTÉGRASE (INI)	
Raltégravir	ISENTRESS® cp, susp. buv.
Dolutégravir	TIVICAY® cp
Cabotégravir	VOCABRIA® cp, injectable
INHIBITEURS DE LA TRANSCRIPTASE INVERSE	
INNTI (Inhibiteurs non nucléosidiques de la transcriptase inverse)	
Efavirenz (EFV)	EFAVIRENZ® cp
Etravirine	INTELENCE® cp
Doravirine	PIFELTRO® cp
Névirapine (NVP)	VIRAMUNE® cp, susp. buv., cp LP
Rilpivirine	EDURANT® cp, REKAMBYS® injectable
INTI (Inhibiteurs nucléosidiques/ nucléotidiques de la transcriptase inverse)	
Abacavir (ABC)	ZIAGEN® cp, sol. buv.
Emtricitabine (FTC)	EMTRIVA® gél, sol. buv.
Lamivudine (3TC)	EPIVIR® cp, sol. buv.
Zidovudine (AZT)	RETROVIR® gél, sol. buv., injectable
Ténofovir disoproxil (TDF)	VIREAD® cp, glé
Associations 2 INTI	
Zidovudine + Lamivudine	COMBIVIR® cp
Abacavir + Lamivudine	KIVEXA® cp
Emtricitabine + Ténofovir disoproxil	TRUVADA® cp
Association 3 INTI	
Zidovudine + Lamivudine + Abacavir	ABACAVIR®/LAMIVUDINE®/ ZIDOVUDINE® cp
Associations 2 INTI + 1 INI	
Lamivudine + Abacavir + Dolutégravir	TRIUMEQ® cp
Emtricitabine + Ténofovir disoproxil + Elvitegravir + Cobicistat	STRIBILD® cp
Emtricitabine + Ténofovir alafénamide + Elvitegravir + Cobicistat	GENVOYA® cp
Bictégravir + Emtricitabine + ténofovir alafénamide	BIKTARVY® cp

Suite du tableau

Dénomination commune internationale	Nom de spécialité et forme galénique
Associations 2 INTI + 1 INNTI	
Emtricitabine + Ténofovir disoproxil + Efavirenz	EMTRICITABINE® + TÉNOFOVIR DISOPROXIL® + EFAVIRENZ® cp
Emtricitabine + Ténofovir disoproxil + Rilpivirine	EVIPLERA® cp
Emtricitabine + Ténofovir alafénamide + Rilpivirine	ODEFSEY® cp
Lamivudine + Ténofovir disoproxil + Doravirine	DELSTRIGO® cp
Association 1 INI + 1 INNTI	
Dolutégravir + Rilpivirine	JULUCA® cp
Association 1 INI + 1 NTI	
Dolutégravir + lamivudine	DOVATO® cp

F PATHOLOGIES LIÉES AU VIRUS RESPIRATOIRE SYNCYTIAL (RSV)

Le Palivizumab (SYNAGIS® inj.) est un anticorps monoclonal humanisé de type IgG_{1K}, dirigé contre un épitope du site antigénique A de la protéine de fusion du **virus respiratoire syncytial**. Il possède une activité neutralisante et d'inhibition de fusion vis-à-vis des variétés des sous-types des chaînes A et B du VRS.

Le Nirsevimab est un anticorps monoclonal humain de type immunoglobuline G1 kappa (IgG1κ) produit dans des cellules d'ovaires du hamster chinois (CHO). Il est indiqué pour la prévention des infections des voies respiratoires inférieures dues au virus respiratoire syncytial (VRS) chez les nouveau-nés et les nourrissons au cours de leur première saison de circulation du VRS.

PARTIE 11

3 RÉSISTANCE AUX ANTIVIRAUX

- Les **antirétroviraux actifs sur le VIH** ont montré très rapidement une perte d'efficacité. La résistance, liée à l'émergence de souches virales mutantes, est même transmissible d'une personne à une autre par le biais de la contamination. Ceci empêche, dès lors, l'utilisation de ces médicaments chez les personnes nouvelles infectées.
- En ce qui concerne le **virus de la grippe A** (H7N9), on observe des cas de résistance à l'oseltamivir et au zanamivir.

Conseils pratiques

Chaque classe d'antiviraux possède de nombreuses précautions d'emploi. Il est important de se référer à la notice.

FICHE 89

VACCINS

En 1798, Edward Jenner innove dans la prévention d'une maladie infectieuse mortelle, la variole. Sa méthode permet d'induire une immunité active dont les effets sont durables : c'est la vaccination ou vaccinothérapie. Plus tard, Louis Pasteur (1822-1895) met au point la technique d'atténuation des microorganismes, véritable point de départ des vaccins actuels.

1 PRINCIPE DE LA FABRICATION D'UN VACCIN

- **Vaccin** = médicament constitué d'un dérivé non pathogène, appelé antigène, d'un agent bactérien ou viral.

Après inoculation dans l'organisme, l'antigène induit une protection spécifique contre l'agent pathogène concerné grâce à l'acquisition d'une immunité cellulaire, humorale (anticorps) ou mixte.

- De nombreux types d'antigènes contenus dans les vaccins ont été développés à partir de modes de fabrication très variés :

- en isolant un mutant ou en fabriquant, par passage en culture ou par mutagénèse dirigée, un micro-organisme atténué pour en faire un vaccin « vivant » (BCG), un virus vivant modifié de la vaccine Ankara (vaccin contre la variole du singe) ;
- en inactivant un agent infectieux par la chaleur ou par un procédé chimique ;
- par extraction puis purification des structures antigéniques de l'agent infectieux ;
- en utilisant une toxine d'un surnageant de culture, purifiée et rendue non toxique (anatoxines diphtérique et tétanique) ;
- en isolant le(s) gène(s) responsable(s) de la synthèse de l'antigène vaccinant pour les cloner, soit dans un vecteur vivant, soit dans les cellules du vacciné, soit dans un organisme (uni- ou pluricellulaire) producteur de la structure antigénique (vaccins à ADN et vaccins à ARNm).

PARTIE 11

2 ADJUVANTS DE VACCINATION

Pour certains vaccins (vaccins adsorbés), des **adjuvants** permettent une résorption plus lente et plus prolongée de l'antigène de sorte qu'il détermine une plus forte production d'anticorps.

S'ils sont efficaces, les adjuvants ne sont pas dépourvus d'effets indésirables. Ils peuvent être responsables de fièvre, voire - mais c'est plus rare - du déclenchement de maladies auto-immunes.

> Les adjuvants de vaccination sont des sels d'aluminium, des mycobactéries tuées, des microparticules, des squalènes (MF59), des émulsions phospholipidiques...

VACCINS

Principaux vaccins inactivés, recombinants, ADN ou ARN et anatoxines

Pathologie visée	Nom de spécialité et forme galénique
Choléra	DUKORAL® susp. buvable
Diphtérie + tétanos + coqueluche + poliomyélite	TETRAVAC-ACELLULAIRE®, REPEVAX®, BOOSTRIXTETRA® injectables
Diphtérie + tétanos + poliomyélite	REVAXIS® injectable
Encéphalite japonaise	IXIARO® injectable
Fièvre typhoïde	TYPHIM VI® injectable
Hépatite A	AVAXIM®, HAVRIX®, VAQTA® injectables
Hépatite A + typhoïde	TYAVAX® injectable
Hépatite B	ENGERIX B®, HBVAXPRO® injectables
Hépatite A + hépatite B	TWINRIX® injectable
Haemophilus influenzae b	ACT-HIB® injectable
Haemophilus influenzae b - DT Coq - Polio	PENTAVAC® et INFANRIXQUINTA® injectables
Haemophilus influenzae b - DT Coq - Polio - Hépatite B	INFANRIX HEXA® et HEXYON® injectables, VAXELIS® inj.
Leptospirose	SPIROLEPT® injectable
Méningite : *Neisseria meningitidis* groupe B	BEXSERO® injectable
Méningite : *Neisseria meningitidis* groupe C	MENJUGAT® et NEISVAC® injectables
Méningite : *Neisseria meningitidis* groupe A, C, W135 et Y	MENVEO® et NIMENRIX® injectables
Méningo-encéphalite à tiques	TICOVAC® et ENCEPUR® injectables
Papillomavirus	GARDASIL® et CERVARIX® injectables

Suite du tableau

Pathologie visée	Nom de spécialité et forme galénique
Pneumococcies	PREVENAR 13® injectables
Rage	RABIPUR® et VACCIN RABIQUE PASTEUR® injectables
Covid-19	COMIRNATY®, JCOVDEN®, SPIKEVAX®, VAXZEVRIA®, NUVAXOVID® injectables

Avantage :
- Vaccins inertes donc dépourvus de tout pouvoir infectieux.

Inconvénients :
- Nécessité de répéter les injections.
- Présence possible d'adjuvants avec risques d'effets indésirables.

Principaux vaccins vivants atténués

Pathologie visée	Nom de spécialité et forme galénique
Fièvre jaune	STAMARIL® injectable
Gastro-entérite à Rotavirus	ROTATEQ® et ROTARIX® susp. buvable
Grippe	FLUENZ TETRA® susp. nasale
Oreillons, rougeole, rubéole associés	PRIORIX® injectable
Varicelle	VARIVAX® et VARILRIX® injectables
Variole du singe	IMVANEX® injectable
Zona	ZOSTAVAX® injectable

Avantages :
- Bonne capacité de diffusion.
- Très bons immunogènes.
- Une seule injection nécessaire (pour la plupart).

Inconvénients :
- Risque de récupération de la virulence.
- Contre-indiqués chez les femmes enceintes et les personnes immunodéprimées.

3 MÉTHODES DE VACCINATION

La quasi-totalité des vaccins sont actuellement administrés par voie parentérale (IM, SC ou ID). La voie d'administration a une influence majeure sur la qualité de la réponse vaccinale et sur la fréquence et l'intensité des effets indésirables locaux éventuels.

Vaccins à virus vivants atténués : la voie d'administration ne semble jouer aucun rôle. Les virus atténués vaccinaux pénètrent rapidement dans la circulation sanguine puis se répliquent dans les cellules de l'hôte quel que soit le mode d'administration.

À l'exception du BCG (ID), tous les vaccins peuvent être injectés par voie IM.

Immunogénicité des vaccins inactivés : généralement meilleure par voie intramusculaire que par voie sous-cutanée.

L'administration des vaccins par voie orale est une voie qui pourrait prendre une place sans cesse croissante, car on connaît de mieux en mieux le rôle de l'intestin dans l'immunité, *via* des facteurs présents dans le tube digestif (acidité gastrique, paroi intestinale, substances enzymatiques telles que les lysosomes).

4 OBJECTIFS DE LA VACCINATION

Le but de la vaccination est la protection individuelle (soi) et la protection collective (les autres).

Il s'agit également, dans certaines circonstances, de protéger les personnes les plus fragiles de son entourage : nouveau-nés, femmes enceintes, personnes souffrant d'une affection contre-indiquant la vaccination, personnes âgées (*exemples* : vaccins contre la coqueluche et la rougeole qui assurent une protection des nourrissons en attendant qu'ils puissent être vaccinés).

5 SCHÉMA DE VACCINATION

Depuis le 1er janvier 2018, onze vaccins sont désormais obligatoires pour les enfants nés à partir de cette date (voir tableau) : Diphtérie, Tétanos, Poliomyélite, Coqueluche, *Haemophilus influenzae b*, Hépatite B, Méningocoque C, Pneumocoque, Rougeole, Oreillons, Rubéole.

Tableau de vaccinations obligatoires à compter du 1er janvier 2018 (vaccination-info-service.fr)
1 mois
Tuberculose (BCG)*
2/4/11 mois (3 injections)
- Diphtérie, Tétanos, Poliomyélite : obligatoire - Coqueluche - Méningites à *Haemophilus influenzae b* - Méningites, pneumonies et septicémies à pneumocoque - Hépatite B
5 mois (avec une 2e injection à 12 mois), et possible jusqu'à 24 ans
Méningites et septicémies à méningocoque C
12 mois
Rougeole, Oreillons, Rubéole (ROR) : 1re injection
16-18 mois
Rougeole, Oreillons, Rubéole (ROR) : 2e injection
6 ans
- Diphtérie, Tétanos, Poliomyélite : rappel - Coqueluche : rappel
11-13 mois
- Diphtérie, Tétanos, Poliomyélite : rappel - Coqueluche : rappel - Pour les filles : Infections à Papillomavirus humain (HPV)

* BCG recommandé uniquement pour certains enfants à risques particuliers.

Conseils pratiques

- Conservation des vaccins au réfrigérateur en attendant le moment de la vaccination.
- Pas de vaccination en cas de syndrome infectieux (fièvre en particulier).
- Attention chez la femme enceinte (éviter les vaccins contre la diphtérie, rage, hépatite A, coqueluche, rubéole, rougeole).
- Informer sur les effets habituels liés à la vaccination : faible fièvre, douleur au site d'injection, céphalées, réactions allergiques (urticaire, difficultés respiratoires…).
- Surveiller les réactions plus graves.

FICHE 90

IMMUNOTHÉRAPIE ANTI-INFECTIEUSE

L'immunothérapie est une méthode thérapeutique basée sur l'administration de médicaments qui stimulent les défenses immunitaires de l'organisme. Elle permet de lutter contre des infections ou contre des processus cancéreux.
L'immunothérapie anti-infectieuse peut être individualisée en deux composantes :
- la sérothérapie faisant appel aux immunoglobulines (anticorps) et
- l'utilisation d'interférons.

1 ASPECTS PHARMACODYNAMIQUES

A SÉROTHÉRAPIE

Les **immunoglobulines hétérologues** sont obtenues suite à l'immunisation d'animaux obtenue par inoculation de doses de plus en plus actives d'antigènes contenus dans une culture de bactérie ou de virus, ou bien de type toxine.

Les **immunoglobulines d'origine humaine** regroupent les :

- **Les immunoglobulines humaines polyvalentes** : préparées à partir de pools de plasmas humains provenant de donneurs.
- **Les immunoglobulines humaines spécifiques** : elles proviennent de plasmas humains.

B INTERFÉRONS (IFN)

Les interférons sont des **protéines immunomodulatrices**. Elles sont naturellement synthétisées par les cellules eucaryotes en réponse à l'action d'un virus et de différents stimuli naturels ou artificiels :

- **Interféron gamma-1b** : produit par recombinaison génétique chez *E. coli*.

PARTIE 11

L'interféron gamma-1b augmenterait la cytotoxicité des macrophages en stimulant la respiration cellulaire par la formation de métabolites toxiques de l'oxygène, capables d'intervenir en tant que médiateurs dans la destruction des micro-organismes intracellulaires. Il augmente l'expression des antigènes de membrane HLA (Human Leucocyte Antigen)-DR sur les macrophages et l'expression des récepteurs Fc, ce qui résulte en un accroissement de la cytotoxicité cellulaire sous la dépendance des anticorps.

- **Peginterféron alfa-2a** : conjugué covalent de la protéine interféron alfa-2a produite chez *E. coli*, avec un polyéthylène glycol (PEG). La pégylation modifie les caractéristiques pharmacocinétiques de la molécule (absorption, élimination).

2 INDICATIONS

A SÉROTHÉRAPIE

- **Immunoglobulines humaines polyvalentes** : les préparations présentent un large spectre d'anticorps dont le pouvoir opsonisant et neutralisant vis-à-vis de divers agents infectieux et de toxines. Elles sont indiquées également dans les traitements substitutifs (déficits immunitaires) ou immunomodulateurs.
- **Immunoglobulines humaines spécifiques** : elles sont destinées à prévenir sélectivement une infection ou des récidives à certaines infections.

B INTERFÉRONS (IFN)

- **Interféron γ-1b** : produit par recombinaison génétique chez *E. coli*. Il est indiqué dans la réduction de la fréquence des infections graves chez les patients atteints de granulomatose septique chronique. Il est indiqué dans la réduction de la fréquence des infections graves chez les patients atteints d'ostéopétrose maligne sévère.
- **Peginterféron α-2a** : conjugué covalent de l'interféron α-2a avec un polyéthylène glycol (PEG), indiqué dans le traitement de l'hépatite chronique B (antigène HBe positif ou négatif) et de l'hépatite chronique C chez l'adulte et chez l'enfant de 5 ans et plus, ayant un ARN-VHC positif.

Principaux effets indésirables

Sérothérapie (par anticorps hétérologues)	Accidents anaphylactiques (exceptionnels)
Interférons α	Syndrome pseudo-grippal (fièvre, fatigue), troubles digestifs, vertiges et troubles du sommeil, troubles de la sensibilité (paresthésie)
Interférons γ	Syndrome pseudo-grippal, syndrome dépressif, diminution de la production d'anticorps, allergies avec anaphylaxie, élévation des transaminases

Remarque : En ce qui concerne le traitement par immunoglobulines humaines spécifiques anti-hépatite B, le patient doit être maintenu sous observation pendant au moins 20 minutes après la fin de l'administration.
Certains effets indésirables peuvent être associés au débit d'administration. Le débit recommandé doit être scrupuleusement observé et les patients doivent rester sous surveillance pendant toute la durée de la perfusion afin de détecter d'éventuels signes d'intolérance. Dans ce cas, on peut soit diminuer le débit jusqu'à leur disparition, soit arrêter la perfusion.

3 CONTRE-INDICATIONS ET INTERACTIONS MÉDICAMENTEUSES

Ce sont essentiellement les allergies aux molécules constitutives des médicaments.

Les salicylés et les glucocorticoïdes inhibent l'action de l'interféron α.

Principaux médicaments

Immunoglobulines hétérologues	Nom de spécialité et forme galénique
Immunoglobulines équines anti-*Vipera aspis, Vipera berus, Vipera ammodytes*	VIPERFAV® injectable

Immunoglobulines humaines	Nom de spécialité et forme galénique
Polyvalentes	CLAIRYG®, CUTAQUIG®, CUVITRU®, FLEBOGAMMA®, GAMMAGARD®, GAMUNEX®, HIZENTRA®, HYQVIA®, KIOVIG®, OCTAGAM®, PRIVIGEN®, TEGELINE® injectables
Spécifiques	
Anti-Hépatite B	IMMUNOGLOBULINE HUMAINE DE L'HÉPATITE B LFB®, IVHEBEX®, ZUTECTRA® injectables
Anti-Tétanos	GAMMATETANOS® injectable

Interférons (IFN)	Nom de spécialité et forme galénique
IFN Gamma-1b	IMUKIN® injectable
Peginterféron Alpha-2a	PEGASYS® injectable

ANTIPYRÉTIQUES

FICHE 91

Les antipyrétiques sont des médicaments dont le rôle est de combattre la fièvre, un des moyens de réponse de l'organisme aux infections.

1 FIÈVRE

La **fièvre** est définie par une élévation de la température centrale au-dessus de 38 °C, en l'absence d'activité physique intense, chez un sujet normalement couvert, dans une température ambiante tempérée.

La température corporelle est déterminée au niveau cérébral par le centre thermorégulateur, dont le point d'équilibre thermique est déplacé vers le haut en cas de fièvre. Un médicament antipyrétique agit sur le thermostat central de manière à le ramener à une température inférieure.

2 UTILISATION DES ANTIPYRÉTIQUES

Avant toute prise de médicament, il faut éviter de couvrir le patient, ne pas le maintenir dans une pièce surchauffée et lui donner à boire autant et aussi souvent que possible.

En principe, chez l'enfant, il ne doit être envisagé un traitement antipyrétique que lorsque la température corporelle dépasse 38,5 °C, et ne se justifie que s'il améliore le confort du patient.

Principes généraux

Les antipyrétiques sont le paracétamol, des anti-inflammatoires non stéroïdiens (AINS) et l'aspirine. Toutes ces molécules possèdent en outre des propriétés analgésiques.

Un seul médicament devra être utilisé en première intention dans le traitement de la fièvre, sans alternance ou association avec un autre.

Les doses et le nombre de prises indiqué devront être strictement respectés.

Médicaments concernés

En France, quatre médicaments peuvent être utilisés, en première intention.

- Le **paracétamol** (DOLIPRANE®, DAFALGAN®, EFFERALGAN®, CLARADOL®, DOLKO®, PARALYOC®) est l'antipyrétique de 1er choix.

→ Son mode d'action n'est pas complètement connu ; il ne partage pas les effets indésirables communs aux AINS (notamment aux niveaux digestif et rénal) et présente un faible risque d'interactions médicamenteuses. Le principal effet indésirable du paracétamol est une toxicité hépatique à forte dose.

PARTIE 11

ANTIPYRÉTIQUES

- L'**ibuprofène** (ADVIL®, ANTARENE®, NUROFEN®, SPIFEN®) et le **kétoprofène** (TOPREC®, PROFENID®) sont les seuls anti-inflammatoires non stéroïdiens (AINS) appartenant aux dérivés arylcarboxyliques, ayant une autorisation de mise sur le marché (AMM) pour le traitement de la fièvre chez l'enfant (le kétoprofène à usage pédiatrique est inscrit sur la liste II).
- L'**aspirine** (ASPÉGIC®) est également un AINS. Il s'en distingue par un effet indésirable particulier, le syndrome de Reye.

Contre-indications et précautions des médicaments antipyrétiques

Contre-indications	Précautions
Paracétamol	
• Hypersensibilité au paracétamol. • Insuffisance hépato-cellulaire.	
AINS	
• Hypersensibilité à l'AINS concerné. • Antécédent d'éruption cutanée, d'asthme ou de choc anaphylactique, déclenché par la prise d'AINS ou de substance d'activité proche (aspirine). • Insuffisance rénale sévère. • Ulcère gastro-duodénal en évolution. • Insuffisance hépatique sévère. • Insuffisance cardiaque sévère non contrôlée. • Lupus érythémateux disséminé (pour l'ibuprofène).	• À éviter en cas de varicelle. • Une insuffisance rénale fonctionnelle peut survenir chez les sujets présentant des facteurs de risque tels qu'une situation d'hypovolémie (notamment par diarrhée, vomissements) ou une maladie rénale préexistante.
Aspirine	
• Hypersensibilité à l'aspirine. • Antécédent d'éruption cutanée, d'asthme ou de choc anaphylactique déclenché, par la prise d'aspirine ou de substance d'activité proche (AINS). • Insuffisance rénale sévère. • Ulcère gastro-duodénal en évolution. • Insuffisance hépatique sévère. • Insuffisance cardiaque sévère non contrôlée. • Toute maladie ou risque hémorragique constitutionnel ou acquis. • Méthotrexate.	• À éviter en cas de viroses, en particulier, varicelle et épisodes d'allure grippale. • Une insuffisance rénale fonctionnelle peut survenir chez les sujets présentant des facteurs de risque tels qu'une situation d'hypovolémie (notamment par diarrhée, vomissements) ou une maladie rénale préexistante.

FICHE 92

ANTISEPTIQUES LOCAUX

Les antiseptiques locaux sont des préparations ayant la propriété d'éliminer ou de tuer les microorganismes ou d'inactiver les virus sur des tissus vivants (peau saine, muqueuses, plaies). Ils se distinguent donc des désinfectants utilisés pour les surfaces inertes et objets.
Trois classes correspondent aux antiseptiques « majeurs » : les biguanides (chlorhexidine), les produits halogénés (iodophores et produits chlorés), les alcools (alcool éthylique).
Les ammoniums quaternaires sont des antiseptiques « intermédiaires ».

1 ASPECTS PHARMACODYNAMIQUES

Les antiseptiques « majeurs » sont bactéricides à large spectre d'activité et lévuricides.

- **Biguanides** : action rémanente et cumulative. Leur efficacité est diminuée en présence de matières organiques (d'où la nécessité de bien nettoyer une plaie avant sa désinfection). La **chlorhexidine** (digluconate ou d'acétate) en est le chef de file.
- **Iodophores ou produits iodés** : la polyvidone iodée (ou povidone iodée) est un iodophore, complexe formé d'iode et de molécule organique à 10 % environ d'iode disponible actif. Les **produits iodés** sont des antiseptiques bactéricides, virucides, fongicides, et sporicides grâce à leur pouvoir oxydant de l'iode sur les protéines.

Remarques :

- Les matières organiques (protéines, sérum, sang...) diminuent l'activité de l'iode libre, forme active de cette substance.
- Les iodophores sont instables à pH alcalin.
- La peau enduite de povidone iodée prend une coloration brune qui s'élimine facilement à l'eau.

- **Dérivés chlorés** : comme les produits iodés, ils ont un spectre d'activité étendu : bactéries (formes végétatives et sporulées), champignons, virus, spores. Leur activité antiseptique est diminuée par les matières organiques.
- **Alcool éthylique à 70°** : possède une activité antibactérienne sur les formes végétatives bactériennes. Il est dépourvu d'action sur les spores. Il est actif sur *M. tuberculosis*. Il est faiblement fongicide et virucide de façon variable. Son efficacité est réduite en présence de matières organiques (protéines, sang, pus). Il coagule les protéines.
- **Composés d'ammonium quaternaire** : bactéricides ou bactériostatiques (sur les Gram +) à spectre étroit selon les concentrations. Ils sont faiblement fongistatiques, sans action sporicide, inactifs sur les mycobactéries, et faiblement virucides.

2 INDICATIONS

La **destination d'emploi des préparations antiseptiques** est diverse : peau saine, muqueuses, plaies. Les antiseptiques possèdent une rémanence ou effet antimicrobien persistant (en l'absence de rinçage). Leur action dépend de 4 facteurs : la durée (temps de contact), la température (plus elle est élevée, plus l'action est rapide), la concentration optimale (ni trop, ni trop peu), le pH : certains sont actifs à pH acide (produits chlorés), d'autres à pH alcalin (ammoniums quaternaires).

Les indications des **produits halogénés** sont consignées dans le tableau des médicaments.

L'**alcool éthylique** à 60° ou 70° est modifié par l'adjonction d'un colorant (tartrazine), de camphre ou d'autres alcools. En France, seul l'alcool éthylique ou éthanol est utilisé à usage antiseptique. C'est un antiseptique local à usage externe de la peau saine, des sites d'injections et des prélèvements sanguins. Le **propanol-2** ou **isopropanol** entre dans la composition d'autres antiseptiques (solution hydro-alcoolique pour antisepsie des mains). Il est utilisé comme solvant avec d'autres antiseptiques qu'il potentialise.

Les **produits hydro-alcooliques** (solutions ou gels) renferment un ou plusieurs principes actifs antiseptiques (chlorhexidine, chlorure de benzalkonium...) et un ou plusieurs alcools (propanol-1, propanol-2 ou éthanol), un ou plusieurs agents protecteurs de la peau (glycérine, glycérol, allantoïne, monoglycérides). Ils sont utilisés dans la **désinfection hygiénique des mains** (ou friction hygiénique des mains).

La **solution de Dakin** (produit **chloré**) doit être conservée à l'abri de la lumière pour ralentir sa décomposition, qui est rapide (quelques jours). Elle est indiquée dans l'antisepsie de la peau, des muqueuses et des plaies.

Les **composés d'ammonium quaternaire** sont plus généralement utilisés en association avec d'autres antiseptiques pour augmenter leur efficacité.

Effets indésirables

Chlorhexidine	Peu toxique, sauf pour l'oreille moyenne, allergies chez les porteurs de lentilles, irritations des muqueuses et des yeux.
Povidone iodée	En utilisation prolongée : entraîne une surcharge en iode qui peut avoir un retentissement sur le fonctionnement de la glande thyroïde. Réactions cutanées sous forme de brûlures possibles.

3 CONTRE-INDICATIONS ET INTERACTIONS MÉDICAMENTEUSES

- La **chlorhexidine** ne doit pas être utilisée par voie auriculaire.

Attention : La chlorhexidine est un cation. Elle est donc neutralisée par des savons et des détergents anioniques (association avec d'autres antiseptiques ou savons déconseillée).

- La **povidone iodée** est contre-indiquée en cas d'antécédent d'allergie à l'un des constituants (povidone iodée), chez le nouveau-né prématuré et chez le nourrisson de moins d'un mois, de façon prolongée pendant le deuxième et le troisième trimestre de la grossesse.

L'association de la povidone iodée avec les antiseptiques mercuriels est déconseillée (risque de formation de composés caustiques).

Elle ne doit généralement pas être utilisée chez l'enfant de moins de 6 ans. Le produit ne doit pas être avalé (risque d'intoxication sévère).

Conseils pratiques

- Rappeler que l'eau oxygénée et l'éosine ne sont pas des antiseptiques.
- Respecter le temps de contact indiqué sur la notice.
- Rincer abondamment les savons antiseptiques (surtout chez les patients âgés).
- Sécher soigneusement, en particulier au niveau des plis.
- Vérifier la date de péremption du produit et fermer le flacon après chaque manipulation.
- Conserver à l'abri de la lumière et de la chaleur.

Principaux antiseptiques locaux

Biguanides

Dénomination commune internationale	Nom de spécialité
Chlorhexidine : Solutions moussantes contenant un tensio-actif	HIBISCRUB®, CHLORHEXIDINE®, CYTEAL®, MERCRYL SOLUTION MOUSSANTE® (+ benzalkonium), BISEPTINESPRAID® (+ benzalkonium)

Suite du tableau

ANTISEPTIQUES LOCAUX

Dénomination commune internationale	Nom de spécialité
Chlorhexidine : Solutions aqueuses	CHLORHEXIDINE AQUEUSE®, DOSISEPTINE®, DERMOBACTER® (+ benzalkonium), HIBIDIL®, BISEPTINE® (+ benzalkonium), MERCRYL® (+ benzalkonium), SEPTIDOSE®, CYTEAL® (+ chlorocrésol + hexamidine), SEPTIVON®, DERMOBACTER® (+ benzalkonium), DIASEPTYL®
Chlorhexidine : Solutions alcooliques	CHLORAPREP® (+ alcool isopropylique), CHLORHEXIDINE ALCOOL®, SEPTEAL®, HEXICID® (+ alcool benzylique)

Les préparations à base de povidone iodée les plus utilisées sont :

- **Scrub ou solutions moussantes** : à 0,4 % en iode libre ou 4 % en povidone iodée avec un excipient tensio-actif.
- **Solutions dermiques** à 1 % en iode libre ou 10 % de povidone iodée.
- **Solutions dermiques alcooliques** à 5 % de pvidone iodée + alcool éthylique.

Halogénés : iodophores ou produits iodés

Nom de spécialité	Présentation	Indications
BETADINE SCRUB®	Flacon rouge	Antisepsie de la peau et des muqueuses saines ou lésées, lavages antiseptique et chirurgical des mains, douche préopératoire, détersion du champ opératoire
BETADINE® 10 %	Flacon jaune	Antisepsie de la peau et des muqueuses saines ou lésées
BETADINE ALCOOLIQUE® 5 %	Flacon orange	Antisepsie de la peau saine ou de l'antisepsie chirurgicale
BETADINE® 10 %	Flacon bleu	Traitement d'appoint des infections vaginales
BETADINE® 10 %	Flacon vert	Traitement d'appoint des infections de la cavité buccale et soins postopératoires en stomatologie.
BETADINE® 350 mg	Compresses imprégnées	Plaies ou brûlures superficielles et peu étendues
BETADINE TULLE® 10 %	Pansements	Plaies ou brûlures superficielles et peu étendues

Suite du tableau

FICHE 92

Nom de spécialité	Présentation	Indications
BETADINE® 250 mg	Ovules gynécologiques	Traitement d'appoint des infections vaginales
BETADINE® 5 %	Solution pour irrigation oculaire	Antisepsie préopératoire, cutanée périoculaire et conjonctivale, en chirurgie ophtalmique

Halogénés : produits chlorés (hypochlorite de sodium)

Nom de spécialité	Présentation	Indications
AMUKINE®	Solution	Antisepsie de la peau et des muqueuses saines ou lésées
DAKIN COOPER STABILISÉ®	Solution	Antisepsie de la peau et des muqueuses saines ou lésées

Composés d'ammonium quaternaire

Dénomination commune internationale	Nom de spécialité	Forme galénique
Cétrimide	CETAVLON®	Crème
Mécétronium étilsulfate + Alcool propylique + Alcool isopropylique	STERILLIUM®	Solution pour application locale
Benzalkonium chlorure + Chlorhexidine + Alcool benzylique	BISEPTINE®	Solution pour application locale
Benzalkonium chlorure + Chlorhexidine	DERMOBACTER®	Solution pour application locale
	MERCRYL®	Solution pour application locale et solution moussante
	MERCRYL SPRAY®	Solution pour application locale

PARTIE 11

FICHE 93

IMMUNOSTIMULANTS ET IMMUNOSUPPRESSEURS

Les cytokines, molécules messagères régulatrices, jouent un rôle important dans la réaction inflammatoire lors de la stimulation du système immunitaire. En administrant des médicaments à des doses faibles, il est possible de stimuler un système immunitaire déficient (immunostimulants) ou, au contraire, de limiter l'inflammation (immunosuppresseurs).

1 ASPECTS PHARMACODYNAMIQUES

- Les **immunostimulants** correspondent à des **facteurs de croissance** leucocytaires, des **interférons**, des **interleukines** ou à des substances hétérogènes (BCG, par exemple). Il s'agit également des **vaccins** qui sont des immunostimulants spécifiques (*voir Mémo « Vaccins »*).

Concernant la physiologie du système immunitaire, plusieurs formes d'immunité dans l'organisme co-existent : une innée et une acquise. L'immunité acquise se partage en deux principales catégories : l'immunité cellulaire (les cellules T) et une immunité humorale (Les cellules B) qui fait appel aux anticorps.

- Les **immunosuppresseurs** agissent surtout sur l'immunité cellulaire. Certains sont « sélectifs » (ex : **anticorps anti-lymphocytaires**).

D'autres sont dirigés contre certaines **cytokines inflammatoires** (anti-TNFα), contre certaines **interleukines** (IL-1, IL-2, IL-6), contre la **calcineurine** (intervention dans la synthèse d'IL-2). Ce sont également des **antimétabolites** (méthotrexate, azathioprine).

Enfin les traitements immunosuppresseurs font appel aux **glucocorticoïdes** à demi-vie courte (prednisone, prednisolone, méthylprednisolone).

2 PRINCIPALES INDICATIONS

L'**immunostimulation** est indiquée en particulier dans :

- les états d'immunodéficience (SIDA),
- le traitement des infections chroniques (hépatites virales),
- le traitement de cancers (leucémies).

L'**immunosuppression** est recherchée notamment dans les indications suivantes :

- la prévention du rejet en transplantation d'organe ou de greffe de moelle osseuse,
- le traitement de certaines maladies auto-immunes (polyarthrite rhumatoïde) et
- le traitement de maladies inflammatoires chroniques (maladie de Crohn, psoriasis).

Effets indésirables

Les **traitements immunostimulants** ont des effets peu spécifiques (contrairement aux vaccins). Ils provoquent une stimulation généralisée du système immunitaire responsable d'une faible tolérance et d'effets thérapeutiques relativement limités. Les effets indésirables sont des allergies, des douleurs. D'autres effets indésirables sont variables selon les médicaments immunostimulants utilisés.

Les **traitements immunosuppresseurs** possèdent un index thérapeutique étroit. Ils augmentent tous significativement le **risque infectieux**, le **risque carcinogène**. Certains possèdent une néphrotoxicité (ciclosporine, tacrolimus), et occasionnent des diarrhées (mycophénolate).

3 CONTRE-INDICATIONS ET INTERACTIONS MÉDICAMENTEUSES

Les immunosuppresseurs ont peu de contre-indications. Elles sont relatives en raison de l'enjeu thérapeutique. Ces médicaments sont contre-indiqués chez des personnes immunodéprimées, à cause de maladies génétiques ou de traitements comme les chimiothérapies. Les contre-indications aux immunosuppreseurs peuvent être contournées en prescrivant un médicament immunosuppresseur à la place d'un autre.

Les **immunostimulants** sont contre-indiqués en cas d'allergie à la molécule.

Les inducteurs enzymatiques (rifampicine, barbiturique, phénytoïne, millepertuis) diminuent la concentration plasmatique des **immunosuppresseurs** (ciclosporine). D'autres médicaments (antagonistes calciques, macrolides) augmentent cette concentration et donc le risque de toxicité des immunosuppresseurs. Les médicaments (aminosides) qui possèdent une toxicité rénale renforcent la toxicité de la ciclosporine.

Principaux médicaments

Dénomination commune internationale	Nom de spécialité et forme galénique
	IMMUNOSTIMULANTS
	Facteurs de croissance
Filgrastim	ACCOFIL®, NEUPOGEN®, NIVESTIM®, TEVAGRASTIM®, ZARZIO® injectables
Lénograstim	GRANOCYTE® injectable
Lipegfilgrastim	LONQUEX® injectable
Pegfilgrastim	NEULASTA® injectable, CEGFILA®, FULPHILA®, PELGRAZ®, PELMEG®, ZIEXTENZO® injectables

Suite du tableau

IMMUNOSTIMULANTS ET IMMUNOSUPPRESSEURS

Dénomination commune internationale	Nom de spécialité et forme galénique
INTERFÉRONS (IFN)	
IFN-γ	IMUKIN® injectable
IFN-β-1A	AVONEX®, REBIF® injectables
IFN-β-1B	BETAFERON®, EXTAVIA® injectables
Peginterféron α-2A	PEGASYS® injectable
Peginterféron β-1A	PLEGRIDY® injectable
INTERLEUKINES	
Aldesleukine	PROLEUKIN® injectable
AUTRES IMMUNOSTIMULANTS	
Vaccin BCG	BCG-MEDAC® susp. intravésic.
Tasonermine	BEROMUN® injectable
Glatiramer	COPAXONE® injectable
Plerixafor	MOZOBIL® injectable
IMMUNOSUPPRESSEURS	
Immunosuppresseurs sélectifs	
Immunoglobuline anti-thymocyte	GRAFALON®, THYMOGLOBULINE® injectables
Mycophénolate	CELLCEPT® cp, gélule, susp. buva., injectable, MYFORTIC® cp
Sirolimus	RAPAMUNE® cp, sol. buv.
Leflunomide	ARAVA® cp
Evérolimus	CERTICAN® cp
Abatacept	ORENCIA® injectable
Basiliximab	SIMULECT® injectable
Bélatacept	NULOJIX® injectable
Bélimumab	BENLYSTAinjectable
Eculizumab	SOLIRIS® injectable
Natalizumab	TYSABRI® injectable
Ocrélizumab	OCREVUS® injectable

Suite du tableau

Dénomination commune internationale	Nom de spécialité et forme galénique
Tocilizumab	ROACTEMRA® injectable
Védolizumab	ENTYVIO® gélules
Fingolimod	GILENYA® gélules
Tériflunomide	AUBAGIO® cp
Tofacitinib	XELJANZ® cp, cp LP
Aprémilast	OTEZLA® cp
Cladribine	MAVENCLAD® cp
Upadacitinib	RINVOQ® cp LP
Inhibiteurs du TNF-ALPHA	
Etanercept	BENEPALI®, ENBREL®, ERELZI® injectables
Infliximab	FLIXABI®, INFLECTRA®, REMICADE®, REMSIMA® injectables
Adalimumab	HUMIRA® inj., AMGEVITA® inj., ULIO® inj., HYRIMOZ® inj., IDACIO® inj., IMRALDI® inj.
Certolizumab pégol	CIMZIA® injectable
Golimumab	SIMPONI® injectable
Inhibiteurs d'interleukines	
Anakinra	KINERET® injectable
Basiliximab	SIMULECT® injectable
Canakinumab	ILARIS® injectable
Brodalumab	KYNTHEUM® injectable
Guselkumab	TREMFYA® injectable
Ixékizumab	TALTZ® injectable
Mépolizumab	NUCALA® injectable
Sarilumab	KEVZARA® injectable
Sécukinumab	COSENTYX® injectable
Siltuximab	SYLVANT® injectable
Tocilizumab	ROACTEMRA® injectable
Ustekinumab	STELARA® injectable

Suite du tableau

IMMUNOSTIMULANTS ET IMMUNOSUPPRESSEURS

Dénomination commune internationale	Nom de spécialité et forme galénique
Inhibiteurs de la calcineurine	
Ciclosporine	NEORAL® capsules, sol. buv., injectable, SANDIMMUN® injectable
Tacrolimus	ADOPORT®, ADVAGRAF® gélules, ENVARSUS® cp, MODIGRAF® susp. buv., PROGRAF® gélules, injectable
Autres immunosuppresseurs	
Azathioprine	IMMUREL® cp
Thalidomide	THALIDOMIDE® gélules
Méthotrexate	IMETH® injectable, NOVATREX® cp
Lénalidomide	REVLIMID® gélules
Pirfénidone	ESBRIET® cp
Pomalidomide	IMNOVID® gélules
Busulfan	MYLERAN® cp, BUSULFAN® injectable
Diméthyle fumarate	TECFIDERA® gélules
Darvadstrocel	ALOFISEL® inj.

Conseils pratiques

- Nécessité du dosage des **immunosuppresseurs** pour adapter la posologie (index thérapeutique étroit).
- Insister sur les signes liés aux effets indésirables des immunostimulants : avertir rapidement le médecin prescripteur.

PARTIE 11

FICHE 94

ANTI-ALLERGIQUES

L'allergie correspond à une réaction d'hypersensibilité immédiate et excessive (écoulements nasal et lacrymal, œdème, urticaire, asthme...) vis-à-vis d'une substance ou antigène. Plus ou moins grave (de la rhinite allergique au choc anaphylactique), elles sont traitées et/ou prévenues par des antihistaminiques et des non antihistaminiques.

Remarque : Seule la désensibilisation permet un traitement préventif et curatif de certaines allergies en s'attaquant à leur cause.

1 ASPECTS PHARMACODYNAMIQUES

- Au cours de l'allergie, on observe une forte production d'anticorps de type IgE responsables de l'activation des granulocytes basophiles et des mastocytes libérateurs de médiateurs chimiques : l'histamine et les leucotriènes.
- Les **antihistaminiques** anti-allergiques (**anti-H1**) agissent essentiellement par antagonisme des récepteurs H_1 de l'histamine. Il existe deux types d'anti-allergiques anti-H_1 :

- les **anti-H1 à composante anticholinergique** (**hydroxyzine**, **méquitazine**, **prométhazine**, **alimémazine**, **oxamémazine**) : ils bloquent également les récepteurs cholinergiques (moins utilisés car provoquent une somnolence et d'autres effets liés à l'inhibition cholinergique) ;
- les **anti-anti-H1 de nouvelle génération** (cétirizine) : ils ne possèdent pas d'effet anticholinergique car ils sont spécifiques des récepteurs H_1.

- Les anti-allergiques non histaminiques agissent au niveau de :

- l'inflammation : **glucocorticoïdes** (*voir Mémo « Glucocorticoïdes »*),
- la dégranulation des mastocytes : **cromoglicate**,
- l'inhibition des IgE : **anticorps monoclonal anti-IgE** (omalizumab),
- l'inhibition des récepteurs aux leucotriènes (LT) : **antagonistes des récepteurs CysLT** (montelukast),
- la constriction bronchique : agonistes β_2 stimulants et **antagonistes cholinergiques bronchodilatateurs** (*voir Mémo « Bronchodilatateurs et antiasthmatiques »*),
- la vasodilatation : **sympathomimétique direct** (adrénaline).

PARTIE 11

2 PRINCIPALES INDICATIONS

- Prévention ou diminution des symptômes de l'allergie : **antihistaminiques**.
- Hypnotique, anxiolytique ou antitussif (**anti-H1 à composante anticholinergique**).
- Allergies chroniques (eczéma, asthme, par ex.) ou les forme sévères de différentes allergies : **glucocorticoïdes**, **cromoglicate**, **anticorps anti-IgE**, et **bronchodilatateurs**.
- Choc anaphylactique : **adrénaline**.

Principaux effets indésirables

Les anti-H_1 à composante anticholinergique provoquent une somnolence et d'autres effets liés à l'inhibition cholinergique : sécheresse buccale, constipation, rétention urinaire, glaucome.

Les autres antihistaminiques possèdent moins d'effets indésirables variables selon le type de médicaments employés.

3 CONTRE-INDICATIONS ET INTERACTIONS MÉDICAMENTEUSES

La **conduite de véhicules** ou d'engins, la **prise d'alcool** sont contre-indiquées lors de traitement par **antihistaminiques anti-H1**. Le glaucome, la rétention urinaire contre-indiquent ceux qui ont une composante anticholinergique.

Les **interactions médicamenteuses** des anti-H_1 concernent les associations avec les psychotropes (addition des effets indésirables), les antidépresseurs IMAO (augmentation de la pression artérielle).

Principaux médicaments

Dénomination commune internationale	Nom de spécialité et forme galénique
ANTIHISTAMINIQUES ANTI-H_1	
Dexchlorphéniramine	POLARAMINE® cp, injectable
Chlorphénamine + Paracétamol	HUMEXLIB® gélules
Alimémazine	THERALENE® cp, gttes
Prométhazine	PHENERGAN® cp, crème, injectable
Méquitazine	PRIMALAN® cp, sirop
Hydroxyzine	ATARAX® cp, sirop
Oxomémazine	HUMEX® sirop, TOPLEXIL® sol. buv., sirop
Bilastine	BILASKA® cp, INORIAL® cp
Cétirizine	ALAIRGIX, DRILL® cp, HUMEX® cp, ZYRTECSET® cp, ZYRTEC® gttes
Desloratadine	AERIUS® cp, sol. buv.
Ebastine	KESTIN® cp, KESTINLYO® lyoph.
Fexofénadine	TELFAST® cp
Lévocétirizine	XYZALL® cp
Loratadine	LORATADINE® cp
Mizolastine	MIZOCLER® cp, MIZOLLEN® cp
Rupatadine	WYSTAMM® cp
Kétotifène	ZADITEN® gél, sol. buv., ZADITEN® LP cp, KETOTIFENE®, MONOKETO®, ZALERG® collyres
Cyproheptadine	PERIACTINE® cp

Suite du tableau

FICHE 94

Dénomination commune internationale	Nom de spécialité et forme galénique
	NON ANTIHISTAMINIQUES
Cromoglicate de sodium	ALAIRGIX RHINITE ALLERGIQUE® collyre CROMABAK® collyre CROMOFREE® collyre CROMOPTIC® collyre OPHTACALM® collyre OPTICRON® collyre
Omalizumab	XOLAIR® injectable
Adrénaline	ADRENALINE®, ANAPEN®, EPIPEN®, JEXT® injectables
Montélukast	SINGULAIR® cp, glé
	BRONCHODILATATEURS
Ipratropium	ATROVENT® sol. inhal.
Ipratropium + Fénotérol	BRONCHODUAL® sol. inhal.
Tiotropium	SPIRIVA® gélules inhal., SPIRIVA RESPIMAT® sol. inhal.
Glycopyrronium + Indacatérol	ULTIBRO BREEZHALER® gélules inhal.
Salbutamol	AIROMIR® susp. inhal., VENTOLINE® sol. inhal., susp. inhal., injectable, VENTILASTIN® pdre inhal.
Terbutaline	BRICANYL® injectable, sol. inhal., BRICANYL TURBUHALER® pdre inhal.
Bambutérol	OXEOL® cp
Théophylline	DILATRANE® gélules, sirop, TEDRALAN® gélules
Aminophylline	AMINOPHYLLINE® injectable

Conseils pratiques

- Insister sur les contre-indications des antihistaminiques : prise d'alcool, conduite de véhicules.
- Automédication : attention à l'association des anti-H_1 avec des traitements psychotropes.

FICHE 95

PRINCIPALES CLASSES D'ANTICANCÉREUX

Le développement d'un cancer (néoplasie) est un processus très complexe. Il résulte de la multiplication de cellules qui ont perdu leur mécanisme de contrôle de la division et acquis un caractère de malignité. Le traitement médicamenteux des cancers fait appel à trois catégories d'anticancéreux ou antinéoplasiques : les antinéoplasiques cytotoxiques, les thérapies ciblées et l'hormonothérapie.

1 ASPECTS PHARMACODYNAMIQUES

- Le traitement des cancers nécessite notamment l'utilisation de médicaments **antinéoplasiques cytotoxiques** dont l'index thérapeutique est faible. Il existe trois types de substances antinéoplasiques en fonction de leur impact sur le cycle cellulaire :

- les agents thérapeutiques qui ont des cibles nécessaires à la synthèse des acides nucléiques (**antimétabolites**, **inhibiteurs des ADN-topoisomérases**) ;
- les agents thérapeutiques qui ont pour cible la structure même de l'ADN et qui modifient la structure de l'édifice macromoléculaire (**alkylants** ; **intercalants** ; **scindants**)
- les agents thérapeutiques qui agissent sur les protéines intervenant notamment lors de la mitose (notamment les **antimitotiques** ou « **poisons du fuseau** »).

Dans certains cas, on provoquera une « **synchronisation** » cellulaire pour que le médicament exerce son effet maximal.

- L'**hormonothérapie** est une chimiothérapie dirigée contre les cellules cancéreuses dont le processus de développement est dépendant de facteurs hormonaux.

- De nouveaux traitements, les **thérapies ciblées**, sont dirigés contre des cibles moléculaires (surtout des protéines) intervenant dans les voies de signalisation modifiées dans le cas des cellules cancéreuses.

PARTIE 12

Il s'agit en particulier de l'**immunothérapie** (ou modulation du système immunitaire par un traitement), qui est de plus en plus utilisée ou testée dans différents cancers.

Elle repose sur l'administration d'**anticorps monoclonaux** spécifiquement élaborés (génie génétique) pour cibler des anomalies spécifiques de cellules cancéreuses.

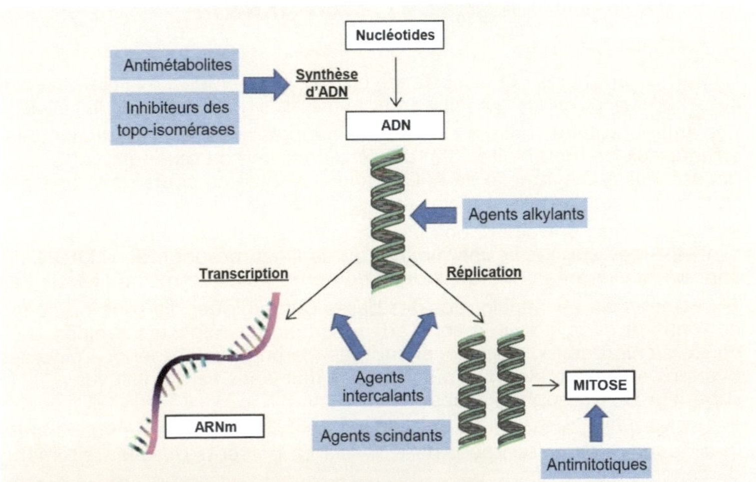

Cibles des substances antinéoplasiques cytotoxiques

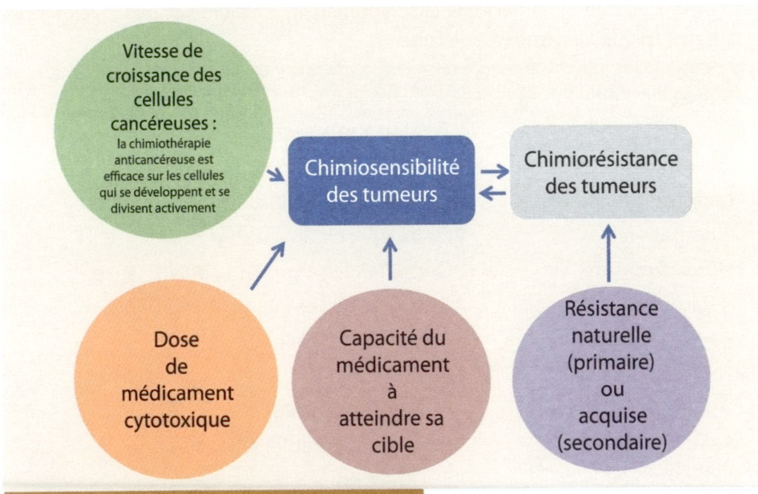

Chimiosensibilité et résistance des tumeurs

2 ANTINÉOPLASIQUES CYTOTOXIQUES

A ANTIMÉTABOLITES

Un **antimétabolite** est une substance chimique qui empêche l'utilisation d'un autre produit chimique qui fait partie du métabolisme normal de la cellule.

Les antimétabolites utilisés comme antinéoplasiques sont des analogues structuraux de métabolites afin de détourner une ou plusieurs voies nécessaires à la synthèse de l'ADN qui se déroule au cours de la phase S du cycle, avant la division cellulaire (phase M).

- **Antipurines** : entraînent une inhibition enzymatique de la voie de synthèse des purines et une diminution de l'incorporation dans l'ADN. Ils sont particulièrement indiqués dans de nombreuses formes de leucémies.
- **Antipyrimidines** : analogues des bases pyrimidiques. Ils sont indiqués notamment dans le traitement d'adénocarcinomes digestifs évolués, de cancers colorectaux, d'adénocarcinomes mammaires, d'adénocarcinomes ovariens et de carcinomes épidermoïdes des voies aérodigestives supérieures et œsophagiennes.
- **Antifoliques** : analogues-antagonistes de l'acide folique ou vitamine B9. Ils bloquent alors la synthèse d'ADN. Ils sont prescrits dans le traitement de cancers très variés.
- **Hydroxyurée** : antimétabolite indiqué dans le traitement des leucémies myéloïdes chroniques, de la polyglobulie primitive (maladie de Vaquez), de la thrombocytémie essentielle, de la splénomégalie myéloïde et des myélofibroses.

Principaux antimétabolites

Dénomination commune internationale	Nom de spécialité et forme galénique
ANTIPURINES	
Cladribine	LITAK® et LEUSTATINE® injectable
Clofarabine	EVOLTRA® injectable
Fludarabine	FLUDARA® cp, injectable
Mercaptopurine	PURINETHOL® cp, XALUPRINE® susp.
Nélarabine	ATRIANCE® injectable
Pentostatine	NIPENT® injectable
Thioguanine	LANVIS® cp
ANTIPYRIMIDINES	
Azacitidine	VIDAZA® injectable, ONUREG® cp
Capécitabine	XELODA® cp
Cytarabine ou Ara-C	ARACYTINE® injectable

Suite du tableau

PARTIE 12

Dénomination commune internationale	Nom de spécialité et forme galénique
Fluorouracile ou 5-FU	FLUOROURACILE® injectable
Gemcitabine	GEMZAR® injectable
ANTIFOLIQUES	
Méthotrexate	MÉTHOTREXATE® cp, injectable
Pémétrexed	ALIMTA® injectable, ARMISARTE® injectable
Raltitrexed	TOMUDEX® injectable
AUTRES ANTIMÉTABOLITES	
Hydroxycarbamide ou Hydroxyurée	HYDRÉA® gélules, SIKLOS® cp

B ANTINÉOPLASIQUES INTERAGISSANT AVEC LES PROTÉINES

- Deux cibles protéiques sont exploitées dans les traitements antinéoplasiques :

- la **tubuline**, protéine indispensable pour préparer la division cellulaire, substance majeure des microtubules formant le **fuseau mitotique** indispensable à la migration des chromosomes vers les pôles cellulaires,

- la **L asparagine**, acide aminé non synthétisé par certaines cellules et pourtant nécessaire à la synthèse protéique.

- Les substances qui interagissent avec la tubuline sont appelées « **poisons du fuseau** » de division cellulaire. Ce sont donc les **médicaments antimitotiques** au sens strict :

- **alcaloïdes de la pervenche**,

- **taxanes (stabilisants du fuseau)** isolés à partir d'extraits d'if,

- **éribuline**, inhibiteur de la dynamique des microtubules, isolée d'une éponge marine et indiquée dans les cancers du sein localement avancés ou métastatiques.

Principaux antinéoplasiques interagissant avec les protéines

Dénomination commune internationale	Nom de spécialité et forme galénique
ALCALOÏDES DE LA PERVENCHE	
Vinblastine	VELBE® injectable
Vincristine	ONCOVIN® injectable

Suite du tableau

Dénomination commune internationale	Nom de spécialité et forme galénique
Vindésine	ELDISINE® injectable
Vinorelbine	NAVELBINE® capsules et injectable
Vinflunine	JAVLOR® injectable
TAXANES	
Cabazitaxel	JEVTANA® injectable
Docétaxel	DOCÉTAXEL® injectable
Paclitaxel	ABRAXANE® injectable, PAZENIR injectable
AUTRES	
Éribuline	HALAVEN® injectable
Asparaginase	SPECTRILA® injectable
Pegaspargase	ONCASPAR® injectable

C AGENTS ALKYLANTS, INTERCALANTS ET AGENTS SCINDANTS

- Les **agents alkylants**, en formant des radicaux alkyles, établissent des liaisons covalentes avec des groupements dits nucléophiles. Ils forment des liaisons covalentes sur certains atomes des bases azotées de l'ADN. Les molécules ainsi modifiées par l'établissement de liaisons covalentes ou « adduits », inhibent la réplication et la transcription de l'ADN.
- Les **agents intercalants** sont capables de s'intercaler entre les paires de bases des acides nucléiques et empêchent la progression des enzymes de réplication ou de transcription (ADN et ARN polymérases) :

– **Anthracyclines** : antibiotiques cytotoxiques. Elles sont utilisées dans le traitement des leucémies et des lymphomes, des cancers du sein, de l'ovaire et du tube digestif.

– **Mitoxantrone** : utilisée dans le traitement des leucémies aiguës myéloïdes, des lymphomes non hodgkiniens et du cancer du sein métastatique.

- Les **agents scindants** modifient la structure de l'édifice macromoléculaire de l'ADN par l'établissement de cassures à l'intérieur des brins d'ADN et sont capables d'entraîner la mort de la cellule. La **bléomycine** est indiquée dans le traitement des carcinomes épidermoïdes, des lymphomes hodgkiniens et non hodgkiniens, des carcinomes testiculaires, des cancers du col de l'utérus, des cancers ORL.

FICHE 95

Principaux agents alkylants, intercalants et agents scindants

Agents	Dénomination commune internationale	Nom de spécialité et forme galénique
	AGENTS ALKYLANTS	
Moutardes à l'azote	Bendamustine	BENDAMUSTINE® injectable
	Cyclophosphamide	ENDOXAN® cp, injectable
	Chlorambucil	CHLORAMINOPHENE® gélules
	Chlorméthine	LEDAGA gel
	Melphalan	ALKERAN® cp, injectable
	Ifosfamide	HOLOXAN® injectable
	Estramustine	ESTRACYT® gélules
Aziridines	Mitomycine C	MITOMYCINE® injectable, sol. irrig. vésicale
	Thiotepa	TEPADINA® injectable
	Altrétamine	HEXASTAT® gélules
Sels de platine	Cisplatine	CISPLATINE® injectable
	Carboplatine	CARBOPLATINE® injectable
	Oxaliplatine	OXALIPLATINE® injectable
Nitroso-urées	Carmustine	BICNU® injectable, GLIADEL® implant
	Lomustine	BELUSTINE® gélules
	Streptozocine	ZANOSAR® injectable
	Fotemustine	MUPHORAN® injectable
Tétrazines	Procarbazine	NATULAN® gélules
	Dacarbazine	DETICENE® injectable
	Témozolomide	TÉMODAL® gélules et injectable
Autres agents alkylants	Busulfan	MYLERAN® cp BUSULFAN® injectable
	Pipobroman	VERCYTE® cp
	Trabectédine	YONDELIS® injectable

Suite du tableau

Agents	Dénomination commune internationale	Nom de spécialité et forme galénique
	AGENTS INTERCALANTS	
Anthracyclines	Doxorubicine ou Adriamycine	ADRIBLASTINE® injectable
	Doxorubicine liposomale pégylée	CAELYX® injectable
	Daunorubicine	CERUBIDINE® injectable
	Daunorubicine + Cytarabine	VYXEOS LIPOSOMAL® injectable
	Épirubicine	FARMORUBICINE® injectable
	Idarubicine	ZAVEDOS® gélules, injectable
Anthracène-dione	Mitoxantrone	NOVANTRONE® injectable
Autres agents intercalants	Amsacrine	AMSALYO® injectable
	Dactinomycine	COSMEGEN® injectable
	AGENTS SCINDANTS	
	Bléomycine	BLÉOMYCINE® injectable

D INHIBITEURS DE TOPOISOMÉRASES

- Les **inhibiteurs des topoisomérases I ou II** interviennent en phase S en stabilisant le complexe de clivage enzyme/ADN, empêchant l'étape de re-ligation. Ils provoquent une coupure définitive des brins d'ADN entraînant alors l'apoptose :

- **inhibiteurs de la topoisomérase I** : **dérivés de la camptothécine**, alcaloïde trop toxique pour être utilisé directement ;

- **inhibiteurs de la topoisomérase II** : **agents intercalants** et **dérivés de la podophyllotoxine**, substance tirée de la podophylline.

- L'irinotécan est indiqué dans le traitement des cancers colorectaux avancés.

- Le topotécan est indiqué :

- en monothérapie, dans le traitement du carcinome métastatique de l'ovaire, et dans le traitement du cancer du poumon à petites cellules (CPPC) ;

- en association dans le traitement du carcinome du col de l'utérus en rechute.

- L'étoposide est habituellement utilisé en association dans les protocoles de polychimiothérapie dans les carcinomes embryonnaires du testicule, les cancers bronchiques à petites cellules, les choriocarcinomes placentaires, les cancers du sein, les lymphomes malins hodgkiniens et non hodgkiniens, les leucémies aiguës.

Principaux inhibiteurs de topoisomérases

Dénomination commune internationale	Nom de spécialité et forme galénique
INHIBITEURS DE TOPOISOMÉRASES I	
Irinotécan	CAMPTO® injectable
Irinotécan pégylé	ONIVYDE® injectable
Topotécan	HYCAMTIN® gélules, injectable
INHIBITEURS DE TOPOISOMÉRASES II	
Étoposide (Dérivés de la podophyllotoxine)	CELLTOP® capsule ETOPOPHOS® injectable
Agents intercalants : *Voir classe des médicaments intercalants*	

3 THÉRAPIES CIBLÉES

A INHIBITEURS DE PROTÉINE KINASE

- Inhibiteurs de la tyrosine kinase BCR-ABL à l'origine de la LMC : Imatinib (GLIVEC®), Dasatinib (SPRYCEL®), Nilotinib (TASIGNA®), Bosutinib (BOSULIF®), Ponatinib (ICLUSIG®), Asciminib (SCEMBLIX® cp) indiqués dans le traitement de la leucémie myéloïde chronique (LMC).

- Inhibiteurs de la tyrosine kinase du récepteur du facteur de croissance épidermique (EGFR) :

  - Erlotinib (TARCEVA®) et Géfitinib (IRESSA®) : inhibiteurs de HER1, indiqués dans le cancer bronchique non à petites cellules (CBNPC) et du pancréas (TARCEVA®).
  - Afatinib (GIOTRIF®) : inhibiteur irréversible et sélectif des récepteurs de la famille ERB.
  - Osimersib (TAGRISSO®) : inhibiteur irréversible des EGFR porteurs de la mutation activatrice (EGFRm) et de la mutation de résistance aux ITK T790M.

- Inhibiteurs de la sérine-thrénonine kinase B-RAF (BRAF) :

  - Dabraféníd (TAFINLAR®), Vémuraféníb (ZELBORAF®), Encoraféníb (BRAFTOVI®) : indiqués dans le traitement du mélanome.

- Inhibiteurs des récepteurs du facteur de croissance endothélial vasculaire (VEGFR) : Axitinib (INLYTA®), indiqué dans les cancers du rein.

- Inhibiteurs de kinase du lymphome anaplasique :

  - Crizotinib (XALKORI®) : inhibiteur du récepteur tyrosine kinase ALK *(Anaplastic Lymphoma Kinase)* et du facteur de croissance des hépatocytes (HGFR).
  - Céritinib (ZYKADIA®) : inhibiteur sélectif de l'ALK.

• Alectinib (ALECENSA®), Lorlatinib (LORVIQUA®) : traitement du cancer bronchique non à petites cellules (CBNPC) avancé avec un réarrangement du gène ALK (ALK-positif).

• Brigatinib (ALUNBRIG) : inhibiteur de la tyrosine kinase ciblant AK, ROS1 et IGF-1R.

- Inhibiteurs de protéine kinase activée par mitogène (MEK) :

• Cobimétinib (COTELLIC®), Binimetinib (MEKTOVI®) : indiqués dans le traitement des patients adultes atteints d'un mélanome porteur d'une mutation BRAF V600.

• Selumetinib (KOSELUGO®) : indiqué en monothérapie dans le traitement des neurofibromes plexiformes (NFP) symptomatiques inopérables liés à la neurofibromatose de type 1 (NF1) chez les patients pédiatriques âgés de 3 ans et plus.

• Trametinib (MEKINIST®) : inhibiteur allostérique de l'activation du signal régulé par MEK1 et MEK2 et de l'activité des kinases. Indiqué en monothérapie ou en association au dabrafénib dans le traitement des patients adultes atteints d'un mélanome porteur d'une mutation BRAF V600.

- Inhibiteurs de kinases cyclines-dépendantes (CDK) : Palbociclib (IBRANCE®), Ribociclib (KISQALI®), Abemaciclib (VERZENIOS®) : inhibiteurs des kinases dépendantes des cyclines 4 et 6. Indiqués dans le traitement du cancer du sein positif aux récepteurs hormonaux (RH) et négatif au récepteur du facteur de croissance épidermique humain-2.

- Inhibiteurs de la tyrosine kinase du récepteur 2 du facteur de croissance épidermique humain (HER2) : Lapatinib (TYVERB®), Tucatinib (TUKYSA®) : indiqués chez l'adulte, dans le traitement du cancer du sein, avec surexpression des récepteurs HER2 (ErbB2).

- Inhibiteurs de MTOR : Les inhibiteurs de la protéine mTOR (*mammalian target of rapamycin*) se lient à une protéine intracellulaire (FKBP-12) ; puis le complexe protéine/inhibiteur se lie à son tour à la protéine mTOR et en inhibe l'activité qui permet de réguler la division cellulaire.

PARTIE 12

• Évérolimus (AFINITOR®, VOTUBIA®) : indiqués dans le traitement du cancer du rein avancé chez les patients ayant progressé sous ou après une thérapie ciblée anti-VEGF, du cancer du sein, des tumeurs neuroendocriniennes du pancréas, de certains astrocytomes sous-épendymaires à cellules géantes, de certains angiomyolipomes rénaux.

• Temsirolimus (TORISEL®) : indiqué en traitement de première intention du carcinome rénal avancé chez certains patients ciblés et dans le traitement des patients adultes atteints de lymphome des cellules du manteau (LCM) en rechute et/ou réfractaire.

- Inhibiteurs des Janus Kinases (JAK) : Ruxolitinib (JAKAVI®), inhibiteur sélectif des Janus kinases (JAK) JAK1 et JAK2, enzymes impliquées dans la signalisation de différents facteurs de croissance et cytokines qui sont importants pour l'hématopoïèse et la fonction immunitaire.

- Inhibiteurs de la tyrosine kinase de Bruton (BTK) :

• Ibrutinib (IMBRUVICA®), indiqué dans le traitement du lymphome non hodgkinien ganglionnaire de l'adulte.

• Acalabrutinib (CALQUENCE®), indiqué dans le traitement des patients adultes atteints d'une leucémie lymphoïde chronique (LLC) non précédemment traités.

- Inhibiteurs de tyrosine kinase du récepteur du facteur de croissance des fibroblastes : Pémigatinib (PEMAZYRE®), indiqué dans le traitement des adultes atteints d'un cholangiocarcinome localement avancé ou métastatique avec fusion ou réarrangement du gène du récepteur 2 du facteur de croissance des fibroblastes (FGFR2).

- Inhibiteurs de la PI3K :

• Idélalisib (ZYDELIG®), indiqué en association au rituximab pour le traitement de patients adultes atteints de leucémie lymphoïde chronique (LLC).

• Alpelisib (PIQRAY®), indiqué en association avec le fulvestrant pour le traitement du cancer du sein localement avancé ou métastatique, avec récepteurs hormonaux (RH) positifs et récepteurs du facteur de croissance épidermique humain (HER2) négatifs, présentant une mutation PIK3CA.

- Autres inhibiteurs de tyrosine kinase :

• Sunitinib (SUTENT®), indiqué dans les tumeurs gastro-intestinales, rénales et pancréatiques.

• Sorafénib (NEXAVAR®), inhibiteur multikinase indiqué dans le traitement du carcinome hépatocellulaire et du cancer du sein.

• Pazopanib (VOTRIENT®), indiqué dans le traitement des cancers du rein.

• Vandétanib (CAPRELSA®), indiqué dans le traitement de cancers médullaires de la thyroïde.

• Régorafénib (STIVARGA®), indiqué dans le traitement du cancer colorectal métastatique (CCRm) ciblé.

• Cabozantinib (CABOMETYX®), inhibiteur de MET (récepteur du facteur de croissance hépatocytaire) et du VEGFR, indiqué dans le traitement du carcinome à cellules rénales.

• Lenvatinib (LENVIMA®), inhibiteur RTK indiqué dans le traitement du carcinome thyroïdien différencié.

• Nintédanib (OFEV®), inhibiteur des récepteurs du facteur de croissance dérivé des plaquettes (PDGFR), du facteur de croissance des fibroblastes (FGFR), et du VEGFR, indiqué dans le traitement de la fibrose pulmonaire idiopathique (FPI).

• Midostaurine (RYDAPT®) : inhibiteur des FLT3 et KIT, indiqué dans le traitement des patients adultes présentant une leucémie aiguë myéloïde (LAM) avec mutation du gène FLT3, en association avec une chimiothérapie standard d'induction associant daunorubicine et cytarabine et une chimiothérapie de consolidation avec cytarabine à haute dose, et dans le traitement des patients adultes présentant une mastocytose systémique agressive (MSA), une mastocytose systémique associée à une autre hémopathie maligne (MS-AHM), ou une leucémie à mastocytes (LM), en monothérapie.

- Larotrectinib (VITRAKVI®), indiqué dans le traitement des patients adultes et pédiatriques atteints d'une tumeur solide présentant une fusion du gène NTRK (Neurotrophic Tyrosine Receptor Kinase).
- Gilteritinib (XOSPATA®), indiqué chez les adultes présentant une leucémie aiguë myéloïde (LAM) en rechute ou réfractaire porteurs d'une mutation du gène FLT3.
- Avapritinib (AYVAKYT®), Ripretinib (QINLOCK®), indiqués dans le traitement des patients adultes atteints de tumeurs stromales gastro-intestinales (GIST) non résécables ou métastatiques porteuses de la mutation D842V du récepteur alpha du facteur de croissance dérivé des plaquettes (PDGFRA).
- Selpercatinib (RETSEVMO®), indiqué dans le traitement des patients adultes atteints d'un cancer bronchique non à petites cellules (CBNPC) avancé présentant une fusion du gène RET non précédemment traités par un inhibiteur de RET, dans le traitement du cancer de la thyroïde avancé présentant une fusion du gène RET, dans le traitement des patients adultes et des adolescents à partir de 12 ans atteints d'un cancer médullaire de la thyroïde (CMT) avancé présentant une mutation du gène RET.
- Pralsetinib (GAVRETO®), indiqué dans le traitement du cancer du poumon.

B ANTICORPS MONOCLONAUX ET ANTICORPS-MÉDICAMENTS CONJUGUÉS

– Inhibiteurs de HER2 : indiqués dans le traitement du cancer du sein :

- Trastuzumab (HERCEPTIN®), Pertuzumab (PERJETA®), Trastuzumab emtansine (KADCYLA®) : anticorps recombinants dirigés contre le récepteur 2 de l'EFG (HER2) dont une surexpression de HER2 s'observe dans 20 à 30 % des cancers primitifs du sein.
- Trastuzumab déruxtécan (ENHERTU®) : anticorps conjugué au déruxtécan (DXd), inhibiteur de la topoisomérase I. Après la liaison à HER2, le complexe trastuzumab déruxtécan est alors internalisé et l'agent de liaison est clivé dans la cellule par des enzymes lysosomales dont l'expression est régulée positivement dans les cellules cancéreuses. Une fois libéré, le DXd qui diffuse à travers la membrane provoque des lésions de l'ADN et la mort cellulaire par apoptose.

– Inhibiteurs du récepteur du facteur de croissance épidermique (EGFR) : Cétuximab (ERBITUX®) et Panitumumab (VECTIBIX®), indiqués dans le traitement du cancer colorectal métastatique (CCRm) avec gène *RAS* non muté.

- Inhibiteurs du facteur de croissance endothélial vasculaire (VEGF/VEGFR) :

• Bevacizumab (ALYMSYS®, AVASTIN®, AYBINTIO®, MVASI®, OYAVAS®, ZIRABEV®) : anticorps se liant au VEGF pour neutraliser sa liaison à son récepteur. Il est indiqué dans le traitement du cancer colorectal métastatique et le traitement du cancer du sein métastatique.

• Ramucirumab (CYRAMZA®) : anticorps bloquant le récepteur du VEGF (VEGFR), indiqué dans le traitement du cancer gastrique ou de l'adénocarcinome de la jonction gastro-oesophagienne.

- Inhibiteurs de CD20 : Rituximab (MABTHERA®, RIXATHON®, RUXIENCE®, TRUXIMA®) et Obinutuzumab (GAZYVARO®) : anticorps se liant spécifiquement à l'antigène transmembranaire CD20, phosphoprotéine non glycosylée située sur les lymphocytes pré-B et B matures. Cet antigène s'exprime dans plus de 95 % des cellules B des lymphomes non-hodgkiniens. Indiqué dans le traitement des patients adultes présentant un lymphome.

- Inhibiteurs de CD22 : Inotuzumab (BESPONSA®) : anticorps monoclonal humanisé conjugué (CAM) composé d'un anticorps monoclonal dirigé contre le CD22 lié par covalence au N-acétyl-gamma-calichéamicine diméthylhydrazide, petite molécule cytotoxique. Indiqué dans le traitement des leucémies aiguës de l'adulte.

- Inhibiteurs de CD38 : Daratumumab (DARZALEX®) et Isatuximab (SARCLISA®) : anticorps monoclonaux (AcM) humains qui se lient à la protéine CD38 exprimée en grande quantité à la surface des cellules tumorales du myélome.

- Inhibiteurs de PD-1/PDL-1 :

• Nivolumab (OPDIVO®), Pembrolizumab (KEYTRUDA®), Dostarlimab (JEMPERLI®) : anticorps humain (HuMAb) qui se lie au récepteur PD-1 (*programmed death-1*) et bloque son interaction avec PD-L1 et PD-L2. Le récepteur PD-1 est un régulateur négatif de l'activité des cellules T, impliqué dans le contrôle de la réponse immunitaire des cellules T. Nivolumab et Pembrolizumab sont indiqués dans le traitement des adultes atteints d'un myélome avancé. Dostarlimab est indiqué dans le traitement du cancer de l'endomètre avancé ou récidivant.

• Durvalumab (IMFINZI®) : anticorps bloquant de manière sélective les interactions entre PD-L1 et à la fois PD-1 et CD80. Indiqué dans le traitement du cancer bronchique non à petites cellules (CBNPC).

• Avélumab (BAVENCIO®), Atézolizumab (TECENTRIQ®), Cémiplimab (LIBTAYO®) : anticorps se liant au PD-L1 et bloquant l'interaction entre le PD-L1 et ses récepteurs, PD-1 (protéine de mort programmée 1) et B7.1. Indiqués dans le traitement de patients atteints de carcinomes métastatiques de l'adulte.

- Autres anticorps inhibiteurs :
  - Brentuximab védotine (ADCETRIS®) : anticorps conjugué anticorps-médicament anti-CD33 (ou ADC) libérateur d'un agent antinéoplasique.
  - Bélantamab mafotidine (BLENREP®) : anticorps conjugué à un agent cytotoxique, le maléimidocaproyl monométhyl auristatine F (mcMMAF).
  - Blinatumomab (BLINCYTO®) : anticorps qui se lie sélectivement au CD19 (surface des cellules B) et au CD3 (surface des lymphocytes T).
  - Tafasitamab (MINJUVI®) : anticorps qui cible l'antigène CD19 exprimé à la surface des lymphocytes pré-B et B matures.
  - Gemtuzumab (MYLOTARG®) : anticorps humanisé anti-CD33.
  - Mogamulizumab (POTELIGEO®) : anticorps humanisé se liant au CCR4, récepteur des chimiokines CC couplé à une protéine G, impliqué dans la migration des lymphocytes vers différents organes.
  - Dinutuximab (QARZIBA®) : anticorps qui réagit spécifiquement avec le disialoganglioside 2 (GD2) fortement exprimé à la surface des cellules de neuroblastomes.
  - Amivantamab (RYBREVANT®) : anticorps bispécifique anti-EGFR-MET de type IgG1, ciblant les tumeurs présentant des mutations activatrices par insertion dans l'exon 20 de l'EGFR. Il se lie aux domaines extracellulaires de l'EGFR et de MET.
  - Dénosumab (PROLIA®, XGEVA®) : anticorps dirigé contre le ligand du récepteur RANK (activation des ostéoclastes), utilisé dans le traitement de la perte osseuse lors du traitement du cancer de la prostate.
  - Ipilimumab (YERVOY®) : anticorps bloquant le signal inhibiteur CTL-4 conduisant à l'infiltration des cellules tumorales par les lymphocytes T.
  - Sacituzumab govitecan (TRODELVY®) : anticorps anti-Trop-2 (exprimé par les cellules cancéreuses), conjugué à SN-38, inhibiteur de la topoisomérase I.

4 INHIBITEURS DE L'ANGIOGENÈSE

Les tumeurs présentent un comportement autonome, et acquièrent plusieurs propriétés dont la capacité à induire l'**angiogenèse**. Les **inhibiteurs de l'angiogenèse** stoppent la formation de nouveaux vaisseaux sanguins au niveau des tumeurs.

- Thalidomide (THALIDOMIDE®) : anti-inflammatoire (anti-TNFα) et anti-angiogène, indiqué dans le traitement des myélomes multiples réfractaires et/ou en rechute.
- Lénalidomide (REVLIMID®) et le Pomalidomide (IMNOVID®) : inhibent l'angiogenèse en bloquant la migration et l'adhésion des cellules endothéliales, et la formation des microvaisseaux. Indiqués dans le traitement du myélome multiple chez les patients ayant déjà reçu au moins un traitement antérieur.

5 AUTRES ANTINÉOPLASIQUES

- Bortézomib (VELCADE®), Carfilzomib (KYPROLIS®), Ixazomib (NINLARO®) : inhibiteurs du protéasome. Ils affectent l'activation d'un facteur nucléaire de transcription dont l'activation est nécessaire dans de nombreux aspects de la genèse tumorale. Indiqués dans le traitement du myélome multiple en progression.
- Olaparib (LYNPARZA®), Niraparib (ZELUJA®), Rucaparib (RUBRACA®) et Talazoparib (TALZENNA®) : inhibiteurs des enzymes poly (ADP-ribose) polymérase humaines ou PARP. Indiqués dans le traitement d'entretien des patientes adultes atteintes d'un cancer épithélial séreux de haut grade de l'ovaire, des trompes de Fallope ou péritonéal primitif.
- Vismodegib (ERIVEDGE®), Sonidegib® (ODOMZO) : inhibiteurs de la protéine SMO, bloquant la transduction du signal Hedgehog. Indiqués dans le traitement du carcinome basocellulaire.
- Témoporfine (FOSCAN®) : activité déclenchée par photoactivation de la témoporfine après administration IV, avec effet passant par production de dérivés oxygénés hautement réactifs. Indiqué dans le traitement palliatif des cancers de la tête et du cou.

6 HORMONOTHÉRAPIE

L'**hormonothérapie** concerne certains cancers favorisés par le fonctionnement hormonal normal de l'organisme. Deux types de stratégies antihormonales sont utilisés :

- l'**inhibition de la sécrétion endogène de l'hormone** concernée,
- le **blocage du récepteur de l'hormone**.

A HORMONOTHÉRAPIE DU CANCER DU SEIN

Le cancer du sein est traité par des médicaments qui diminuent l'action ou la production des œstrogènes pour inhiber l'activité des cellules mammaires hormonosensibles.

- **Avant la ménopause**, l'action est ciblée sur les ovaires pour limiter leur production d'œstrogènes (**analogues de la GnRH** ou gonadolibérine ou LHRH).

- **Avant ou après la ménopause**, des modulateurs et antagonistes spécifiques des récepteurs aux œstrogènes sont utilisés (**SERM** et **anti-œstrogènes**).
- **Chez la femme ménopausée**, on utilise les **inhibiteurs de l'aromatase** (anti-aromatases) qui privent complètement la tumeur d'œstrogènes.

■ Action sur le récepteur hormonal : SERM et anti-œstrogènes

- Antagonistes partiels : les **SERM** (*Selective Estrogen Receptor Modulators*) se fixent sur les récepteurs des œstrogènes (RE) : Tamoxifène (NOLVADEX®), Torémifène (FARESTON®).

- Antagoniste pur : Fulvestrant (FASLODEX®).
- Effet anti-œstrogène : Mégestrol (MEGACE®), Méthoxyprogestérone (DEPO-PRODASONE®).

Médicaments anti-aromatases

Les anti-aromatases suppriment la sécrétion résiduelle d'œstrogènes après la ménopause : Anastrozole (ARIMIDEX®), Exemestane (AROMASINE®), Létrozole (FEMARA®).

Action sur la production hormonale : analogues de la GnRH (« castration » chimique)

Les analogues de synthèse de la GnRH entraînent une hyperstimulation de l'hypophyse qui induit une seconde phase où l'« épuisement » de l'hypophyse entraîne la suppression de la production d'œstrogènes ovariens : Goséréline (ZOLADEX®).

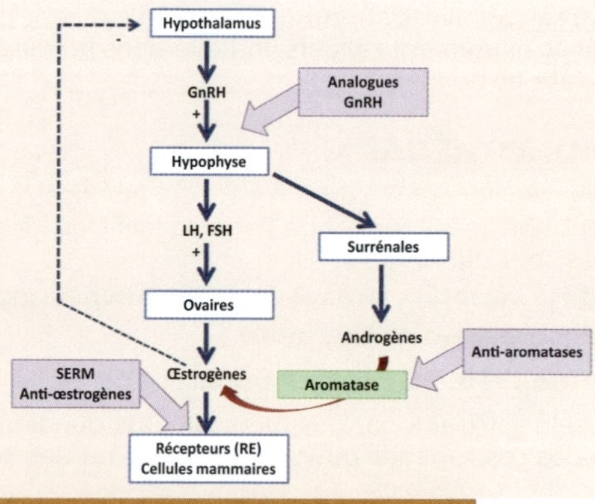

Sites d'action de l'hormonothérapie du cancer du sein

L'hormonothérapie peut être à l'origine de troubles vasomoteurs. De plus :
- Le Tamoxifène peut entraîner une augmentation du risque de cancer de l'endomètre et une augmentation du risque d'accident thromboembolique, d'hépatite, de cataracte, de kystes ovariens.
- Les inhibiteurs de l'aromatase peuvent être à l'origine de douleurs articulaires, une sécheresse vaginale (dyspareunie), des diarrhées ainsi qu'un risque d'ostéoporose et de fracture, nécessitant une surveillance par ostéodensitométrie et, si nécessaire, la mise en route d'un traitement préventif ; ce risque d'ostéoporose survient également en cas de traitement suppresseur de la sécrétion ovarienne d'estrogène.

B HORMONOTHÉRAPIE DES CANCERS DE LA PROSTATE

Le cancer de la prostate est un cancer hormono-dépendant. Le traitement permet de bloquer la production de testostérone.

En France, il n'existe pas de dépistage organisé du cancer de la prostate. Selon la HAS, « aucun élément scientifique nouveau n'est de nature à justifier la réévaluation de l'opportunité de la mise en place d'un programme de dépistage systématique du cancer de la prostate par dosage du PSA (juin 2010) ». L'association française d'urologie (AFU), comme la HAS, ne préconise pas un dépistage de masse systématique, mais un dépistage individuel au cas par cas, sur une population ciblée, informée et/ou à risque.

Le choix de la stratégie thérapeutique s'appuie sur la recherche de facteurs pronostiques dont les plus reconnus sont le stade TNM, le score de Gleason (somme du grade histologique le plus représenté et du grade histologique le plus indifférencié) et le taux de PSA.

La combinaison de ces facteurs permet de constituer des groupes pronostiques. La classification TNM permet de distinguer les cancers localisés (stades T1 et T2), localement avancés (stades T3 ou T4 N0 M0), au stade ganglionnaire et/ou métastatique (stades N1+/- M1).

■ Analogues de la GnRH

- La Goséréline (ZOLADEX®)
- La Leuproréline (ENANTONE LP®, ELIGARD®)
- La Triptoréline (DECAPEPTYL®, GONAPEPTYL®, SALVACYL®)

■ Antagoniste de la GnRH

Dégarélix (FIRMAGON®) : antagoniste direct compétitif et réversible des récepteurs GnRH.

■ Anti-androgènes

Anti-androgènes non stéroïdiens : bloquent le récepteur prostatique de la testostérone.

- Apalutamide (ERLEADA®)
- Bicalutamide (CASODEX®)
- Darolutamide (NUBEQA®)
- Enzalutamide (XTANDI®)
- Nilutamide (ANANDRON®)

Anti-androgènes stéroïdiens : Cyprotérone acétate (ANDROCUR®).

■ Régulateurs de la synthèse de testostérone

Abiratérone (ZYTIGA®)

ADMINISTRATION DES ANTICANCÉREUX

FICHE 96

À l'hôpital, les médecins prescrivent les médicaments anticancéreux, le personnel infirmier les administre selon la prescription médicale ou le protocole écrit au sein des unités de soins.
L'infirmier est habilité à accomplir la plupart des injections et des perfusions de chimiothérapie. Pour certains actes ou produits, la première injection ou la première perfusion dans un cathéter veineux central doit être effectuée par un médecin.

1 RÈGLES D'ADMINISTRATION : POLYCHIMIOTHÉRAPIE

- En chimiothérapie anticancéreuse, on administre un ou plusieurs médicaments cytotoxiques pour endommager les cellules cancéreuses afin qu'elles ne puissent pas se développer et se reproduire. Le traitement anticancéreux devra en général :

- utiliser des médicaments dont le mécanisme de résistance cellulaire est non croisé ;
- associer des médicaments à toxicité différente, pour éviter des effets indésirables sévères. Les associations de médicaments permettent d'obtenir des résultats supérieurs à ceux obtenus avec chacun administré seul (**effet de synergie**). On peut donc diminuer les doses utilisées pour en réduire les effets indésirables ou toxiques.

- On désigne par « **protocole** » la nature et les modalités d'administration des médicaments associés dans un traitement. Les protocoles de chimiothérapie s'appuient :

- soit sur une **prise quotidienne** (cas des protocoles par voie orale),
- soit des **cures** : traitement sur plusieurs jours suivis d'une période de repos nécessaire au renouvellement des cellules saines détruites par le traitement cytotoxique.

Préparation des traitements cytotoxiques
Les pharmacies à usage intérieur (PUI) préparent les doses médicamenteuses à administrer aux patients. Les préparations et reconstitutions de médicaments sont effectuées par le personnel de la PUI, en particulier les préparateurs en pharmacie, selon des règles de sécurité strictes (stérilité, protection des personnes).

2 VOIES ET DISPOSITIFS D'ADMINISTRATION

Les traitements anticancéreux sont administrés par différentes voies et formes galéniques :

- **voie orale** : sous forme de comprimés, gélules, capsules ou suspensions buvables. Les traitements sont réalisés en général à domicile ;
- **voie parentérale** : injection par voie intra-veineuse à l'aide d'une seringue ou par perfusion parfois au moyen d'une chambre implantable. En

perfusion, les traitements sont administrés au cours d'une hospitalisation (ambulatoire en général) ;

- **voies accessoires** : solutions pour instillations vésicales au moyen d'une sonde urinaire (cas de la Mitomycine C).

A CATHÉTER VEINEUX CENTRAL TUNNELLISÉ

- En milieu hospitalier, lorsque le protocole de traitement médicamenteux nécessite des administrations répétées, il est indispensable d'utiliser un dispositif facilitant l'accès à une voie veineuse (limitation des points d'injection IV, limitation de l'irritation liée à l'injection médicaments).
- On peut alors poser un **cathéter veineux central tunnellisé**. Il s'agit d'un tube fin et souple introduit, sous anesthésie locale ou générale de courte durée, à travers la peau dans le système veineux jusqu'à une grosse veine centrale (veine jugulaire ou sous-clavière). L'ouverture extérieure du cathéter émerge au niveau de la peau et est protégée (limitation des infections) par un pansement changé régulièrement.

L'ablation du cathéter est réalisée sur prescription médicale lorsque sa présence n'est plus justifiée ou lorsqu'il est obturé.

Avantages	Inconvénients
- Facilité pour insertion ou retrait - Plusieurs lumières disponibles (possibilité d'injection multiple de médicaments)	- Risque infectieux élevé (ouverture accessible) - Problèmes de pansements (changements fréquents) - Formation spécifique du personnel infirmier.

B CHAMBRES IMPLANTABLES

Un cathéter veineux est installé sous la veine jugulaire ou sous-clavière, puis raccordé à un réservoir (= **chambre**) implanté en sous-cutané, juste au-dessous de la clavicule. On désigne ce dispositif par **Port-a-Cath**® ou **PAC**.

Comme pour le cathéter, la mise en place de la chambre se déroule sous anesthésie locale ou générale de courte durée. L'administration du médicament se fait ensuite en piquant la chambre à travers la peau et la membrane souple en silicone du réservoir.

Avantages	Inconvénients
- Traitement ambulatoire possible en dehors de l'hôpital - Limitation du risque infectieux (pas de communication directe avec l'extérieur) - Dispositif non visible car implanté sous la peau.	- Pas de réparation possible en cas de problème - Risque d'extravasation plus important - Aiguille spécifique pour administration du traitement - Formation spécifique du personnel infirmier - Ablation de la chambre plus difficile qu'un cathéter externe

3 COMPLICATIONS DE L'ADMINISTRATION DES ANTICANCÉREUX PAR VOIE PARENTÉRALE

- **Infection** : elle peut être localisée au niveau de la peau ou de la chambre ; elle peut se généraliser (septicémie) lorsqu'elle s'engage dans la voie centrale.
- **Obstruction d'un cathéter** : le cathéter peut se boucher (thrombose, mauvais lavage lors des traitements).
- **Extravasation** : le médicament s'infiltre dans les tissus au lieu de couler dans la veine. La prise en charge sera alors rapide pour éviter la nécrose tissulaire.
- **Pneumothorax** ou présence d'air dans la cavité pleurale engendrée par la ponction de la veine.
- **Hématome** autour de la chambre juste après son implantation (en général sans gravité).

En pratique

Le médecin, avant de débuter un traitement anticancéreux, explique au patient le **principe** et les **objectifs du protocole** de prise en charge. Il informe le patient sur les **effets indésirables** susceptibles de se manifester et les solutions utilisées pour anticiper ou limiter leurs conséquences (respecter la posologie des **traitements associés** pour les prévenir ou les traiter).

De plus en plus, le protocole de traitement est **adapté au patient** : les médicaments employés, leurs doses administrées, la durée du traitement sont variables d'un patient à l'autre.

Avant de débuter la chimiothérapie anticancéreuse, il est nécessaire de procéder à un **examen clinique**, un **bilan biologique** (+ examens d'imagerie) afin de vérifier que l'état de santé du patient est compatible avec la mise en place du protocole. Ce bilan permet en outre de suivre l'efficacité de la chimiothérapie, et de surveiller l'apparition des effets indésirables.

Points importants ! : respecter les bonnes règles d'hygiène, surveiller les signes liés à une infection possible (rougeur, fièvre, frissons, douleur ou gonflement au niveau du boîtier).

EFFETS INDÉSIRABLES ET TOXICITÉ DES ANTICANCÉREUX

FICHE 97

Les médicaments antinéoplasiques possèdent un index thérapeutique très faible. Ainsi, l'intervalle entre la dose thérapeutique et celle qui provoque des effets toxiques est très réduit. Leur toxicité est non sélective.
Il existe une relation dose-toxicité : plus la quantité utilisée est importante, plus le risque de toxicité est élevé.

1 TRADUCTION DE LA TOXICITÉ DES ANTINÉOPLASIQUES

La toxicité des antinéoplasiques se traduit par :

- des **effets antiprolifératifs** : toxicité sur la moelle osseuse (hématologique), sur le tube digestif, les muqueuses et phanères, les gonades ;
- des **effets spécifiques** : toxicité cardiaque, rénale, hépatique, neurologique, pulmonaire ;
- des **effets retardés** : mutagénécité avec induction de cancers.

2 ASPECTS DE LA TOXICITÉ ET PRÉVENTION

A TOXICITÉ HÉMATOLOGIQUE

- On observe une destruction des cellules souches hématopoïétiques en voie de différenciation. On observe le plus souvent une neutropénie et/ou une anémie.

Les effets toxiques sont réversibles, non cumulatifs et, en général, dose-dépendants. Le principal risque lié à la destruction des cellules hématopoïétiques est infectieux.

- Afin de réduire la durée de la **neutropénie** et le risque de complications, il pourra être administré au patient :

- des **facteurs de croissance** leucocytaire de type G-CSF : **1re génération** : Lénograstim (GRANOCYTE®), Filgrastim (ACCOFIL®, NEUPOGEN®, NIVESTIM®, TEVAGRASTIM®, ZARZIO®), ou **2e génération** : Pegfilgrastim (NEULASTA®, NYVEPRIA®, CEGFILA®, FULPHILA®, PELGRAZ®, PELMEG®, ZIEXTENZO®), Lipegfilgrastim (LONQUEX®).
- des **cytoprotecteurs** contre l'action des agents alkylants (Cyclophosphamide et Mitomycine-C).

PARTIE 12

- Pour réduire la durée et l'impact de l'aplasie médullaire, il pourra être administré un androgène : Noréthandrolone (NILEVAR®).
- L'**anémie** peut être prévenue ou corrigée par l'administration d'une érythropoïétine recombinante : l'Époétine α (BINOCRIT®, EPREX®), l'Époétine β (NEORECORMON®), l'Époétine β méthoxyPEG (MIRCERA®), la Darbepoétine α (ARANESP®), l'Époétine zêta (RETACRIT®), Epoétine thêta (EPORATIO®).

B TOXICITÉ GASTRO-INTESTINALE

Les antinéoplasiques provoquent des **nausées et vomissements**. Ces effets digestifs sont prévenus ou traités par les antagonistes de la dopamine, des récepteurs de la substance P neurokinine 1 ou des récepteurs $5HT_3$ (*cf. Mémo « Antiémétiques »*).

Les **diarrhées** liées à la stimulation du péristaltisme ou à l'atteinte des muqueuses peuvent être traitées par le Lopéramide (LOPÉRAMIDE®) ou l'association Lopéramide + Siméticone (IMODIUMDUO®) ou le Racécadotril (TIORFAN®).

C TOXICITÉ AU NIVEAU DES MUQUEUSES ET DES PHANÈRES

Elle touche la muqueuse buccale, vaginale, la conjonctive, le cuir chevelu et les ongles.

En particulier, la toxicité du Méthotrexate doit être prévenue par :

- l'administration d'acide folinique : Lévofolinate de calcium (ELVORINE®), Folinate de calcium (FOLINORAL®, LEDERFOLINE®)
- la prise d'Acide folique (SPECIAFOLDINE®).

D TOXICITÉ CARDIAQUE

Il s'agit de lésions de la fibre myocardique. Les anthracyclines (Doxorubicine et Epirubicine), les taxanes, le 5-FU, les sels de platine (Cisplatine) et certaines moutardes à l'azote (Cyclophosphamide) présentent une toxicité cardiaque avérée.

Le Dexrazoxane (CARDIOXANE®, SAVENE®), analogue de l'EDTA et chélateur des ions métalliques, exerce une cardioprotection en empêchant la formation de radicaux réactifs.

E TOXICITÉ URINAIRE ET RÉNALE

- Des Moutardes à l'azote (Ifosfamide et Cyclophosphamide) sont susceptibles d'induire une toxicité vésicale sévère.
- Les dérivés des sels de platine (Cisplatine, Carboplatine) ont une toxicité rénale.
- Le Méthotrexate : présente, à fortes doses, un risque rénal avec possibilité d'insuffisance rénale.
- Les Alcaloïdes de la pervenche : provoquent une sécrétion inappropriée d'ADH à l'origine d'hyponatrémie de dilution.
- La Mitomycine C peut provoquer le développement d'une microangiopathie thrombotique, puis une insuffisance rénale.
- La Streptozocine (nitrosurée) peut provoquer une atteinte glomérulaire et tubulaire réversible à l'arrêt du traitement.

Pour prévenir cette toxicité, on utilise des **uroprotecteurs** :

- Mesna (UROMITEXAN®) ou 2-mercaptoéthanesulfonate de sodium : antidote de l'acroléine, métabolite des moutardes à l'azote irritant la muqueuse vésicale.

- Rasburicase (FASTURTEC®) : agent uricolytique indiqué dans l'hyperuricémie consécutive à la lyse des cellules cancéreuses sous chimiothérapie cytotoxique.

F TOXICITÉ NEUROLOGIQUE

- Les taxanes induisent un syndrome neuropathique. Le Busulfan entraîne, aux doses thérapeutiques, des convulsions. Le Méthotrexate peut induire des troubles le plus souvent réversibles sans séquelles, mais parfois définitifs. La Vincristine est neurotoxique (troubles sensitifs des extrémités et diminution des réflexes).
- L'atteinte du système neurovégétatif est responsable de constipations traitées par l'administration de Macrogol (FORLAX®, TRANSIPEG®). Les macrogols sont de longs polymères linéaires sur lesquels sont retenues les molécules d'eau par liaisons hydrogènes. Ils entraînent un accroissement du volume des liquides intestinaux qui stimulent la motricité colique par l'intermédiaire des récepteurs neuromusculaires situés dans sa paroi.

G TOXICITÉ PULMONAIRE

La Carmustine possède une toxicité dose-dépendante (fibrose pulmonaire) notamment chez les patients fumeurs ou ayant fumé, et lorsqu'elle est associée au Cyclophosphamide.

Le Méthotrexate entraîne des pneumopathies interstitielles, infectieuses ou immunoallergiques.

La Bléomycine possède une toxicité pulmonaire sous la forme d'une pneumopathie aigüe.

Avec le Busulfan en traitement prolongé, on observe une toux, une dyspnée et des râles.

H TOXICITÉ HÉPATIQUE

La cytolyse hépatique résulte d'une toxicité au niveau de l'endothélium des petites veines sus-hépatiques avec maladie veino-occlusive et nécrose. On l'observe lors de l'utilisation de Cyclophosphamide, Azathioprine, 6-mercaptopurine, Cytarabine, Carmustine, Dacarbazine, 6-thioguanine, Mitomycine C, Busulfan et par l'association Actinomycine D/Vincristine.

I ATTEINTES DE LA FERTILITÉ ET DES FONCTIONS GONADIQUES

Elle concerne surtout les **agents alkylants**. Chez l'homme, on observe une oligo-azoospermie souvent définitive (Cyclophosphamide). Chez la femme, il s'agit d'aménorrhée, de ménopause.

FICHE 98

ANTIÉMÉTIQUES

De nombreuses situations (infections, intoxications) ou traitements (anticancéreux) peuvent provoquer des nausées, associées ou non à des vomissements liés à une stimulation du centre de vomissement. Pour prévenir en particulier les vomissements chimio-induits, plusieurs types de médicaments antiémétiques sont utilisables.

1 ASPECTS PHARMACODYNAMIQUES

Nausées et vomissements sont causés par un arc réflexe dont les médiateurs sont la dopamine (récepteurs D_2), la sérotonine (récepteurs $5HT_3$) ou la substance P (récepteurs NK_1). Les antiémétiques sont donc représentés par les :

- **Antagonistes de la dopamine** (métoclopramide, alizapride, métopimazine, halopéridol, dompéridone) ;
- **Antagonistes des récepteurs 5HT3** ou **sétrons** (granisétron, ondansétron et palonosétron) ;
- **Antagonistes des récepteurs NK1 de la substance P** (aprépitant).

L'**anxiété**, l'**odorat** et le **goût**, les **mouvements** (mal des transports ou **cinétose**) peuvent participer au déclenchement des nausées et vomissements.

2 INDICATIONS

Le choix du médicament dépend de la cause des vomissements, de l'intensité des symptômes et du stade (préventif/curatif).

- **Antagonistes dopaminergiques** : en première intention, pour le traitement des nausées et vomissements d'origine diverse, ou lors de la chimiothérapie (alizapride, métoclopramide). Leur index thérapeutique est faible et leur efficacité est limitée.
- **Sétrons** : indiqués lorsque les produits administrés en chimiothérapie présentent un risque émétique supérieur à 30 %.
- **Aprépitant** : indiqué lors de l'administration d'agents alkylants avec risque émétique supérieur à 90 % (cyclophosphamide, carmustine) et d'autres agents alkylants utilisés à haute dose (dacarbazine, cisplatine, altrétamine, lomustine...).

FICHE 98

Classes médicamenteuses associées aux antiémétiques en oncologie

Médicaments associés	Modalités d'utilisation
Anxiolytiques	48 heures avant une cure par antinéoplasique, des anxiolytiques de type BZD pourront avoir un rôle préventif chez les patients prédisposés aux vomissements et nausées anticipatoires
Glucocorticoïdes	- **Dexaméthasone** : indiquée, chez l'adulte, en association dans le traitement de certaines formes de myélome multiple, de lymphome et de leucémie aiguë lymphoblastique. Également utilisée dans le traitement antiémétique (sétrons, aprépitant) aux cours des chimiothérapies anticancéreuses - **Méthylprednisolone** (à forte dose) : utilisée en polychimiothérapie pour une action antitumorale, anti-inflammatoire ou antiémétisante, en particulier dans les hémopathies (maladie de Hodgkin, lymphomes non hodgkiniens, myélomes)
Antihistaminiques anti-H_1 ou antagonistes anticholinergiques	Indiqués en prévention ou dans le traitement des effets du mal des transports

Principaux effets indésirables

Antiémétiques	Manifestations/Symptômes
Antagonistes dopaminergiques	- Somnolence, troubles extrapyramidaux, troubles endocriniens, rétention urinaire, troubles de l'accommodation (**métopimazine**) - Insomnies, céphalées, troubles extrapyramidaux, troubles endocriniens (**alizapride**, **métoclopramide**) - Troubles cardiaques (**métoclopramide**, **dompéridone**)
Sétrons	Constipation, céphalées légères, vertiges, sensation de chaleur et élévation transitoire des taux d'enzymes hépatiques
Aprépitant	Anémie, prise de poids, désorientation, étourdissements, rêves anormaux, conjonctivite, bourdonnements d'oreille, ralentissement du cœur, éternuement, troubles digestifs, bouffée de chaleur…

PARTIE 12

3 CONTRE-INDICATIONS ET INTERACTIONS MÉDICAMENTEUSES

Le risque de survenue de ces effets indésirables avec le **métoclopramide** augmente avec la dose et la durée de traitement. Il est plus élevé chez l'enfant que chez l'adulte. Ainsi, chez l'enfant, la **prescription est limitée à 5 jours maximum**. Chez l'enfant de plus d'un an, il est utilisé uniquement en **deuxième intention** pour la prévention de nausées et vomissements retardés induits par les chimiothérapies et pour le traitement de nausées et vomissements post-opératoires. Il ne doit pas être prescrit chez l'enfant de moins d'un an.

La **dompéridone** doit être utilisée avec précaution chez les patients présentant des facteurs de risque hépatique et/ou cardiaque. Il est conseillé de **respecter strictement la posologie** du RCP et d'utiliser le médicament pour une **durée ne dépassant pas une semaine**.

Ne pas associer l'aprépitant avec les inducteurs enzymatiques de l'isoenzyme CYP3A4 (rifampicine, carbamazépine...).

Conseils pratiques

- **Règles hygiéno-diététiques** pour diminuer les nausées et vomissements (alcool, excès alimentaires sont à proscrire).
- **Attention à l'automédication** : certains médicaments en libre accès sont réputés émétogènes (AINS).
- En cas d'utilisation de médicaments contre le **mal des transports**, mettre en garde sur le **risque de somnolence** avec contre-indication si conduite automobile.

Principaux antiémétiques

Dénomination commune internationale	Nom de spécialité et forme galénique
ANTAGONISTES DE LA DOPAMINE	
Alizapride	PLITICAN® injectable
Dompéridone	DOMPÉRIDONE® cp
Halopéridol	HALDOL® cp, sol. buv., injectable, HALDOL DECANOAS® injectable
Métoclopramide	PRIMPERAN® cp, sol. buv., suppos, injectable, PROKINYL® gél. LP
Métopimazine	VOGALENE® gélules, lyoph. oral, sol. buv., suppos, injectable, VOGALIB® lyoph. oral

Suite du tableau

FICHE 98

Dénomination commune internationale	Nom de spécialité et forme galénique
ANTAGONISTES DES RÉCEPTEURS 5HT$_3$ (SÉTRONS)	
Granisétron	KYTRIL® cp, injectable
Ondansétron	SETOFILM® film orodisp., ZOPHREN® cp, lyoph. oral, sirop, injectable
Palonosétron	PALONOSETRON® injectable
Palonosetron + Netupitant	AKYNZEO® gélules
ANTAGONISTES DES RÉCEPTEURS NK$_1$ DE LA SUBSTANCE P	
Aprépitant	EMEND® gélules, susp. buv.
AUTRES CLASSES MÉDICAMENTEUSES ASSOCIÉES	
Anxiolytiques	
Alprazolam	XANAX® cp
Clorazépate dipotassique	TRANXENE® gélules
Prazépam	LYSANXIA® cp, gttes buv.
Glucocorticoïdes	
Dexaméthasone	DECTANCYL® cp, NEOFORDEX® cp
Méthylprednisolone	MEDROL® cp
ANTIHISTAMINIQUES ANTI-H$_1$	
Diménhydrinate*	MERCALM® cp, NAUSICALM® gélules, sirop
Diphénhydramine*	NAUTAMINE® cp
Méclozine*	AGYRAX® cp
ANTAGONISTES ANTICHOLINERGIQUES	
Scopolamine*	SCOPODERM TTS® disp. transderm.

* Prévention des symptômes du mal des transports.

PARTIE 12

FICHE 99

HYPNOTIQUES

Un hypnotique (ou somnifère) est un psychotrope psycholeptique qui provoque ou favorise le sommeil, diminue la vigilance (nooleptique) en entraînant une dépression du système nerveux central (SNC).

1 ASPECTS PHARMACODYNAMIQUES

Les principales molécules hypnotiques sont des :

- **Benzodiazépines** (BZD) : elles partagent plusieurs propriétés : hypnotique, anxiolytique, myorelaxante, anticonvulsivante et amnésiante. La plupart des BZD sont des agonistes allostériques du récepteur GABA-A.
- **Molécules apparentées aux benzodiazépines** (zopiclone et zolpidem). Leur action hypnotique est aussi puissante que celle des BZD hypnotiques, *via* le récepteur GABA-A sur un site récepteur différent de celui des BZD.
- **Antihistamines anti-H_1** (alimémazine et prométhazine), dérivés de la phénothiazine.
- **Substances non hypnotiques** dans leurs indications (thymoanaleptiques et antipsychotiques sédatifs) mais possédant un pôle sédatif développé.

2 INDICATIONS

Les BZD et apparentées sont les molécules les plus fréquemment prescrites comme hypnotiques. Elles doivent **être prises au coucher**. Le sommeil induit par les BZD est caractérisé par une diminution du temps nécessaire (latence) pour l'endormissement, une augmentation de la durée du stade II de sommeil lent et une réduction des stades III et IV.

Les BZD et apparentées sont donc indiquées dans les insomnies d'endormissement. Leur efficacité s'atténue à moyen ou à long terme.

> Les médicaments contenant des substances à propriétés hypnotiques (BZD et apparentées) et dont l'indication est « l'insomnie » ne peuvent être prescrits que pour une durée maximale de 4 semaines, non renouvelable.

PARTIE 13

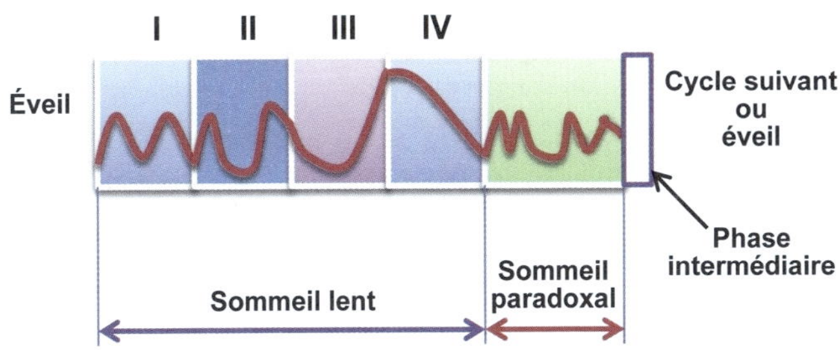

Architecture du cycle de sommeil

Le sommeil fait partie des fonctions physiologiques du cerveau. Il s'agit d'un phénomène cyclique dans lequel deux phases peuvent être individualisées : le sommeil « lent » et le sommeil « paradoxal ».
La **difficulté à dormir** (insomnie) se manifeste par une diminution de la durée habituelle de sommeil avec, ou non, atteinte de la qualité (ou architecture) du sommeil et un impact sur la qualité de la phase de veille du lendemain. Dans la majorité des situations d'insomnie, il s'agit d'une manifestation clinique et non d'une maladie.

3 EFFETS INDÉSIRABLES

À long terme avec les BZD et apparentées, on observe l'apparition d'**insomnies de rebond** (augmentation du temps de latence et diminution de la durée totale de sommeil, mauvaise qualité du sommeil induit car fragmenté).

En utilisation prolongée ou bien à forte dose, le **développement d'une tolérance** peut être facteur de **risque de dépendance physique et psychique** (syndrome de **sevrage** à l'arrêt du traitement). On observe également le développement d'une **amnésie rétrograde**.

Pour les anti-H1 et les autres médicaments, cf. Mémos « Antipsychotiques » et « Thymoanaleptiques ».

- **Amnésie rétrograde** : trouble de la mémoire à type d'amnésie d'évocation ou de remémoration, qui intéresse la restitution des évènements ayant précédé la maladie.
- **Amnésie antérograde** : désigne la capacité ou les difficultés à mémoriser des événements nouveaux.

Classification des psychotropes Delay-Deniker (1957)

CLASSIFICATION DES PSYCHOTROPES DELAY - DENIKER (1957)			
EFFETS DÉPRESSEURS	Action sur la vigilance : **Hypnotiques**	Action sur l'anxiété : **Anxiolytiques**	Action sur l'humeur : **Neuroleptiques**
EFFETS RÉGULATEURS	Psycho/thymorégulateurs : **Normothymiques**		
EFFETS STIMULANTS	Action sur la vigilance : **Nooanaleptiques**	Action sur l'humeur : **Thymoanaleptiques**	

4 CONTRE-INDICATIONS ET INTERACTIONS MÉDICAMENTEUSES

- Les **BZD sont contre-indiquées** lorsque le sujet présente une **hypersensibilité** individuelle aux BZD, une **insuffisance respiratoire** et une **apnée du sommeil**. Les BZD sont **à éviter** chez les patients atteints de **myasthénie** ou chez les **insuffisants hépatiques sévères**.

Il est recommandé d'envisager un sevrage chez tout sujet âgé prenant une BZD de manière chronique (remplacer la BZD par le zolpidem). Les **benzodiazépines à demi-vie longue** (> 20 h) sont inappropriées chez les sujets âgés, du fait d'un **risque iatrogénique**.

Pour les anti-H1 et les autres médicaments, cf. Mémos « Antipsychotiques » et « Thymoanaleptiques ».

- Les **associations des hypnotiques à d'autres dépresseurs du SNC** (opioïdes, alcool) majorent l'effet sédatif et l'altération de la vigilance. L'association aux analgésiques opioïdes et antitussifs majore le risque de dépression respiratoire liée aux BZD

La **rifampicine** (par induction enzymatique) diminue l'efficacité du zolpidem.

- La prise d'hypnotiques impose des restrictions à la **conduite** (automobile, engins) : **niveau de risque 3**.

PARTIE 13

Pictogramme	Consigne	Description
NIVEAU 1	**Soyez prudent** Ne pas conduire sans avoir lu la notice	Ces médicaments, en général, ne contre-indiquent pas la conduite, mais peuvent parfois présenter des effets réellement dangereux (somnolence provoquée par certains médicaments du rhume ou de la toux, vertiges provoqués par certains antihypertenseurs).
NIVEAU 2	**Soyez très prudent** Ne pas conduire sans l'avis d'un professionnel de santé	Médicaments susceptibles de remettre en cause la conduite d'un véhicule ou l'utilisation d'une machine. Il s'agit, entre autres, des psychoanaleptiques, des analgésiques (notamment, ceux contenant des substances comme la codéine, la morphine...), des anxiolytiques, des médicaments du diabète, de la maladie de Parkinson et de l'épilepsie.
NIVEAU 3	**Attention, danger : ne pas conduire** Pour la reprise de la conduite, demandez l'avis d'un médecin	Risque le plus élevé. Il s'agit de pratiquement tous les hypnotiques, de nombreux anxiolytiques et psychoanaleptiques, des anesthésiques généraux et certains des collyres mydriatiques. La prise de ces médicaments entraîne une incapacité temporaire à la conduite. Il faut donc que le patient s'informe du délai à respecter avant de pouvoir reprendre le volant.

Différents pictogrammes imposant des restrictions à la conduite

Conseils pratiques

- Mise en place de règles pour permettre l'endormissement : temps de sommeil limité aux besoins, siestes trop longues ou trop tardives (après 16 h) à éviter, horaire régulier de lever et de coucher à respecter, limitation du bruit, de la lumière et d'une température excessive, excitants (caféine, alcool et nicotine) et repas trop copieux à éviter le soir.
- En cas d'usage chronique : arrêt progressif sur plusieurs semaines ou mois (sinon risque de dépendance).
- Risques de somnolence diurne avec réveil difficile et perte de vigilance, d'allergie aux BZD, de chute chez la personne âgée, de sécheresse buccale ou de constipation (antihistaminiques et autres psychotropes), d'hypotonie musculaire due aux effets myorelaxants des BZD, de troubles de la mémoire.

HYPNOTIQUES

Principaux hypnotiques

Dénomination commune internationale	Nom de spécialité et forme galénique
BENZODIAZÉPINES (BZD)	
$t_{1/2}$ court	
Midazolam	MIDAZOLAM®* sol. rectale, injectable BUCCOLAM®** sol. buccale
$t_{1/2}$ moyen (de 8 à 10 h)	
Loprazolam	HAVLANE® cp
Lormétazépam	LORMETAZEPAM® cp
$t_{1/2}$ long (+ de 17 h)	
Estazolam	NUCTALON® cp
Nitrazépam	MOGADON® cp
APPARENTÉS AUX BENZODIAZÉPINES (BZD)	
Zopiclone	IMOVANE® cp
Zolpidem	STILNOX®*** cp
AUTRES MÉDICAMENTS À COMPOSANTE HYPNOTIQUE	
Alimémazine	THERALENE® cp, gouttes buv.
Doxylamine	DONORMYL® cp eff., LIDENE® cp
Hydroxyzine	ATARAX®* cp, sirop
Prométhazine	PHENERGAN® cp, injectable
Mélatonine	CIRCADIN® cp LP, SLENYTO® cp LP
Chlorpromazine	LARGACTIL® cp, sol. buv., injectable
Lévomépromazine	NOZINAN® cp, sol. buv., injectable
Cyamémazine	TERCIAN® cp, sol. buv., injectable
Amitriptyline	ELAVIL® cp, LAROXYL® cp, sol. buv., injectable
Miansérine	MIANSERINE® cp
Mirtazapine	NORSET® cp

* Prémédication anesthésique.

** Convulsions aiguës et prolongées des enfants épileptiques de 3 mois à 18 ans.

*** Les spécialités pharmaceutiques contenant du zolpidem sont soumises à une partie de la réglementation des stupéfiants (prescription en toutes lettres sur ordonnance sécurisée).

ANXIOLYTIQUES

FICHE 100

Les anxiolytiques sont des médicaments psychotropes psycholeptiques (sédatifs de l'angoisse). Ils sont également appelés tranquillisants.
L'anxiété est une réaction physiologique normale. Elle devient une maladie lorsqu'elle survient alors qu'aucun événement ne la justifie vraiment. On parle alors de troubles anxieux, incompatibles avec la vie quotidienne.

1 ASPECTS PHARMACODYNAMIQUES

Les principaux médicaments anxiolytiques renferment des molécules :

- **benzodiazépines** (BZD), qui partagent plusieurs propriétés : hypnotique, anxiolytique, myorelaxante, anticonvulsivante et amnésiante. La plupart des BZD sont des agonistes allostériques du récepteur GABA-A.
- non benzodiazépines :

- agoniste partiel des récepteurs sérotoninergiques 5-HT_{1A} et agoniste des récepteurs dopaminergiques D2 : **buspirone** (dénuée d'effets sédatifs, myorelaxants ou anticonvulsivants) ;
- antihistaminique anti-H_1 avec des propriétés anticholinergiques : **hydroxyzine** ;
- molécule à propriétés anxiolytiques et spasmolytiques : **captodiame** ;
- molécule facilitant la transmission GABAergique : **étifoxine** ;
- inhibiteur de la recapture de la sérotonine et de la noradrénaline (IRSNa) : **venlafaxine**, inhibiteur sélectif de la recapture de la sérotonine (ISRS) : **paroxétine** ;
- blocage des canaux calciques voltage-dépendants : **prégabaline**.

2 INDICATIONS

L'anxiété peut prendre différentes formes :

- Anxiété généralisée : l'anxiété peut être diffuse, persistante, irrationnelle et concerner la plupart des situations de la vie quotidienne. Cette angoisse impossible à contrôler est source de souffrance. Elle rend impossible tout plaisir.
- Troubles phobiques : l'anxiété peut également se fixer sur une ou plusieurs situations très précises dont la présence va provoquer des symptômes intenses. La phobie devient grave lorsqu'elle oblige la personne touchée à restreindre ses activités.
- Troubles paniques (crise d'angoisse) : l'anxiété se concentre de manière intense sur une période très courte. Elle survient violemment sans signe annonciateur. Elle provoque des symptômes qui peuvent simuler une crise aiguë de maladie cardiaque, pulmonaire ou neurologique.

- **BZD anxiolytiques** : par voie orale, dans le traitement de différents troubles anxieux aigus, des troubles anxieux avec état dépressif ou trouble psychotique (en association avec les antipsychotiques), pour réduire

PARTIE 13

l'insomnie, les terreurs nocturnes et l'instabilité motrice des enfants anxieux et pour traiter des troubles caractériels.

- **Hydroxyzine** : dans les manifestations mineures de l'anxiété et en prémédication à l'anesthésie générale.
- **Buspirone** : dans le traitement de l'anxiété réactionnelle, notamment les troubles de l'adaptation avec humeur anxieuse et l'anxiété post-traumatique.
- **Étifoxine** : dans les manifestations psychosomatiques de l'anxiété.
- **Autres substances non benzodiazépines** : ponctuellement prescrites dans les états anxieux ; appartiennent à d'autres classes pharmacologiques : **thymoanaleptiques** (venlafaxine, paroxétine) et **antiépileptiques** (prégabaline) (voir Mémos correspondants).

Principaux effets indésirables

ANXIOLYTIQUES	Type de manifestions	Symptômes
BZD	Effets neurologiques	Insomnies de rebond
	Effets psychiatriques (utilisation prolongée ou à forte dose)	Développement d'une tolérance avec risque de dépendance physique et psychique. Amnésie rétrograde.
Hydroxyzine	Effets anticholinergiques	Sécheresse de la bouche, constipation, risque de rétention urinaire surtout en cas d'adénome de la prostate, glaucome et troubles de la vue (difficultés d'accommodation, sensibilité à la lumière).
	Effets cardiaques	Risque d'allongement de l'intervalle QT.
Buspirone	Effets digestifs	Gastralgie.
	Effets neurologiques	Sensations de vertige, céphalées et nausées, nervosité, sueurs.
Étifoxine	Effets divers	Toxidermies sévères, vascularites ou réactions de type maladie sérique, choc anaphylactique, cytolyse hépatique, hépatite, hémorragies intermenstruelles chez les femmes sous contraception orale, colite lymphocytaire et risque de somnolence en cas de surdosage.
Captodiame	Effets neurologiques	Modification de la vigilance.

3 CONTRE-INDICATIONS ET INTERACTIONS MÉDICAMENTEUSES

Les **anxiolytiques**, en particulier les BZD, modifient la vigilance des conducteurs de véhicules avec un risque de niveau 2 (*voir Mémo « Hypnotiques »*).

Pour l'**hydroxyzine**, des restrictions existent pour minimiser le risque d'allongement de l'intervalle QT : chez les patients présentant un facteur de risque connu, chez les sujets âgés, la prise de dose minimale efficace et pendant la durée de traitement la plus courte possible.

L'**étifoxine** est contre-indiquée dans les états de choc, en cas d'insuffisances hépatique et rénale sévères, et en cas de myasthénie.

La **buspirone** est contre-indiquée en cas d'insuffisances hépatique et rénale sévères.

L'**association des anxiolytiques** (en général) avec l'alcool, des dérivés opioïdes, d'autres psychotropes (hypnotiques, antipsychotiques et thymoanaleptiques sédatifs) entraîne une addition des effets dépresseurs sur le SNC (effet majeur sur la vigilance).

L'**association de l'hydroxyzine** avec des médicaments susceptibles d'induire une bradycardie ou une hypokaliémie doit faire l'objet d'une précaution d'emploi.

Les associations de la **buspirone** avec l'**érythromycine** et avec l'**itraconazole** (diminution du métabolisme hépatique de la buspirone) sont déconseillées (majoration importante de la sédation).

Conseils pratiques

- Instaurer chez le patient, par l'écoute et la disponibilité, un **climat de confiance** destiné à le rassurer et à réduire les facteurs de stress et d'angoisse.
- **Apparition des principaux effets indésirables** : somnolence, irritabilité et agressivité, hypotonie musculaire accompagnée d'une sensation de fatigue, dépression respiratoire (BZD).
- **Pas d'utilisation au long court** : prescription limitée à **12 semaines non renouvelable (liste I)**. Le TRANXENE® est prescrit sur une **ordonnance sécurisée** pour une durée maximale de **28 jours** (teneur en clorazépate = 20 mg).
- **Pas de consommation d'alcool**.
- Traitement de l'anxiété par d'autres thérapies : psychothérapie, relaxation et sophrologie.

ANXIOLYTIQUES

Principaux anxiolytiques

Dénomination commune internationale	Nom de spécialité et forme galénique
BENZODIAZÉPINES	
Alprazolam	XANAX® cp
Bromazépam	LEXOMIL® cp
Chlordiazépoxide + Clidinium	LIBRAX®* cp
Clobazam	URBANYL® cp, gélules LIKOZAM® susp. buv.
Clorazépate dipotassique	TRANXENE® gélules, injectable
Clotiazépam	VERATRAN® cp
Diazépam	VALIUM® cp, gttes buv., injectable
Loflazépate d'éthyle	VICTAN® cp
Lorazépam	TEMESTA® cp
Oxazépam	SERESTA® cp
Prazépam	LYSANXIA® cp, gttes buv.
NON BENZODIAZÉPINES	
Hydroxyzine	ATARAX® cp, sirop
Buspirone	BUSPIRONE® cp
Duloxétine	CYMBALTA® gélules
Étifoxine	STRESAM® gélules
Venlafaxine	EFFEXOR LP® gélules
Paroxétine	DEROXAT® cp
Prégabaline	LYRICA® gélules, susp. buv.

* En association au bromure de clidinium, le chlordiazépoxide est utilisé dans la prise en charge de troubles fonctionnels digestifs en cas d'anxiété.

PARTIE 13

FICHE 101

ANTIPSYCHOTIQUES

Les antipsychotiques ou neuroleptiques sont des psychotropes thymoleptiques employés dans le traitement des psychoses, troubles psychiatriques graves caractérisés par une perte de contact avec la réalité. On distingue :
- les psychoses aiguës : syndrome confusionnel, bouffée délirante, psychose périnatale ;
- les psychoses chroniques : schizophrénie, psychose hallucinatoire chronique, paranoïa, paraphrénie.

1 ASPECTS PHARMACODYNAMIQUES

Les antipsychotiques sont surtout des **antagonistes des récepteurs dopaminergiques D2 postsynaptiques**, expliquant les effets bénéfiques mais aussi certains effets indésirables (surtout ceux de 1re génération).

À côté de l'effet sur les récepteurs dopaminergiques, chaque antipsychotique possède un profil d'action spécifique antagoniste sur certains autres récepteurs centraux et/ou périphériques :

- **récepteurs à la sérotonine** : antipsychotiques de 2de génération ;
- **récepteurs cholinergiques** : phénothiazines, clozapine ;
- **récepteurs histaminiques** : amisulpride.

2 INDICATIONS THÉRAPEUTIQUES

- **En secteur psychiatrique** : traitement des psychoses et des états psychotiques aigus.
- Dans les autres secteurs de médecine :

- manifestations psychotiques liées à la sénilité ;
- symptômes de la maladie de Huntington et de la maladie de Gilles de la Tourette ;
- troubles du comportement et l'état du *delirium tremens* chez les alcooliques ;
- troubles de la personnalité de type *borderline* ;
- vomissements associés aux médicaments anticancéreux et hoquets durables ;
- douleurs intenses et rebelles ;
- insomnies rebelles ;
- neuroleptanalgésie.

PARTIE 13

ANTIPSYCHOTIQUES

■ Principaux effets indésirables

Type de manifestions	Symptômes
	1re GÉNÉRATION
Syndrome malin des antipsychotiques (rare, mais grave)	Pâleur, hyperthermie, sueur profuse, hypertonie musculaire.
Troubles psychiques	Sédation, indifférence affective et psychomotrice, état confusionnel.
Troubles neurologiques	Syndrome parkinsonien, troubles extrapyramidaux avec mouvement de sucions, mouvement anormal de mastication, trouble de la déglutition, impatience, akathisie, lenteur des gestes.
Troubles cardio-circulatoires	Hypotension, troubles du rythme.
Troubles neurovégétatifs	Sécheresse buccale, constipation, risque de rétention urinaire.
Troubles endocriniens	Prise de poids, gynécomastie et galactorrhée, impuissance, baisse de la libido, cycles menstruels perturbés.
	2e GÉNÉRATION
Troubles psychiques	Sédation (effets anti-H_1, anti-M_1 ou anti-α_1)
Troubles métaboliques et endocriniens	Prise de poids modérée, dyslipidémies, diabète de type 2 possible, hyperprolactinémie
Effets neurologiques	Troubles extrapyramidaux et dyskinésie tardive (moins fréquent qu'avec 1re génération)
Effets hématologiques	Agranulocytose (clozapine).

3 CONTRE-INDICATIONS ET INTERACTIONS MÉDICAMENTEUSES

Les antipsychotiques de 1re génération sont contre-indiqués en cas d'allergie connue, de troubles cardiaques, de glaucome, d'adénome de la prostate et de porphyries.

Les risques d'interactions lors d'une association d'antipsychotiques avec d'autres médicaments **psychotropes** (anxiolytiques, hypnotiques, thymoanaleptiques de type IMAO et tricycliques, les sels de lithium), des **anti-allergiques** anti-H_1, certains **antihypertenseurs**, certains **antiparkinsoniens** (L-Dopa), certains **antiémétiques** apparentés aux antipsychotiques (dompéridone, métopimazine, métoclopramide) sont importants.

Conseils pratiques

- Vérification de la prise régulière du traitement.
- Indiquer les risques lors de la conduite de véhicules (logo sur le conditionnement).
- Arrêt des traitements au long cours (surtout ceux à forte activité anticholinergique) obligatoirement progressif et systématique sur une durée de 1 à 2 semaines (limitation des effets type sevrage).
- Non-consommation d'alcool.
- Limitation de l'exposition directe au rayonnement solaire.
- Surveillance de certains paramètres :
  - température pour prévenir le « syndrome malin »,
  - prise de la tension artérielle pour détecter une hypotension artérielle et une tachycardie,
  - poids pour éventuellement modifier le traitement,
  - diurèse pour signaler une rétention urinaire,
  - réflexe de réactivité de la pupille pour dépister des effets visuels liés aux effets de certaines molécules,
  - réactivité motrice pour mettre en évidence des mouvements anormaux de type dyskinésie.
- Prise des formes orales de préférence pendant les repas pour éviter certains troubles digestifs, notamment les nausées.
- Bilans biologiques réguliers de surveillance de la glycémie et du taux sanguin de lipides.
- ECG nécessaire pour détecter un allongement du QT corrigé.

Principaux antipsychotiques de 1re génération

Dénomination commune internationale	Nom de spécialité et forme galénique
PHÉNOTHIAZINES	
Chlorpromazine	LARGACTIL® cp, sol. buv., injectable
Cyamémazine	TERCIAN® cp, sol. buv., injectable
Lévomépromazine	NOZINAN® cp, sol. buv., injectable
Pipotiazine	PIPORTIL® cp, injectable
Propériciazine	NEULEPTIL® cp, gélules, sol. buv.
BUTYROPHÉNONES ET DÉRIVÉS	
Dropéridol	DROLEPTAN® injectable

Suite du tableau

ANTIPSYCHOTIQUES

Dénomination commune internationale	Nom de spécialité et forme galénique
Halopéridol	HALDOL® cp, sol. buv., injectable HALDOL DECANOAS® injectable
Pipampérone	DIPIPERON® cp, sol. buv.
DIPHÉNYLBUTYLPIPÉRIDINE	
Penfluridol	SEMAP® cp
Pimozide	ORAP® cp
BENZAMIDES SUBSTITUÉS	
Amisulpride	SOLIAN® cp, sol. buv., injectable
Sulpiride	DOGMATIL® cp, gélules, sol. buv.,
Tiapride	TIAPRIDAL® cp, sol. buv., injectable
THIOXANTHÈNES	
Zuclopenthixol	CLOPIXOL® cp, gttes buv. CLOPIXOL AP® et CLOPIXOL SP® injectables
Flupentixol	FLUANXOL® sol. buv., FLUANXOL LP® injectable

Principaux antipsychotiques de 2e génération

Dénomination commune internationale	Nom de spécialité et forme galénique
DIBENZO-OXAZÉPINES	
Loxapine	LOXAPAC® cp, sol. buv., injectable
DIBENZODIAZÉPINES	
Clozapine	LEPONEX® cp
Olanzapine	ZALASTA® cp, ZYPADHERA® injectable, ZYPREXA® cp, injectable, ZYPREXA VELOTAB® cp
Quétiapine	XEROQUEL LP® cp
BENZISOXAZOLES	
Rispéridone	RISPERDAL® cp, sol. buv. RISPERDALCONSTAT LP® injectable
Palipéridone	TREVICTA® injectable XEPLION® injectable
DÉRIVÉS DE LA QUINOLINONE	
Aripiprazole	ABILIFY® cp, sol. buv., injectable

PARTIE 13

THYMOANALEPTIQUES

Les thymoanaleptiques ou antidépresseurs sont des psychotropes psychoanaleptiques destinés à être prescrits dans le traitement de la dépression.

1 ASPECTS PHARMACODYNAMIQUES

Au cours de la dépression, des dysfonctionnements concernent la neurotransmission liée aux monoamines, noradrénaline (N ou Na), dopamine (DA) et sérotonine (S ou 5-HT pour 5-hydroxy tryptamine). Les thymoanaleptiques **augmentent la concentration de ces neurotransmetteurs au niveau synaptique**, dans des proportions variables. Plusieurs mécanismes synaptiques expliquent les effets des thymoanaleptiques :

- **Inhibition spécifique ou non** de la recapture (blocage des pompes) de la sérotonine et/ou de la noradrénaline au niveau présynaptique.
- **Action agoniste** sur les récepteurs postsynaptiques sérotoninergiques (5-HT) et/ou adrénergiques (NA).
- **Action mixte de type agoniste et/ou antagoniste** sur des récepteurs pré- ou post-synaptiques, ou **désensibilisante** sur des autorécepteurs.
- **Inhibition de la monoamine oxydase (MAO)** responsable de la dégradation des monoamines au niveau présynaptique.
- **Précurseurs de la sérotonine** (oxitriptan).

2 INDICATIONS

Épisodes dépressifs majeurs : les thymoanaleptiques en réduisent les symptômes (douleur morale, insomnie, ralentissement de l'activité psychique et motrice, anxiété et risque suicidaire).

Les plus anciens (IMAO et tricycliques), ayant des effets indésirables fréquents, ne sont plus utilisés en routine. Ils restent utiles en cas d'inefficacité des autres thymoanaleptiques.

Le traitement doit durer au moins 6 mois. Cependant, on constate très souvent, un arrêt prématuré du traitement antidépresseur.

Principaux effets indésirables

Type de manifestions	Symptômes
Syndrome de sevrage	(en cas d'arrêt brutal du traitement)
Troubles psycho-neurologiques	Anxiété, agitation, irritabilité et agressivité, insomnies et cauchemars
Troubles sensoriels	Vision floue, picotements, engourdissement

Suite du tableau

Type de manifestions	Symptômes
Troubles digestifs	Anorexie, diarrhées, nausées, douleurs abdominales
Troubles généraux	Sensation de fatigue, céphalées, douleurs musculaires
TROUBLES SPÉCIFIQUES	
Avec les ISRS	Troubles digestifs
Avec les IMAO	Hypotension orthostatique et troubles cardiaques
Avec l'agomélatine	Toxicité hépatique

Conseils pratiques

- Mise en garde sur certains aliments riches en tyramine (chocolat, abats, gibiers, viandes et poissons...) associés aux IMAO (risque d'HTA).
- Suivi scrupuleux du traitement : durée, posologie.
- Pas d'arrêt seul ou brutal du traitement.
- Effets indésirables : apparition au début du traitement, mais régression pour la plupart en quelques semaines.
- Consommation d'alcool proscrite.
- Hygiène de vie : diminution de la consommation de caféine, pratique d'une activité physique et d'une méthode de relaxation.
- Conduite ou utilisation de machines : risques importants, surtout en début de traitement (informations sur le conditionnement).

3 CONTRE-INDICATIONS ET INTERACTIONS MÉDICAMENTEUSES

Certaines contre-indications sont communes (allergie connues).

Les **IMAO** sont contre-indiqués en cas d'hypertension artérielle, d'insuffisances cardiaque, hépatique ou rénale.

Les **tricycliques**, en raison d'effets atropiniques, ne doivent pas être prescrits en cas de glaucome, ou d'adénome de la prostate.

L'association de plusieurs médicaments (ISRS, antimigraineux de type triptans, amphétamines) modifiant la production de sérotonine pourrait favoriser la survenue de **céphalées et d'accidents vasculaires cérébraux**.

Il ne faut **pas associer les IMAO aux tricycliques** (augmentation des concentrations plasmatiques des tricycliques) **ou aux ISRS** (risque de syndrome sérotoninergique et risque létal à l'arrêt brutal de l'ISRS).

FICHE 102

Principaux thymoanaleptiques

Dénomination commune internationale	Nom de spécialité et forme galénique
INHIBITEURS NON SÉLECTIFS DE LA RECAPTURE DES MONOAMINES	
Tricycliques intermédiaires	
Clomipramine	ANAFRANIL® cp, injectable
Imipramine	TOFRANIL® cp
Tricycliques sédatifs et anxiolytiques	
Amitriptyline	ELAVIL® cp LAROXYL® cp, sol. buv., injectable
Dosulépine	PROTHIADEN® cp, gélules
Doxépine	QUITAXON® cp
Maprotiline	LUDIOMIL® cp
Trimipramine	SURMONTIL® cp, susp. buv.
INHIBITEURS SÉLECTIFS DE LA RECAPTURE DES MONOAMINES	
Inhibiteurs sélectifs de la recapture de la sérotonine (ISRS)	
Citalopram	SEROPRAM® cp, sol. buv., injectable
Escitalopram	SEROPLEX® cp, gttes buv.
Fluoxétine	PROZAC® gélules
Fluvoxamine	FLOXYFRAL® cp
Paroxétine	DEROXAT® cp
Sertraline	ZOLOFT® gélules
Inhibiteurs sélectifs de la recapture de la sérotonine et de la noradrénaline (ISRSN)	
Milnacipran	MILNACIPRAN® gélules
Duloxétine	CYMBALTA® gélules
Venlafaxine	EFFEXOR LP® gélules
Inhibiteurs sélectifs de la recapture de la dopamine et de la noradrénaline (IRNDA)	
Bupropion*	ZYBAN LP® cp

Suite du tableau

THYMOANALEPTIQUES

Dénomination commune internationale	Nom de spécialité et forme galénique
ANTAGONISTES NORADRÉNERGIQUES ET SÉROTONINERGIQUES SPÉCIFIQUES (ANSS ou NaSSA)	
Miansérine	MIANSERINE® cp
Mirtazapine	NORSET® cp.
MODULATEUR SÉROTONINERGIQUE	
Vortioxétine	BRINTELLIX® cp
AGONISTES MÉLATONINERGIQUES ET ANTAGONISTES SÉROTONINERGIQUES (MASSA)	
Agomélatine	VALDOXAN® cp
PRÉCURSEURS DE LA SÉROTONINE	
Oxitriptan	LEVOTONINE® gélules
ANTIDÉPRESSEURS DIVERS	
Tianeptine**	STABLON® cp
INHIBITEURS NON SÉLECTIFS DE LA MONOAMINE OXYDASE (IMAO)	
Iproniazide	MARSILID® cp
INHIBITEURS SÉLECTIFS DE LA MONOAMINE OXYDASE DE TYPE A (IMAO-A)	
Moclobémide	MOCLAMINE® cp
AUTRES ANTIDEPRESSEURS	
Eskétamine	SPRAVATO® pulv. nasal.
Millepertuis	MILDAC® cp

* Indiqué comme aide au sevrage tabagique accompagné d'un soutien de la motivation à l'arrêt du tabac chez les patients présentant une dépendance à la nicotine.

** Durée de prescription limitée à 28 jours, prescription en toutes lettres sur ordonnance sécurisée, chevauchement interdit sauf mention expresse du prescripteur, conservation d'une copie de l'ordonnance pendant 3 ans par le pharmacien.

FICHE 103

NOOANALEPTIQUES

Les nooanaleptiques sont des psychotropes psychoanaleptiques aux propriétés psychostimulantes.
Certains sont naturels (coca, kawa) et n'ont pas d'application thérapeutique. Les molécules de synthèse sont souvent illégalement consommées (ecstasy et amphétamines). Seule une substance de synthèse amphétaminique possède une indication pharmacologique.

1 ASPECTS PHARMACODYNAMIQUES

On distingue :

- **le méthylphénidate** : il s'agit d'un **sympathomimétique d'action centrale** apparenté aux amphétamines qui induit l'inhibition de la recapture des catécholamines (noradrénaline et dopamine) et augmente la libération des neurotransmetteurs sympathiques au niveau synaptique ;
- les **psychostimulants non amphétaminiques** (modafinil) : le modafinil est un médicament éveillant. En fonction de la dose administrée, il restaure et/ou augmente le niveau d'éveil et de vigilance diurnes. Son action semble due à la potentialisation de l'activité α-1 adrénergique localisée spécifiquement au niveau central sans effets périphériques ;
- les **antiasthéniques** : dont l'efficacité est très variable et les effets nooanaleptiques peu marqués.

2 INDICATIONS

• Les nooanaleptiques possèdent **trois actions majeures** :

- stimulation de la vigilance,
- accélération des processus d'idéation,
- stimulation des perceptions sensorielles.

• **L'usage thérapeutique des amphétamines est très restreint**, même en milieu hospitalier, et très encadré. Elles sont, en effet, responsables de nombreux accidents même aux doses thérapeutiques, et elles possèdent des propriétés toxicomanogènes. La plupart a donc été retirée du marché sauf le **méthylphénidate**.

En France, la **prescription de méthylphénidate** (liste des stupéfiants) est limitée à 28 jours. Il s'agit d'une prescription initiale hospitalière réservée aux spécialistes et/ou aux services spécialisés en neurologie, psychiatrie, pédiatrie, et aux centres du sommeil.

PARTIE 13

Le méthylphénidate est indiqué dans le trouble déficitaire de l'attention avec hyperactivité (TDAH) chez l'enfant de plus de 6 ans, et la narcolepsie avec ou sans cataplexie, en cas d'inefficacité du modafinil.

• Le **modafinil** (liste I) est prescrit initialement par les spécialistes en neurologie, et les médecins exerçant dans les centres du sommeil. Il est indiqué uniquement dans le traitement de la somnolence diurne excessive chez les adultes atteints de narcolepsie, avec ou sans cataplexie.

Principaux effets indésirables

Type de manifestions	Symptômes
MÉTHYLPHÉNIDATE	
Syndrome de sevrage	Troubles psychiques, des désordres digestifs et une tendance au collapsus cardio-vasculaire.
Troubles psychiques	Hyposomnie, anorexie et anxiété, complications psychiques (schizophrénie paranoïde, folie de persécution, hallucinations auditives et visuelles, dysphorie), pharmacodépendance (psychique essentiellement) et tolérance.
Troubles cardio-vasculaires	Modifications de la pression artérielle, tachycardie et palpitations.
Troubles neurologiques	Hémorragies méningées ou cérébrales liées à des poussées hypertensives, crises convulsives
MODAFINIL	
Manifestations neurovégétatives	Céphalées, nausées.
Réactions cutanées	Prurit, urticaire avec possibilité d'œdème de Quincke, cas d'érythème polymorphe, syndrome de Stevens-Johnson, syndrome de Lyell.

3 CONTRE-INDICATIONS ET INTERACTIONS MÉDICAMENTEUSES

- Le **méthylphénidate** est contre-indiqué chez les enfants allergiques à la molécule, en cas de glaucome et de phéochromocytome. Des précautions sont à prendre en cas d'excès d'hormones thyroïdiennes dans le sang lié à une maladie de la glande thyroïde (risque d'accélération cardiaque).

Il peut également diminuer l'efficacité des médicaments utilisés pour traiter l'hypertension. Il est contre-indiqué chez les patients traités (traitement en cours ou au cours des 2 semaines précédentes) par des inhibiteurs irréversibles et non sélectifs de la MAO (risque de poussée hypertensive), et par des sympathomimétiques indirects ou alpha (risque de vasoconstriction et/ou de crises hypertensives).

- Le **modafinil** est contre-indiqué en cas d'hypersensibilité au modafinil ou à l'un des excipients et d'allaitement.

FICHE 103

Conseils pratiques

- Modafinil :
  - administration le matin (une prise) ou le matin et midi (deux prises), de préférence au cours des repas,
  - inscrit sur la liste des substances dopantes.
- Méthylphénidate :
  - possibilité de survenue ou d'aggravation de troubles psychiatriques à surveiller à chaque augmentation de posologie, puis au moins tous les 6 mois,
  - croissance des enfants traités à surveiller.
- Alcool contre-indiqué avec tous les nooanaleptiques.

Principaux nooanaleptiques

Dénomination commune internationale	Nom de spécialité et forme galénique
AMPHÉTAMINIQUES	
Méthylphénidate	RITALINE® cp RITALINE LP® gélules CONCERTA LP® cp MEDIKINET LM® gélules QUASYM LP® gélules
NON AMPHÉTAMINIQUES	
Modafinil	MODIODAL® cp
Solriamfétol	SUNOSI® cp
MOLÉCULES « ANTIASTHÉNIQUES »	
Sulbutiamine	ARCALION® cp
Piracétam	NOOTROPYL® cp, sol. buv., injectable
Acide ascorbique	REVITALOSE® sol. buv.
Acide ascorbique + Caféine + Glucuronamide	GURONSAN® cp
Arginine	SARGENOR® cp, sol. buv.
Citrulline	STIMOL® sachet, sol. buv.,

FICHE 104

NORMOTHYMIQUES

Les normothymiques sont des psychotropes psychoisoleptiques qui possèdent une action régulatrice de l'humeur. Ce sont donc des thymorégulateurs.

1 ASPECTS PHARMACODYNAMIQUES

Le **carbonate de lithium**, le **divalproate**, le **valpromide**, la **carbamazépine** et la **lamotrigine** sont des antiépileptiques. Ils diminuent l'hyperexcitabilité neuronale par **blocage de canaux ioniques** (Na^+, Ca^{2+}).

L'**olanzapine** est un médicament antipsychotique, antimaniaque et thymorégulateur (*voir Mémo « Antipsychotiques »*).

2 INDICATIONS

Les normothymiques sont indiqués dans le traitement du **trouble bipolaire** et des **accès maniaques**.

- **Carbonate de lithium** : en 1re intention (traitement de référence) dans la prévention des rechutes des troubles bipolaires. Le **traitement doit être prolongé à vie**.
- **Divalproate de sodium** et la **carbamazépine** :
  - épisodes maniaques chez le patient souffrant de troubles bipolaires ;
  - prophylaxie chez des patients bipolaires ayant répondu favorablement à ces médicaments lors du traitement d'un accès maniaque.
- **Lamotrigine** : **prévention des récidives dépressives**.
- **Valpromide** : trouble bipolaire en cas de contre-indication au lithium et à la carbamazépine.
- **Olanzapine** : prévention des récidives du trouble bipolaire, chez les patients ayant déjà répondu au traitement par l'olanzapine lors d'un épisode maniaque.

> Les normothymiques sont souvent associés à des **anxiolytiques** (benzodiazépines) ou à des **antipsychotiques** pour accélérer l'amélioration clinique.

PARTIE 13

Principaux effets indésirables

Type de manifestions	Symptômes
	CARBONATE DE LITHIUM
Troubles neuropsychiques	Sédation, léthargie, obnubilation, tremblements des mains, états convulsifs, vertiges, troubles de la mémoire fréquents

Suite du tableau

Type de manifestions	Symptômes
Troubles digestifs	Gastralgies, nausées, vomissements, diarrhées
Accidents cardiaques	Dégénérescence myofibrillaire cardiaque
Manifestations cutanées	Acnés ou éruptions acnéiformes, aggravation ou déclenchement de psoriasis et d'éruptions psoriasiformes
Troubles endocriniens	Baisse de la libido, chute des cheveux, prise de poids, soif et polyurie, goitre isolé ou associé à une hypothyroïdie (parfois hyperthyroïdie)
Troubles musculaires	Hypotonie musculaire
VALPROATE ET DÉRIVÉS	
Effet sédatif, hypotonie et manifestations confusionnelles, troubles digestifs, prise de poids, rares cas de thrombopénies ou d'anémie, cas exceptionnels d'hépatites et pancréatites, affections congénitales, familiales et génétiques avec risque tératogène	
CARBAMAZÉPINE	
Somnolence, vertiges, troubles digestifs, sécheresse de la bouche, troubles de l'accommodation, diplopie	
LAMOTRIGINE	
Réactions cutanées exceptionnellement très graves	
OLANZAPINE	
Somnolence, prise de poids, augmentation des taux de prolactine, de cholestérol, de la glycémie et de la triglycéridémie, vertiges, hypotension orthostatique, effets anticholinergiques, asthénie, fatigue, fièvre, arthralgie	

3 CONTRE-INDICATIONS ET INTERACTIONS MÉDICAMENTEUSES

Le **carbonate de lithium** est contre-indiqué dans les cas suivants :

- hypersensibilité à l'un des constituants,
- allaitement,
- insuffisance rénale (sauf si une surveillance très stricte et très régulière de la lithiémie et de la créatinine plasmatique),
- insuffisance cardiaque,
- maladie d'Addison (insuffisance surrénalienne).

En cas d'association du lithium avec des hypertenseurs de type IEC ou antagoniste de l'angiotensine, il est indispensable de surveiller la lithiémie et d'adapter la posologie en carbonate de lithium.

En ce qui concerne les interactions médicamenteuses, l'élément à prendre en compte est la capacité pour certains normothymiques d'exercer un **effet inducteur enzymatique** (carbamazépine) ou un **effet inhibiteur enzymatique** (divalproate).

L'olanzapine étant métabolisée par le cytochrome CYP1A2, les produits qui sont inducteurs ou inhibiteurs de ce CYP peuvent modifier la pharmacocinétique de l'olanzapine.

Conseils pratiques

- Risques de sédation, léthargie, obnubilation, tremblement des mains, états convulsifs et vertiges liés à la prise des sels de lithium (attention chez les conducteurs et les utilisateurs de machines).
- Règles d'hygiène permettant d'assurer une bonne qualité de sommeil.
- Ne pas modifier les apports sodés (risque de modification de la lithiémie).
- Pas de modification de posologie sans avis médical.
- Signalement de la prise de lithium lors de toute prescription.

Principaux normothymiques

Dénomination commune internationale	Nom de spécialité et forme galénique
Carbonate de lithium	TERALITHE® cp, TERALITHE LP® cp
Divalproate de sodium	DEPAKOTE® cp
Valpromide	DÉPAMIDE® cp
Carbamazépine	TEGRETOL® cp, susp. buv., TEGRETOL LP® cp
Lamotrigine	LAMICTAL® cp
Olanzapine	ZALASTA® cp, ZYPREXA® cp, injectabe, ZYPREXA VELOTAB® cp

FICHE 105

ANTI-ÉPILEPTIQUES

L'épilepsie, ou syndrome épileptique, est un trouble dont les causes, les mécanismes et les manifestations sont divers. Les anti-épileptiques sont capables de diminuer la fréquence des crises épileptiques ou de les supprimer, sans action curative. Mais les formes cliniques d'épilepsie étant nombreuses et hétérogènes, tous les anti-épileptiques ne sont donc pas efficaces dans toutes les formes d'épilepsie.

1 ASPECTS PHARMACODYNAMIQUES

Les **anti-épileptiques** diminuent l'hyperexcitabilité neuronale par différents mécanismes :

- **blocage de canaux ioniques** (Na^+, Ca^{2+}) : acide valproïque, carbamazépine, oxycarbazépine, éthosuximide, lévétiracétam, felbamate, lamotrigine, prégabaline ;
- **augmentation de l'activité inhibitrice du GABA** : barbituriques (phénobarbital et primidone), benzodiazépines (clobazam, clonazépam, diazépam, midazolam), gabapentine, tiagabine (inhibition de de la recapture du GABA), vigabatrine (inhibition de la GABA-transaminase) ;
- **inhibition de la libération d'acides aminés excitateurs** (glutamate) : lamotrigine ;
- **antagonisme des récepteurs NMDA** : felbamate, topiramate.
- **Liaison à la protéine SV2A des vésicules synaptiques** : brivaracétam.
- **Induction de la libération de sérotonine** : fenfluramine.

2 INDICATIONS

- **Épilepsies généralisées** (crises cloniques, toniques, absences, atoniques) et **épilepsies partielles** en monothérapie ou en association à d'autres antiépileptiques (indiqués dans la prévention de la récidive de crises).
- **Traitements analgésiques** (traitement de la migraine), **anxiolytiques** ou **thymorégulateurs** (troubles bipolaires). En particulier, la **prégabaline** est indiquée dans la prise en charge des douleurs neuropathiques.

Principaux effets indésirables

Type de manifestions	Symptômes
COMMUNS	
Troubles digestifs	Nausées, vomissements
Effets neurologiques	Fatigue, somnolence, étourdissements

Suite du tableau

PARTIE 13

Type de manifestions	Symptômes
VALPROATE ET DÉRIVÉS	
Prise de poids, cas exceptionnels d'hépatites et pancréatites, affections congénitales, familiales et génétiques avec risque tératogène	
CARBAMAZÉPINE	
Somnolence, vertiges, troubles digestifs, sécheresse de la bouche, troubles de l'accommodation, diplopie	
ACIDE VALPROÏQUE, CARBAMAZÉPINE, PHÉNOBARBITAL, LÉVÉTIRACÉTAM, FELBAMATE, ÉTHOSUXIMIDE	
Troubles hématologiques idiosyncrasiques	Leucopénie, neutropénie, thrombopénie, agranulocytose, anémie
VIGABATRINE	
Troubles oculaires	Rétrécissement du champ visuel, glaucome
LAMOTRIGINE, PHÉNOBARBITAL, GABAPENTINE, ÉTHOSUXIMIDE, PHÉNYTOÏNE	
Manifestations cutanées	Rash, syndrome de Steven-Johnson

3 CONTRE-INDICATIONS ET INTERACTIONS MÉDICAMENTEUSES

Des précautions sont prises par le prescripteur chez les patients qui présentent des **antécédents de toxicomanie**. Les signes de mésusage, d'abus ou de dépendance à la **prégabaline** (développement d'une tolérance, augmentation des doses et comportement de recherche du médicament) doivent être surveillés chez ces patients.

Les enfants exposés au **valproate (et dérivés)** *in utero* présentent un risque accru de troubles neuro-développementaux (30 à 40 % des cas). Cette molécule ne doit donc **pas être prescrite aux filles, aux adolescentes, aux femmes en âge de procréer et aux femmes enceintes**, sauf en cas d'inefficacité ou d'intolérance aux alternatives médicamenteuses.

Chez celles pour qui le valproate est indispensable :

- prescription initiale annuelle réservée aux spécialistes (neurologie, psychiatrie ou pédiatrie), selon l'indication, avec recueil d'un accord de soins après information de la patiente ;
- renouvellement possible par tout médecin, dans la limite d'un an,
- rapport bénéfice/risque du traitement à réévaluer régulièrement.

En ce qui concerne les interactions médicamenteuses :
- **effet inducteur enzymatique** : carbamazépine, phénobarbital, phénytoïne ;
- **effet inhibiteur enzymatique** : acide valproïque, felbamate, topiramate.

Conseils pratiques

- Efficacité des antiépileptiques : surveillance clinique, surveillance biologique (dosages plasmatiques), surveillance paraclinique (exploration du champ visuel).
- **Titration du traitement** (augmentation des doses par palier) nécessaire jusqu'à la dose maximale tolérée car l'efficacité thérapeutique est souvent dose-concentration-dépendante (sauf phénytoïne)
- Échappement (perte d'efficacité) chez un tiers des patients après trois ans de rémission.
- Pour toute délivrance de médicament à base de **valproate (et dérivés)** par le pharmacien, la prescription initiale annuelle par un spécialiste et la présentation d'un accord de soins signé, sont obligatoires.
- Attention aux **interactions médicamenteuses d'ordre pharmacocinétique** (induction/inhibition enzymatique) concernant les molécules de 1re génération, entraînant en particulier une **diminution de l'efficacité des contraceptifs oestroprogestatifs**.
- Si **diminution de l'efficacité du traitement** ou de la survenue d'effets indésirables persistants : informer le prescripteur.

Principaux anti-épileptiques

Dénomination commune internationale	Nom de spécialité et forme galénique
1re GÉNÉRATION	
Acide valproïque	DEPAKINE® cp, sirop, susp. buv., injectable DEPAKINE CHRONO® cp MICROPAKINE LP® glé
Divalproate de sodium	DEPAKOTE® cp
Phénobarbital	ALEPSAL® cp GARDENAL® cp, injectable
Primidone	MYSOLINE® cp
Clobazam	LIKOZAM® susp. buv. URBANYL® cp, gélules

Suite du tableau

ANTI-ÉPILEPTIQUES

Dénomination commune internationale	Nom de spécialité et forme galénique
Clonazépam	RIVOTRIL® cp, sol. buv., injectable
Diazépam	VALIUM® cp, sol. buv., injectable
Midazolam	BUCCOLAM® sol. bucc.
Carbamazépine	TEGRETOL® cp, susp. buv. TEGRETOL LP® cp
Ethosuximide	ZARONTIN® sirop
Fosphénytoïne	PRODILANTIN® injectable
Phénytoïne	DI-HYDAN® cp DILANTIN® injectable
MÉDICAMENTS PLUS RÉCENTS	
Fenfluramine	FINTEPLA® sol. buv.
Felbamate	TALOXA® cp, susp. buv.
Gabapentine	NEURONTIN® cp, gélules
Lacosamide	VIMPAT® cp, sirop, injectable
Lamotrigine	LAMICTAL® cp
Cénobamate	ONTOZRY® cp
Brivaracétam	BRIVIACT® cp, susp. buv., injectable
Lévétiracétam	KEPPRA® cp, sol. buv., injectable LEVIDCEN® sachet
Eslicarbazépine	ZEBINIX® cp
Oxcarbazépine	TRILEPTAL® cp, susp. buv.
Pérampanel	FYCOMPA® cp
Prégabaline	LYRICA® gélules, sol. buv.
Rufinamide	INOVELON® cp, susp. buv.
Stiripentol	DIACOMIT® gélules, sachet
Tétracosactide	SYNACTHENE® injectable SYNACTHENE RETARD® injectable
Tiagabine	GABITRIL® cp
Topiramate	EPITOMAX® cp, gélules
Vigabatrine	SABRIL® cp, sol. buv., KIGABEQ® cp
Zonisamide	ZONEGRAN® gélules

FICHE 106

ANTIPARKINSONIENS

La maladie de Parkinson est une atteinte dégénérative du SNC liée à une diminution de la production de dopamine centrale au niveau de la substance noire ou locus niger. Le contrôle des mouvements résulte d'un équilibre entre l'influence des deux neurotransmetteurs, la dopamine et l'acétylcholine.
La pathologie est entraînée par la perte de cet équilibre et caractérisée par une triade sémiologique : akinésie, tremblements et rigidité.

1 ASPECTS PHARMACODYNAMIQUES

- Une lésion du *locus niger* entraîne une **diminution du taux de dopamine** dans le striatum. Cette baisse induit les symptômes cliniques (akinésie surtout) de la maladie.

D'autres neurotransmetteurs sont également concernés : le GABA, la sérotononine, la noradrénaline, le glutamate (tremblements, rigidité).

- La **première approche thérapeutique** consiste donc à traiter par des médicaments qui compensent le déficit de dopamine :

- **précurseur de la dopamine** : L-Dopa ou lévodopa,
- **agonistes dopaminergiques** (stimulent les récepteurs D2 de la dopamine),
- **inhibiteurs du catabolisme de monoamines** : inhibiteurs de la monoamine oxydase B ou IMAO-B,
- **inhibiteurs du catabolisme des catécholamines** : inhibiteurs de la catéchol-O-transférase ou COMT,
- **stimulants de la libération de la dopamine** : amantadine.

- **Une autre stratégie** permet de diminuer la prépondérance du système cholinergique striatal à l'origine des troubles de la motricité.

Ces médicaments sont **antagonistes de l'acétylcholine** au niveau central : il s'agit des anticholinergiques.

2 INDICATIONS

La **L-Dopa** est le chef de file du traitement de la Maladie de Parkinson, notamment dans les formes akinéto-hypertoniques, et chez les sujets âgés.

La **bromocriptine** peut être associée en 1re intention à la Lévodopa.

Le **péribédil** est efficace sur le tremblement.

Les **IMAO-B** sont indiqués en monothérapie ou en association avec la lévodopa.

Les **ICOMT** et l'**amantadine** sont utilisés en association avec la lévodopa.

Les **anticholinergiques** sont moins utilisés. Ils diminuent la rigidité et les tremblements.

PARTIE 13

Principaux effets indésirables

Type de manifestions	Symptômes
L-DOPA, AGONISTES DOPAMINERGIQUES, IMAO ET ICOMT	
Troubles neuropsychiques	Psychoses
Troubles digestifs	Nausées, vomissements, anorexie
L-DOPA	
« Effet on/off » : passage brutal d'un effet de déblocage à un effet de blocage	
ANTICHOLINERGIQUES	
Sécheresse buccale, constipation, rétention urinaire, mydriase, crise de glaucome, tachycardie et palpitations, confusion	

3 CONTRE-INDICATIONS ET INTERACTIONS MÉDICAMENTEUSES

- **L-Dopa, agonistes dopaminergiques, IMAO et ICOMT** : ils sont contre-indiqués en cas d'allergie connue, de psychoses et confusion mentale d'angor, et de troubles du rythme.

Les **antipsychotiques** sont des antagonistes réciproques de la Lévodopa. La **vitamine B6** inhibe la lévodopa lorsqu'elle est utilisée seule.

- **Médicaments anticholinergiques** : ils sont contre-indiqués en cas d'allergie connue, de cardiopathies, de glaucome et d'adénome prostatique. Il faut éviter ces médicaments chez les personnes âgées (troubles mnésiques, confusion).

Les **psychotropes** majorent les effets confusionnels.

Conseils pratiques

- Quel que soit le traitement, l'efficacité des antiparkinsoniens est étroitement liée au strict respect des doses et du rythme des prises. Tout écart peut exposer à la survenue d'une nouvelle crise.
- La L-Dopa perd de son efficacité après plusieurs années de traitement.
- Ne jamais interrompre brutalement le traitement.
- L'amantadine possède des propriétés antivirales avec risque d'émergence de souches résistantes (pas de prescription chez un sujet grippé).

FICHE 106

Principaux antiparkinsoniens

Dénomination commune internationale	Nom de spécialité et forme galénique
L-DOPA	
Lévodopa + inhibiteur de la Dopa décarboxylase	DUODOPA® gel intestinal sachets MODOPAR® cp, gélules MODOPAR LP® gélules SINEMET® cp SINEMET LP® cp
Lévodopa + inhibiteur de la Dopa décarboxylase et de la COMT	STALEVO® cp
AGONISTES DOPAMINERGIQUES	
Apomorphine	APOKINON® injectable, DOPACEPTIN® injectable
Bromocriptine	PARLODEL® cp, gélules
Piribédil	TRIVASTAL LP® cp
Pramipexole	OPRYMEA® cp, cp LP SIFROL® cp SIFROL LP® cp
Ropinirole	ADARTREL® cp REQUIP® cp REQUIP LP® cp
Rotigotine	NEUPRO® disp. transderm.
IMAO B	
Rasagiline	AZILECT® cp
Safinamide	XADAGO® cp
Sélégiline	DEPRENYL® cp
INHIBITEURS DE LA COMT	
Tolcapone	TASMAR® cp
Entacapone	COMTAN® cp
AUTRES	
Amantadine	MANTADIX® capsules
ANTICHOLINERGIQUES	
Bipéridène	AKINETON LP® cp
Trihexyphénidyle	ARTANE® cp, sol. buv. PARKINANE LP® gélules
Tropatépine	LEPTICUR® cp, injectable

PARTIE 13

FICHE 107

MÉDICAMENTS DE L'AXE HYPOTHALAMO-HYPOPHYSAIRE

Les médicaments correcteurs des troubles endocriniens (hypothalamus/hypophyse) sont des hormones ou analogues qui se substituent aux hormones naturelles ou qui s'opposent, par antagonisme au niveau des récepteurs spécifiques, à l'action des hormones naturelles.

1 ASPECTS PHARMACODYNAMIQUES

- Le **tétracosactide** est un polypeptide possédant les propriétés stimulantes de l'ACTH (hormone antéhypophysaire) sur la corticosurrénale. Il stimule la sécrétion des hormones corticosurrénaliennes naturelles (glucocorticoïdes, hormones androgènes et estrogènes protéino-anabolisantes, aldostérone).
- La **somatropine** maintient la composition corporelle normale en augmentant la rétention azotée, en stimulant la croissance du muscle squelettique, et en mobilisant les graisses corporelles. Le **pegvisomant** est un analogue de l'hormone de croissance humaine qui possède une action antagoniste du récepteur de l'hormone de croissance.
- La **desmopressine** est un analogue structural de synthèse de la vasopressine (hormone antidiurétique naturelle). C'est un agoniste sélectif des récepteurs V2 de la vasopressine situés sur les cellules des tubes collecteurs du rein. Son activité antidiurétique est augmentée et prolongée, alors que son activité vasopressive est très réduite.
- L'**oxytocine** est un ocytocique de synthèse dont les actions sont identiques à celles de l'hormone ocytocique post-hypophysaire naturelle. Elle augmente la fréquence et l'intensité des contractions utérines.
- Les **analogues de la GnRH** (*Gonadotrophine Releasing Hormone*) naturelle agissent :
  - soit en diminuant la sécrétion gonadotrope (leuproréline), supprimant par conséquent les fonctions testiculaires chez l'homme, et la sécrétion d'estradiol gonadique chez la femme,
  - soit en stimulant la sécrétion gonadotrope (gonadolibérine) et la libération de LH et de FSH.
- Les **somatostatines** sont des analogues de synthèse de la somatostatine naturelle. Elles inhibent la sécrétion de l'hormone de croissance, les sécrétions exocrines et endocrines du tractus digestif (sécrétion chlorhydropeptique gastrique, sécrétions pancréatiques et sécrétion biliaire). Elles inhibent la motilité gastrique et intestinale.
- Les **gonadotrophines** agissent comme les hormones LH ou FSH au niveau ovarien : elles concourent à la maturation des follicules et à l'ovulation. Le **clomifène** se fixe sur les récepteurs œstrogéniques de l'hypothalamus, supprimant l'effet freinateur des œstrogènes et aboutissant à une stimulation des sécrétions hypophysaires de FSH et de LH.
- Les **inhibiteurs de la libération de la prolactine** activent le tonus dopaminergique inhibiteur de la libération de l'hormone. Il s'agit d'**agonistes spécifiques des récepteurs D2** (cabergoline, quinagolide, bromocryptine) qui inhibent la sécrétion de prolactine.

2 INDICATIONS

Le **tétracosactide** est indiqué dans la prise en charge des explorations de la corticosurrénale ou du syndrome de West (spasme infantile).

La **somatropine** est indiquée chez l'enfant dans les retards de croissance et chez les d'adultes dans le traitement substitutif chez les adultes présentant un déficit somatotrope sévère.

Le **pegvisomant** est indiqué dans le traitement de l'acromégalie chez des patients adultes.

La **desmopressine** est utilisée dans la prise en charge de diabètes insipides, d'énurésies (par voie orale), des accidents hémorragiques (voie parentérale).

L'**oxytocine** est utilisée au cours des atonies utérines hémorragiques du post-partum, pour induire la rétractation utérine après chirurgie obstétricale, et dans les insuffisances de contractions utérines en cours de travail.

La **leuproréline** est indiquée dans la prise en charge de cancers de la prostate, cancers du sein, endométrioses, fibromes utérins ou pubertés précoces. La **gonadoréline** est utilisée dans l'induction de l'ovulation pour le traitement de la stérilité dans les anovulations d'origine hypothalamique.

Les **somatostatines** sont utilisées dans la prise en charge d'acromégalies, de tumeurs carcinoïdes, de fistules digestives postopératoires, de ruptures de varices oesophagiennes.

Les **gonadotrophines** et le **clomifène** sont utilisés pour induire l'ovulation, ou dans la prise en charge des hypofertilités.

Les **inhibiteurs de la prolactine** sont indiqués dans la prise en charge de l'hyperprolactinémie, pour supprimer la lactation, ou dans le traitement de la maladie de Parkinson.

■ Principaux médicaments

Dénomination commune internationale	Nom de spécialité et forme galénique
HORMONES DE L'ANTEHYPOPHYSE ET ANALOGUES	
ACTH	
Tétracosactide	SYNACTHENE®, SYNACTHENE RETARD® injectables
Somatropine (Hormone de croissance)	
Somatropine	GENOTONORM®, NORDITROPINE FLEXPRO®, NUTROPINAQ®, OMNITROPE®, SAIZEN®, UMATROPE®, ZOMACTON® injectables
Mécasermine	INCRELEX® injectable
Antagonistes de l'hormone de croissance	
Pegvisomant	SOMAVERT® injectable
HORMONES DE LA POSTHYPOPHYSE	
Vasopressine et analogues	
Desmopressine	MINIRIN® injectable, MINIRINMELT® lyoph. oral, MINIRIN SPRAY® sol. endonasale, OCTIM® sol. pulv. nasale

Suite du tableau

MÉDICAMENTS DE L'AXE HYPOTHALAMO-HYPOPHYSAIRE

Dénomination commune internationale	Nom de spécialité et forme galénique
Terlipressine	GLYPRESSINE® injectable
Ocytocine et analogues	
Oxytocine	SYNTOCINON® injectable
Carbétocine	PABAL® injectable
HORMONES HYPOTHALAMIQUES	
Libération de gonadotrophines	
Leuproréline	ENANTONE LP® injectable
Triptoréline	DÉCAPEPTYL® injectable DÉCAPEPTYL LP® injectable
Goséréline	ZOLADEX® implant injectable
Gonadoréline	LUTRELEF® injectable
Nafaréline	SYNAREL® sol. pulv. nasale
Somatostatines	
Somatostatine	SOMASTOSTATINE® injectable
Octréotide	SANDOSTATINE®, SIROCTID® injectables
Lanréotide	SOMATULINE LP® injectable
Pasiréotide	SIGNIFOR® injectable
Anti-hormones de libération	
Ganirélix	FYREMADEL®, ORGALUTRAN® injectables
Cétrorélix	CETROTIDE® injectable
GONADOTROPHINES ET STIMULANTS DE L'OVULATION	
Gonadotrophines	
Gonadotrophine ménopausique	FERTISTARTKIT®, MENOPUR® injectables
Urofollitropine	FOSTIMONKIT® injectable
Follitropine alfa	BEMFOLA®, GONAL-F®, OVALEAP® injectables
Follitropine bêta	PUREGON® injectable
Lutropine alfa	LUVERIS® injectable
Follitropine alfa+ Lutropine alfa	PERGOVERIS® injectable
Choriogonadotropine alfa	OVITRELLE® injectable
Corifollitropine alfa	ELONVA® injectable
Follitropine delta	REKOVELLE® inj.
Stimulants de l'ovulation	
Clomifène	CLOMID® cp
Inhibiteurs de la prolactine	
Bromocriptine	PARLODEL® cp
Cabergoline	DOSTINEX® cp
Quinagolide	NORPROLAC® cp

Conseils pratiques

Le recours aux traitements hormonaux oblige à adopter une bonne hygiène de vie (alimentation équilibrée, activité physique régulière).

MÉDICAMENTS DE LA THYROÏDE

FICHE 108

PARTIE 14

Les médicaments de la thyroïde permettent de contenir ou contrôler les pathologies touchant la glande thyroïde. Dans le traitement de l'hyperthyroïdie, les médicaments antithyroïdiens ou l'irradiation par iode radioactif empêchent la production des hormones déjà en excès. Le traitement de l'hypothyroïdie fait appel à des hormones thyroïdiennes de synthèse pour suppléer le système défaillant.

1 ASPECTS PHARMACODYNAMIQUES

- Les **antithyroïdiens** de synthèse (dérivés imidazoles soufrés et thioruraciles) bloquent l'hormonogenèse thyroïdienne en inhibant l'organification de l'iode. Ils provoquent une hypersécrétion de la TSH.
- Les **hormones thyroïdiennes** (LT4, LT3) complètent ou se substituent aux hormones thyroïdiennes (la T4 surtout) en cas d'insuffisance de production par la thyroïde. La lévothyroxine est la plus fréquemment utilisée. La liothyronine peut être associée à la LT4 lorsque la conversion de T4 en T3 est insuffisante.
- L'**iode radioactif 131** (iodure de sodium) est incorporé par la glande thyroïde. Ainsi, la glande est irradiée et la production des hormones thyroïdiennes est affaiblie.

2 INDICATIONS

- Les **antithyroïdiens** de synthèse sont indiqués dans le traitement des hyperthyroïdies. Ils constituent le traitement de premier choix de la maladie de Basedow. Ils sont également utilisés dans les hyperfonctionnements thyroïdiens liés aux nodules toxiques, aux goitres multinodulaires secondairement toxiques.
- Les **hormones thyroïdiennes** sont indiquées :
  - en traitement substitutif des hypothyroïdies ;
  - en traitement d'appoint pour freiner la sécrétion de TSH dans certaines circonstances, associées ou non à une hypothyroïdie ;
  - en traitement d'appoint dans le traitement des résistances périphériques aux hormones thyroïdiennes.
- L'**iode-131** est indiqué pour le traitement :
  - de l'hyperthyroïdie (maladie de Basedow, goitre multinodulaire toxique ou nodules autonomes) ;
  - du carcinome thyroïdien.

L'iode-131 peut être également associé à une intervention chirurgicale ou aux antithyroïdiens de synthèse.

Principaux effets indésirables

Classe	Symptômes
Antithyroïdiens de synthèse	Nausées, céphalées, arthralgies, troubles gastriques, éruptions cutanées et prurit. Effets hématologiques et du système lymphatique, saignements, troubles digestifs et troubles hépatiques, affections de la peau, hypothyroïdies, hypersensibilité et réactions allergiques.
Hormones thyroïdiennes	Réactions d'hypersensibilité : urticaire, prurit, angiœdème, dyspnée, érythème, aggravation d'une cardiopathie. Signes d'hyperthyroïdie : tachycardie, tremblements, troubles du rythme cardiaque, insomnie, excitabilité, élévation de la température, sueurs, amaigrissement rapide, diarrhée. Hypercalciurie chez l'enfant.
Iode-131	Hypothyroïdie, hyperthyroïdie transitoire, troubles des glandes salivaires et lacrymales, et effets locaux des rayonnements.

3 CONTRE-INDICATIONS ET INTERACTIONS MÉDICAMENTEUSES

- Les **antithyroïdiens de synthèse** sont contre-indiqués dans le cas de cancer TSH dépendant de la thyroïde, d'insuffisance hépatique, d'allaitement et d'affections hématologiques graves préexistantes.

- Les **hormones thyroïdiennes** sont contre-indiquées en cas d'hyperthyroïdie, en cas de syndrome coronarien aigu ou de myocardite aiguë.

Leur association aux résines échangeuses d'ions ou aux agents topiques gastro-intestinaux (adsorbants, antiacides) diminue l'activité des hormones thyroïdiennes. Les inducteurs enzymatiques (phénytoïne, rifampicine, carbamazépine) ainsi que les inhibiteurs de protéases peuvent diminuer l'effet des hormones thyroïdiennes.

- L'**iode-131** est contre-indiqué au cours de la grossesse et de l'allaitement, chez les patients qui présentent des troubles digestifs profonds (dysphagie, sténoses, gastrite ou ulcère, ralentissement de la motricité du tube digestif).

De nombreux médicaments doivent être arrêtés quelques semaines avant l'administration d'iode 131 : salicylés, glucocorticoïdes, anticoagulants, antihistaminiques, pénicillines, benzodiazépines, amiodarone...

FICHE 108

PARTIE 14

Principaux médicaments

Dénomination commune internationale	Nom de spécialité et forme galénique
HORMONES THYROÏDIENNES	
Lévothyroxine (LT4)	LEVOTHYROX® cp, L-THYROXINE® gttes buv., L-THYROXIN® cp, TCAPS® capsules, TSOLUDOSE® cp, THYROFIX® cp
Liothyronine (LT3)	CYNOMEL® cp
Lévothroxine + Liothyronine	EUTHYRAL® cp
IODE 131	
Iodure de sodium	IODURE (131I) DE SODIUM® gélules, THERACAP® gélules
ANTITHYROÏDIENS	
Thiouraciles	
Propylthiouracile	PROPYLEX® cp
Benzylthiouracile	BASDENE® cp
Dérivés imidazoles soufrés	
Carbimazole	NEO-MERCAZOLE® cp
Thiamazole	THYROZOL® cp

Conseils pratiques

- L'alimentation doit être adaptée au type de pathologie thyroïdienne (aliments déconseillés, aliments à consommer de préférence).
- Prendre les hormones thyroïdiennes à distance des résines échangeuses d'ions ou des agents topiques gastro-intestinaux (au moins 2 heures).
- Surveillance du traitement : le dosage biologique du médicament doit être adapté.
- Surveillance biologique du taux d'anticorps antirécepteurs de la TSH.

MÉDICAMENTS CONTRACEPTIFS

FICHE 109

PARTIE 14

Deux types de substances hormonales sont utilisés dans les médicaments contraceptifs : les œstrogènes et les progestatifs. Si les progestatifs sont parfois utilisés seuls, les œstrogènes sont toujours associés aux progestatifs. On désigne par « pilules » les médicaments contraceptifs oraux.

1 ASPECTS PHARMACODYNAMIQUES

- Les **médicaments oraux estroprogestatifs** sont des **contraceptifs oraux combinés** (COC) :

- monophasiques (composition identique de tous les comprimés),
- biphasiques (comportant 2 types de comprimés avec 2 paliers pour la dose d'estrogène et de progestatif),
- triphasiques (comportant 3 types de comprimés avec 3 paliers pour la dose d'estrogène et de progestatif),
- multiphasiques (comportant plus de 3 types de comprimés donc plus de 3 paliers pour la dose d'estrogène et de progestatif).

Ils agissent au niveau central en inhibant les sécrétions hormonales de l'axe hypothalamo-hypophysaire et bloquent ainsi l'ovulation : l'estrogène bloque la libération de FSH (hypophyse), le progestatif diminue les pics de LHRH (hypothalamus) et de LH (hypophyse).

- Les **autres contraceptifs oraux** renferment uniquement un progestatif microdosé.

Le progestatif bloque incomplètement l'ovulation. De plus, il épaissit la glaire cervicale et la rend imperméable aux spermatozoïdes. Il provoque une atrophie de l'endomètre de l'utérus, le rendant non réceptif à la nidation.

2 INDICATIONS

Les **médicaments oraux estroprogestatifs** (COC) sont parmi les moyens les plus efficaces pour la prévention des grossesses non désirées.

La HAS considère que les contraceptifs oraux de 2e génération doivent être préférés à ceux de 3e ou 4e générations.

Les **contraceptifs oraux progestatifs** à faible dose peuvent être indiqués largement aux patientes, en particulier chez celles présentant des contre-indications à l'usage des pilules combinées.

D'autres voies d'administration de médicaments contraceptifs sont possibles (dispositif transdermique, implant contraceptif, dispositif intra-utérin, système de diffusion vaginale, progestatifs injectables).

FICHE 109

PARTIE 14

La contraception d'urgence hormonale consiste en l'administration unique d'un comprimé de lévonorgestrel ou d'ulipristal utilisable dans les 3 à 5 jours qui suivent un rapport non protégé.
Depuis le 1er janvier 2023, la contraception d'urgence hormonale est gratuite (prise en charge à 100 % sans avance de frais) pour toutes les femmes en âge de procréer, quel que soit le médicament. Cette contraception peut être **obtenue en pharmacie sans ordonnance médicale**.

Principaux effets indésirables

Classe	Symptômes
Estroprogestatifs	Acné, prise de poids, nausées, mastodynies, dysménorrhée, aménorrhée et méno-métrorragies. Augmentation du risque d'accident thromboembolique artériel ou veineux, du risque de cancer du sein et du col de l'utérus. COC de 3e génération (C3G, contenant du désogestrel, du gestodène ou du norgestimate) et de 4e génération (C4G, contenant de la chlormadinone la drospirénone, du diénogest ou du nomégestrol) : risque accru d'accident thromboembolique veineux par rapport aux COC de 2e génération (C2G).
Progestatifs	Réapparition d'acné chez certaines patientes, prise de poids chez les patientes prédisposées. Troubles des règles (irrégularité, saignements entre les règles).

3 CONTRE-INDICATIONS ET INTERACTIONS MÉDICAMENTEUSES

Avant la prescription de contraceptifs, il faut rechercher des **facteurs de risque thromboembolique** personnels ou familiaux (problèmes vasculaires préexistants, tabagisme). Cette contre-indication concerne toutes les spécialités combinées, quelle que soit leur génération.

Les **C3G et C4G doivent être réservés aux patientes n'ayant pas toléré un médicament C2G** et non éligibles à un autre moyen de contraception. Chez les femmes ayant des facteurs de risque constituant une contre-indication, un autre mode de contraception devra être proposé.

Les contraceptifs sont contre-indiqués dans les cancers hormonodépendants, les adénomes hypophysaires.

L'**éthinylestradiol** est un puissant inducteur enzymatique qui accélère le métabolisme d'autres médicaments (rifampicine, antiépileptiques et barbituriques). Ces derniers peuvent induire également le métabolisme de l'éthinylestradiol.

MÉDICAMENTS CONTRACEPTIFS

PARTIE 14

Certains médicaments peuvent perturber son cycle entérohépatique (pénicillines A, tétracyclines, chloramphénicol). La colestyramine peut diminuer sa résorption intestinale.

Principaux médicaments

Dénomination commune internationale	Nom de spécialité et forme galénique
ESTROPROGESTATIFS PAR VOIE ORALE (COC)	
Deuxième génération	
En association fixe (monophasiques)	
Lévonorgestrel + Ethinylestradiol	LEELOO CONTINU® cp, LOLISTREL CONTINU® cp, LOVAVULO® cp, LUDEAL® cp, MINIDRIL® cp, OPTIDRIL® cp, OPTILOVA® cp, QIADE®, SEASONIQUE® cp
Pour administration séquentielle (biphasiques ou triphasiques)	
Lévonorgestrel + Ethinylestradiol	ADEPAL® cp, DAILY® cp, TRINORDIOL® cp
Troisième génération	
En association fixe (monophasiques)	
Désogestrel + Ethinylestradiol	DESOBEL® cp, MERCILON® cp, VARNOLINE® cp, VARNOLINE CONTINU® cp
Norgestimate + Ethinylestradiol	FEMI® cp, NARAVELA® cp
Gestodène + Ethinylestradiol	CARLIN® cp, HARMONET® cp, MELODIA® cp, MINESSE® cp, MINULET® cp
Pour administration séquentielle (triphasiques)	
Gestodène + Ethinylestradiol	PERLEANE® cp
Norgestimate + Ethinylestradiol	TRIAFEMI® cp
Quatrième génération	
En association fixe	
Drospirénone + Ethinylestradiol	BELANETTE® cp, DROSPIBEL® cp, JASMINE® cp, JASMINELLE® cp, JASMINELLE CONTINU® cp, YAZ® cp
Normégestrol + Ethinylestradiol	ZOELY® cp
Chlormadinone + Ethinylestradiol	BELARA® cp, BELARACONTINU® cp
Diénogest + Ethinylestradiol	MISOLFA® cp, OEDIEN® cp

Suite du tableau

FICHE 109

PARTIE 14

Dénomination commune internationale	Nom de spécialité et forme galénique
Pour administration séquentielle (multiphasique)	
Diénogest + Estradiol valérate	QLAIRA® cp
PROGESTATIFS ORAUX	
Lévonorgestrel	MICROVAL® cp
Désogestrel	ANTIGONE® cp, CERAZETTE® cp, ELFASETTE® cp, OPTIMIZETTE® cp
Drospirénone	SLINDA® cp
CONTRACEPTION D'URGENCE	
Lévonorgestrel	LEVOSOLO® cp, NORLEVO® cp, LEVUNIQUE® cp
Ulipristal	ELLAONE® cp
AUTRES ESTROPROGESTATIFS	
Norelgestromine + Ethinylestradiol	EVRA® disp. transderm.
Etonogestrel + Ethinylestradiol	NUVARING® syst. diffusion vaginale.
AUTRES PROGESTATIFS	
Médroxyprogestérone	DEPO PROVERA® injectable
Etonogestrel	NEXPLANON® implant
Lévonorgestrel	MIRENA®, JAYDESS®, DONASERT®, KYLEENA® dispositifs intra-utérins

Conseils pratiques

- La pilule doit être **prise sans oubli** à horaires fixes.
- Les effets indésirables des pilules surviennent plus ou moins rapidement. Ils ne sont pas graves généralement. En cas de persistance et/ou d'aggravation de ces effets, **consulter le prescripteur pour modifier le traitement contraceptif**.
- Les pilules (liste I) peuvent être délivrées par le pharmacien sur prescription médicale (médecin, sage-femme) pour **trois mois de traitement**.
- Les infirmiers (IDE) sont **autorisés à renouveler une prescription de pilules contraceptives** datant de moins d'un an, pour une durée de 6 mois maximum.

FICHE 110

ANTI-INFLAMMATOIRES NON STÉROÏDIENS

PARTIE 15

Les anti-inflammatoires non stéroïdiens (AINS) possèdent de multiples effets : analgésique, anti inflammatoire, antipyrétique et antiagrégant plaquettaire.

1 ASPECTS PHARMACODYNAMIQUES

- Les AINS inhibent les enzymes de type **cyclo-oxygénase (COX)** responsables de la synthèse des prostaglandines, médiateurs pyrogènes de la réaction inflammatoire.
- La plupart des AINS sont plus inhibiteurs de la **COX-1** que de la **COX-2** (groupe des salicylés, arylcarboxyliques). Certains sont peu sélectifs de la COX-2 (diclofénac, piroxicam).

D'autres possèdent une activité préférentielle COX2/COX1 (nimésulide, étodolac et méloxicam).

Le groupe des coxibs inhibe sélectivement la COX-2.

2 INDICATIONS

- **Indications rhumatologiques et inflammatoires** : représentent la majorité des prescriptions.
- **Traitement des douleurs faibles** (action analgésique) : dysménorrhées, traumatismes, douleurs dentaires ou postopératoires.
- **Traitement de la fièvre chez l'enfant** : l'ibuprofène et le kétoprofène sont les seuls anti-inflammatoires non stéroïdiens (AINS) appartenant aux dérivés arylcarboxyliques, ayant une autorisation de mise sur le marché (AMM) pour cette indication (kétoprofène à usage pédiatrique sur la liste II).
- **Traitement de la rectocolite hémorragique** et de la **maladie de Crohn** : anti-inflammatoires intestinaux (mézalazine, olsalazine, sulfasalazine).

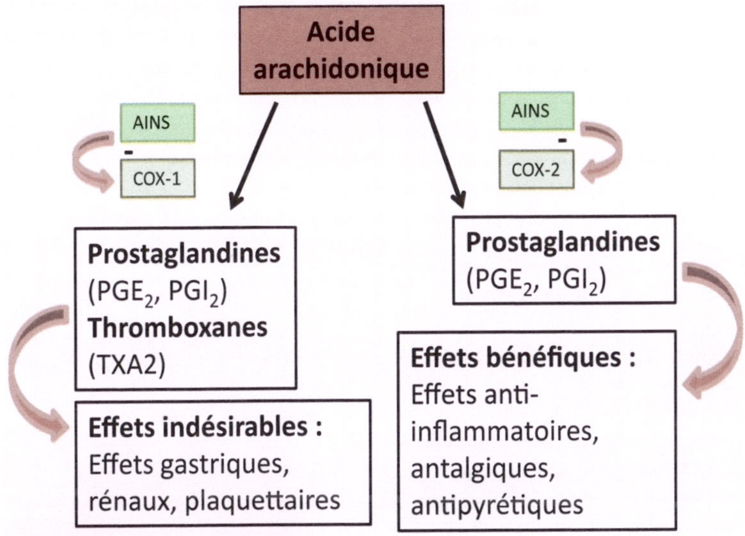

Inhibition des COX par les AINS

Principaux effets indésirables

AINS	Manifestations/symptômes
Inhibiteurs de la COX-1	Effets communs : effets digestifs bénins, ulcères gastro-intestinaux, hémorragies digestives, réactions allergiques, réactions cutanées (syndromes de Lyell ou de Stevens-Johnson), accidents rénaux
Aspirine	Syndrome de Reye
Coxibs	- Réactions cutanées - Risque cardiovasculaire accru : infarctus du myocarde, arrêt cardiaque, troubles du rythme - Risque digestif accru : lésions ulcéreuses avec perforations et hémorragies. céphalées, hypotension orthostatique, troubles digestifs, vertiges et démangeaisons

3 CONTRE-INDICATIONS ET INTERACTIONS MÉDICAMENTEUSES

- Tous les **AINS** sont contre-indiqués en cas de :
- ulcère gastro-duodénal évolutif,
- antécédents d'ulcère peptique ou d'hémorragie récurrente (au moins 2 épisodes objectivés),
- insuffisance hépatocellulaire sévère,
- antécédents de saignement ou de perforation digestifs survenus sous AINS,
- insuffisance cardiaque sévère,
- insuffisance rénale sévère,
- grossesse,
- antécédent d'accident vasculaire cérébral (dont accident ischémique transitoire).

- Les **coxibs** et le **diclofénac** sont contre-indiqués en cas de :
- cardiopathie ischémique avérée,
- artériopathie périphérique.

- Les AINS ne doivent pas être associés entre eux, ni lors du traitement par **méthotrexate**. Ils sont déconseillés en cas de prise d'**anticoagulants oraux** (AVK) ou d'**héparine**, avec les **diurétiques inhibiteurs de l'enzyme de conversion** (IEC), avec les **antidépresseurs inhibiteurs sélectifs de la recapture de la sérotonine** (ISRS).

Conseils pratiques

- Administration des AINS au cours de repas pour limiter l'agression gastrique.
- Éviter l'exposition solaire de la zone traitée pendant le traitement et deux semaines après l'arrêt, en particulier avec kétoprofène (forme gel pour application locale).
- Prévenir le médecin en cas d'effets indésirables digestifs qui imposent parfois l'arrêt du traitement.
- Éviter l'application des gels sous pansement occlusif et se laver les mains après application.
- Association de deux AINS inutile (efficacité non améliorée et effets indésirables additionnés).
- Action rapide et suspensive : elle disparaît à l'arrêt de la prise des AINS.

FICHE 110

Principaux anti-inflammatoires non stéroïdiens

PARTIE 15

Dénomination commune internationale	Nom de spécialité et forme galénique
	SALICYLÉS
Acide acétylsalicylique	ALKA SELTZER® cp, ASPIRINE® cp, ASPIRINE TAMPONNEE® cp, ASPRO® cp
Acétylsalicylate de lysine	ASPEGIC® sachet, pdre sol. buv. injectable, KARDEGIC® sachet, injectable
Mésalazine	FIVASA® cp, suppos, PENTASA® cp, sachet, suppos, susp. rect., ROWASA® cp, suppos
Olsalazine	DIPENTUM® cp, gélules
Sulfasalazine	SALAZOPYRINE® cp
	ARYLCARBOXYLIQUES
Acide tiaprofénique	SURGAM® cp
Dexkétoprofène	KETESSE® cp, sachet, injectable
Fénoprofène	NALGESIC® cp
Flurbiprofène	ANTADYS® cp, CEBUTID® cp, CEBUTID LP® gélules
Ibuprofène	ADVIL® cp, ADVILCAPS® caps, ADVILMED® cp, ANTARENE® cp, HEMAGENE® cp, NUREFLEX® cp, gélules LP, NUROFEN® cp, NUROFENCAPS® caps, NUROFENFEM® cp, NUROFENFLASH® cp, NUROFENPRO® susp. buv., NUROFENTABS® cp
	SPEDIFEN® cp, sachet, SPIFEN® cp, sachet
Kétoprofène	BI PROFENID LP® cp, KETUM® cp, gel, PROFEMIGR® cp, PROFENID® cp, suppos, gélules, injectable, PROFENID LP® gélules, TOPREC® cp
Nabumétone	NABUCOX® cp
Naproxène	ALEVETABS® cp, ANTALNOX® cp, APRANAX® cp, NAPROSYNE® cp
Acéclofénac	CARTREX® cp

Suite du tableau

ANTI-INFLAMMATOIRES NON STÉROÏDIENS

PARTIE 15

Dénomination commune internationale	Nom de spécialité et forme galénique
Diclofénac	FLECTOR® sachet, cp, gel, FLECTOR EFFIGEL® gel, FLECTOR TISSUGEL HÉPARINE® emplâtre, SOLARAZE® gel, VOLTARENE® cp, suppos, VOLTARENE LP® cp, VOLTARENOPHTA® collyre, VOLTARENSPE® gel
Etodolac	LODINE® cp
ANTHRANILIQUES OU FÉNAMATES	
Acide niflumique	NIFLURIL® gélules, NIFLUGEL® gel
Morniflumate	NIFLURIL® suppos
Acide méfénamique	PONSTYL® gélules
INDOLIQUES	
Indométacine	INDOCID® gélules, suppos, CHRONO-INDOCID® gélules, INDOCOLLYRE® collyre
Sulindac	ARTHROCINE® cp
OXICAMS	
Méloxicam	MOBIC® cp, injectable
Piroxicam	BREXIN® cp, CYCLADOL® cp, FELDENE® cp, gélules, GELDENE® gel, PIROXICAM® injectable, ZOFORA® injectable
Ténoxicam	TILCOTIL® cp
COXIBS	
Célécoxib	CELEBREX® gélules
Étoricoxib	ARCOXIA® cp
Parécoxib	DYNASTAT® injectable

FICHE 111

PARTIE 15

GLUCOCORTICOÏDES

Le cortisol et la cortisone sont les glucocorticoïdes naturels. Ils possèdent une action anti-inflammatoire, des effets s'exerçant sur l'équilibre hydrominéral (rétention de Na^+ et fuite de K^+) et sur les glucides (action hyperglycémiante).
Les glucocorticoïdes de synthèse sont des dérivés non halogénés du cortisol, ou des dérivés halogénés, méthylés ou non. Les effets anti-inflammatoires du cortisol sont alors favorisés tandis que ses autres effets intrinsèques (sur l'équilibre hydrominéral et sur les glucides) sont amoindris.

1 ASPECTS PHARMACODYNAMIQUES

Les glucocorticoïdes :

- **augmentent la production de protéines anti-inflammatoires**, en particulier la **lipocortine 1** qui possède une activité anti-phospholipase A_2. La production des médiateurs de l'inflammation est alors diminuée ;
- **diminuent la transcription des gènes codant de nombreuses cytokines inflammatoires** (IL-1, IL-2, IL-6…), codant des **molécules d'adhésion** (ICAM-1) ou permettant la **production de chimiokines** responsables de la migration et du chimiotactisme.

Les effets sur le système immunitaire procurent aux glucocorticoïdes une **propriété antiallergique**. Ils **inhibent la dégranulation des basophiles et des mastocytes**.

2 PRINCIPALES INDICATIONS

- **Cortisol ou hydrocortisone** : par voie orale ou par voie parentérale : traitement substitutif des insuffisances surrénaliennes (*ex.* : maladie d'Addison), aiguës ou chroniques.

Formes locales (crèmes, lotions, pommade) : traitement de maladies inflammatoires de la peau.

- **Glucocorticoïdes de synthèse** (anti-inflammatoires les plus puissants) :

- **pathologies rhumatismales chroniques**, dans **certaines allergies** (rhinites, asthme), dans des traitements locaux (dermique et ORL),
- **prévention du rejet de greffes** (**effets immunosuppresseurs**),
- **traitements associés à la chimiothérapie** anticancéreuse (*voir Mémo « Antiémétiques »*).

Effets indésirables

Manifestations	Symptômes
Neuropsychiques	Effet orexigène avec prise de poids, agitation, anxiété et insomnie, dépression psychique en cas d'arrêt brutal du traitement avec phénomène de sevrage
Hématologiques	Diminution du nombre de lymphocytes, augmentation du nombre de polynucléaires neutrophiles, stimulation de l'érythropoïèse, thromboses
Digestives	Stimulation de la sécrétion gastrique, gastralgie et ulcère gastro-duodénal, pancréatite
Cardiovasculaires	Hypertension artérielle
Désordres hydroélectrolytiques	Hypokaliémie, rétention hydrosodée
Osseuses	Fragilisation ou ostéoporose
Musculaires et cutanées	Fonte musculaire, crampes, acné, érythrose
Endocriniennes	Retard ou arrêt de croissance chez l'enfant, crise d'Addison
Immunosuppression	Aggravation d'infections bactériennes lorsque le traitement antibiotique est absent ou inefficace

3 CONTRE-INDICATIONS ET INTERACTIONS MÉDICAMENTEUSES

- **Pas de contre-indication absolue** pour une corticothérapie d'indication vitale. Mais, il faudra toujours prendre en compte les situations suivantes : infections évolutives, hypersensibilité aux médicaments prescrits, vaccination par un vaccin vivant.
- **En ce qui concerne les traitements à visée locale**, les injections intra articulaires sont contre-indiquées en présence d'un traitement anticoagulant ou d'une fracture articulaire. Les traitements oculaires sont contre-indiqués en cas de glaucome ou de kératite herpétique.
- Il faut éviter d'associer les glucocorticoïdes aux **diurétiques** qui diminuent la kaliémie ou aux médicaments (**digitaliques**) qui induisent des effets indésirables lorsque la kaliémie baisse, aux **inducteurs enzymatiques** (carbamazépine, phénobarbital, rifampicine, phénytoïne), et au **lithium** (dosage de la lithiémie à surveiller).

- Avec un traitement par **antidiabétiques**, les glucocorticoïdes peuvent augmenter la glycémie.

Conseils pratiques

- Traitement le plus court possible, avec une administration préférentielle le matin.
- Si traitement prolongé (supérieur à trois mois) : arrêt de la corticothérapie très progressive par paliers (évite le **phénomène de rebond** ou une insuffisance surrénale aiguë).
- Apport sodé réduit ou modéré car une rétention hydrosodée est habituelle, responsable en partie d'une élévation éventuelle de la pression artérielle.
- Supplémentation potassique justifiée uniquement si traitements à fortes doses, sur une longue durée ou en cas de risque de troubles du rythme ou d'associations à un traitement hypokaliémiant.
- Apport en calcium et vitamine D systémique pour prévenir la déminéralisation osseuse.

Principaux glucocorticoïdes

Dénomination commune internationale	Nom de spécialité et forme galénique
GLUCOCORTICOÏDES NON HALOGÉNÉS	
Méthylprednisolone	MEDROL®* cp, SOLUMEDROL® injectable, DEPO-MEDROL® injectable
Prednisone	CORTANCYL® cp
Prednisolone	SOLUPRED® cp, HYDROCORTANCYL® injectable
Prednisolone + Naphazoline	DERINOX® sol. nasale
Prednisolone + Cinchocaïne	DELIPROCT® pom. rectale, suppos
Tixocortol	PIVALONE® susp. nasale

Suite du tableau

GLUCOCORTICOÏDES

PARTIE 15

Dénomination commune internationale	Nom de spécialité et forme galénique
GLUCOCORTICOÏDES HALOGÉNÉS	
Béclométasone	BECLOJET® sol. inhal., BECLOSPIN® susp. inhal., BECLOSPRAY® sol. inhal., BECONASE® susp. nasale, BECOTIDE® sol. inhal, BEMEDREX EASYHALER® pdre inhal.
	ECOBEC® sol. inhal., HUMEX® susp. nasale, QVAR AUTOHALER® sol. inhal., RHINOMAXIL® susp. nasale, RINOCLENIL® susp. nasale
Béclométasone + Formotérol	FORMUDUAL® sol. inhal., INNOVAIR® pdre inhal.
Béclométasone + Formotérol + Glycopyrronium	TRIMBOW® sol. inhal.
Bétaméthasone	BETNESOL® cp, injectable, DIPROSTENE® injectable, BETNEVAL® crème, pom., lotion, BUCCOBET® cp, CELESTENE® cp, sol. buv., injectable, CÉLESTENE CHRONODOSE® injectable, DIPROLENE® pom., DIPROSONE® crème, lotion, pom, DIPROSTENE® injectable
Bétaméthasone + Calcipotriol	DAIVOBET® gel, pom., XAMIOL® gel
Bétaméthasone + Acide salicylique	DIPROSALIC® lotion, pom.
Dexaméthasone	DECTANCYL® cp, DEXAMETHASONE® injectable, NEOFORDEX®* cp, DEXAFREE® collyre, MAXIDEX® collyre, OZURDEX® implant i-vitr
Dexaméthasone + antibiotiques	AURICULARUM® sol auricul., CILOXADEX® susp. auricul., CHIBRO CADRON® collyre, FRAKIDEX collyre, pom. opht., FRAMYXONE® sol auricul., MAXIDROL® collyre, pom. opht., POLYDEXA® sol auricul., STERDEX® pom opht., TOBRADEX® collyre
Difluocortolone	NERISONE® crème
Fluocinolone + Polymyxine B + Néomycine	ANTIBIO SYNALAR® sol. auricul.

Suite du tableau

Dénomination commune internationale	Nom de spécialité et forme galénique
Fluocortolone + Cinchocaïne	ULTRAPROCT® pom. rectale, suppos
Fludrocortisone + Polymyxine B + Néomycine+ Lidocaîne	PANOTILE® sol. auricul.
Fluticasone	AVAMYS® susp. nasale, FIXORINOX® susp. nasale, FLIXONASE® susp. nasale, FLIXOTIDE® susp. nasale, FLIXOTIDE DISKUS® pdre inhal., FLIXOVATE® crème, pom.
Fluticasone + Azélastine	DYMISTA® susp. nasale
Fluticasone + Formotérol	FLUTIFORM® nasale
Fluticasone + Vilantérol	RELVAR ELLIPTA® pdre inhal.
Fluticasone + Umeclidinium + Vilanterol	ELEBRATO® pdre inhal., TRELEGY® pdre inhal.
Fluticasone + Salmétérol	SERETIDE® susp. inhal., SERETIDE DISKUS® pdre inhal.
Mométasone	ASMANEX® pdre inhal., susp. nasale, NASONEX® susp. nasale
Triamcinolone	HEXATRIONE® (hexacétonide) injectable, KENACORT RETARD® (acétonide) injectable, NASACORT® susp., nasale
Triamcinolone + Éconazole	PEVISONE® crème
Triamcinolone + Néomycine	CIDERMEX® pom. opht.
AUTRES GLUCOCORTICOÏDES	
Budésonide	ENTOCORT® gélules, MIFLONIL BREEZHALER® gélules inhal., MIKICORT® gélules, NOVOPULMON® pdre inhal., PULMICORT® susp. inhal., PULMICORT TURBUHALER® pdre inhal., RHINOCORT® susp. nasale
Budésonide + Formotérol	DUORESP SPIROMAX® pdre inhal., SYMBICORT TURBUHALER® pdre inhal.
Ciclésonide	ALVESCO® sol. inhal.

* Médicaments indiqués dans les traitements associés à la chimiothérapie anticancéreuse.

FICHE 112

ANTIULCÉREUX ET ANTIACIDES

PARTIE 16

L'ulcère gastroduodénal correspond à une perte de substance chronique de la muqueuse gastrique ou duodénale, d'origine acido-peptique qui dépasse la musculaire muqueuse.
Le traitement de l'ulcère gastro-duodénal comprend l'arrêt des médicaments agressifs pour l'estomac, des substances toxiques (tabac et alcool), la prise de médicaments antisécrétoires inhibant la sécrétion acide de l'estomac et un traitement actif contre *Helicobacter pylori* associé dans 90 % des cas d'ulcère duodénal.
Les médicaments antiulcéreux ont pour but de lutter contre la douleur engendrée par l'acidité gastrique trop forte, ou contre les lésions de l'estomac, lorqu'il est déjà endommagé par les sécrétions acides.

1 ASPECTS PHARMACODYNAMIQUES

L'acide chlorhydrique secrété lors de la digestion par l'estomac possède une action puissante, qui permet la décomposition du bol alimentaire avant son passage dans l'intestin et son absorption.

Dans certaines situations, cette sécrétion acide est trop forte. Dans d'autres, la paroi de l'estomac est mal protégée contre l'action de cet acide.

L'acide chlorhydrique peut alors attaquer la muqueuse gastrique, provoquant des lésions accompagnées de fortes douleurs, nommées ulcère. Dans les complications les plus graves, la paroi de l'estomac peut même être perforée.

Plusieurs approches thérapeutiques médicamenteuses sont possibles :

- Les antisécrétoires gastriques correspondent aux :

- **Antihistaminiques anti-H_2**, qui inhibent la sécrétion gastrique acide en bloquant les récepteurs H_2 de l'histamine.
- **Inhibiteurs de la pompe à protons (IPP)**, qui réduisent la sécrétion acide gastrique en bloquant la sortie des ions H^+ des cellules de la paroi de l'estomac.

- **Les topiques antiulcéreux** (sucralfate) protègent la muqueuse gastrique en s'opposant à la rétrodiffusion des ions H^+. Ils stimulent la production de prostaglandines, de mucus et de bicarbonates protecteurs.
- D'autres médicaments, par leur pouvoir couvrant, vont tapisser la paroi de l'estomac et empêcher l'action des sécrétions acides. Ce sont les médicaments anti-acides.

2 INDICATIONS

En cas d'infection par *Helicobacter pylori*, il est nécessaire de mettre en place un traitement d'éradication de la bactérie. Le traitement comporte deux phases :

- Première phase : il est administré au patient une trithérapie par voie orale : un inhibiteur de la pompe associé à une bi-antibiothérapie (exemple : amoxicilline et clarithromycine).
- Deuxième phase : il s'agit d'une monothérapie par l'antisécrétoire à dose standard par voie orale.

En l'absence d'infection par *Helicobacter pylori*, un seul anti-ulcéreux est administré. Le traitement est à base d'IPP durant 2 et 4 semaines. En tout début de traitement, le recours aux anti-acides peut être utile pour soulager les douleurs, avec un intervalle nécessaire de deux heures entre la prise de l'antiulcéreux et de l'anti-acide.

Les **antisécrétoires gastriques** sont indiqués dans le traitement de l'ulcère gastroduodénal, de l'œsophagite par reflux gastro-œsophagien, et en association avec double antibiothérapie pendant 7 jours pour éliminer *Helicobacter pylori*.

Le **sucralfate** est indiqué en prévention et en traitement de l'ulcère gastroduodénal.

Le **traitement associé** (métronidazole, tétracycline, bismuth subcitrate potassium) est constitué de principes actifs destinés à lutter contre le développement de *Helicobacter pylori*. Il est indiqué dans l'éradication de *Helicobacter pylori* et la prévention des récidives d'ulcères gastroduodénaux avec antécédent d'ulcère associé à *Helicobacter pylori*.

Principaux effets indésirables

Antiulcéreux	Manifestations/Symptômes
Antihistaminiques anti-H_2	Céphalées, diarrhées, nausées, constipation et douleurs musculaires
Inhibiteurs de la pompe à protons	Troubles digestifs (nausées, diarrhées, douleurs abdominales, vomissements, ballonnements), troubles centraux (céphalées et vertiges) et réactions cutanées allergiques
Sucralfate	Constipation, nausées et vomissements, sécheresse buccale, vertiges
PYLERA®	Dysgueusie, diarrhées, nausées et selles anormales (incluant les selles noires)

3 CONTRE-INDICATIONS ET INTERACTIONS MÉDICAMENTEUSES

Le **sucralfate** doit être évité en cas d'insuffisance rénale. Il peut modifier la résorption d'autres médicaments, il est donc conseillé de respecter un délai de 2 à 3 heures avant ou après la prise des autres.

Les **inhibiteurs de la pompe à protons** (IPP) sont métabolisés par l'isoenzyme CYP2C19 et peuvent interférer avec les médicaments inducteurs ou inhibiteurs de ce cytochrome.

L'insuffisance hépatique est à prendre en compte pour la prescription des IPP et des anti-H_2, en particulier éviter le **pantoprazole** en cas d'insuffisance hépatocellulaire.

Conseils pratiques

- **Origine des ulcères** liée à la **prise d'AINS**, des **facteurs psychosomatiques**, des **toxiques** (alcool, tabac, café) et certaines **pathologies** (maladie de Crohn, cirrhose hépatique). Les douleurs ulcéreuses sont calmées par les repas. La poussée ulcéreuse s'accompagne de douleurs 1 à 4 heures après le repas.
- **Habitudes alimentaires** à corriger : éviter les épices, agrumes, fritures et repas riches en graisses et protéines.
- **Administration par voie orale à distance des autres** (modification de la résorption digestive) : conseiller 2 à 3 heures de délai pour les **topiques antiulcéreux** et les **autres antiacides**.
- **Éviter d'interrompre les médicaments antiulcéreux** même en l'absence de douleurs.
- Surveiller l'apparition de saignements digestifs d'origine gastrique, sous forme de méléna.

Principaux antiulcéreux et antiacides

Dénomination commune internationale	Nom de spécialité et forme galénique
INHIBITEURS DE LA POMPE À PROTONS (IPP)	
Esoméprazole	INEXIUM® cp, susp. buv., injectable NEXIUM CONTROL® cp
Lansoprazole	LANZOR® gélules OGAST® gélules OGASTORO® cp
Oméprazole	MOPRAL® gélules MOPRALPRO® cp ZOLTUM® gélules

Suite du tableau

Dénomination commune internationale	Nom de spécialité et forme galénique
Pantoprazole	EUPANTOL® cp, injectable INIPOMP® cp, injectable IPRAALOX® cp, injectable
Rabéprazole	PARIET® cp
ANTIHISTAMINIQUES ANTI-H_2	
Cimétidine	CIMETIDINE® cp
Famotidine	FAMOTIDINE® cp
TRAITEMENT ANTI-*HELICOBACTER PYLORI*	
Métronidazole +Tétracycline+ Bismuth subcitrate potassium	PYLERA®* gélules
TOPIQUES ANTIULCÉREUX	
Sucralfate	KEAL® cp, susp. buv. ULCAR® susp. buv.
AUTRES ANTIACIDES	
Hydroxyde d'aluminium	ROCGEL® susp. buv.
Phosphate d'aluminium	PHOSPHALUGEL® sachets, gel oral
Sels associés	GAVISCON® cp, susp. buv. GELOX® susp. buv. MAALOX® cp, susp. buv. MARGA® cp MOXYDAR® cp, susp. buv. NEUTRICID® susp. buv. RENNIE® cp, cp à croquer XOLAAM® cp
Siméticone+ Hydroxyde d'aluminium	POLYSILANE® cp
Montmorillonite beidellitique	BEDELIX® susp. buv.

* Infections à *Helicobacter pylori* (HP) et prévention des récidives d'ulcères gastroduodénaux chez les patients ayant un ulcère actif ou un antécédent d'ulcère associé à HP.

FICHE 113

ANTIDIARRHÉIQUES

Les diarrhées sont définies comme une émission de selles trop fréquentes et trop abondantes. L'émission de selles liquides, sans douleur ou trouble particulier associé, n'est pas pathologique et ne nécessite pas habituellement de traitement médicamenteux. Lorsque les émissions se répètent plusieurs fois dans la journée, et sont accompagnées de douleurs, des médicaments antidiarrhéiques peuvent être indiqués.

PARTIE 16

1 ASPECTS PHARMACODYNAMIQUES

- Les **antisécrétoires intestinaux** comme le racécadotril (inhibiteur de l'enképhalinase intestinale) inhibent les sécrétions aqueuses et d'électrolytes. Ils n'ont pas d'effet sur la motilité intestinale.
- Les **ralentisseurs du transit intestinal**, tels le lopéramide (agoniste opioïde qui agit sur les récepteurs μ gastro-intestinaux), diminuent la motilité et les sécrétions intestinales.
- Les **antibactériens intestinaux** agissent localement sur les bactéries responsables de la diarrhée. Ils n'ont donc pas d'efficacité sur des diarrhées d'origine virale ou parasitaire.
- Les **antidiarrhéiques d'origine microbienne** contiennent des probiotiques qui visent à restaurer la flore intestinale.
- Les **adsorbants intestinaux** renferment de l'**argile** ou du **charbon**. Ils limitent les gaz intestinaux et protègent la muqueuse intestinale.

Remarque : Pour traiter certaines diarrhées liées à des infections bactériennes (Salmonelles, E. coli, etc.), le traitement passe par l'administration d'antibiotiques pour éliminer la bactérie responsable.

2 INDICATIONS

Les **antisécrétoires intestinaux** sont indiqués dans le cas de diarrhées très liquides. Les **ralentisseurs du transit intestinal** sont indiqués dans le traitement symptomatique des diarrhées aiguës ou chroniques.

Les **antidiarrhéiques d'origine microbienne** préviennent les diarrhées induites par les traitements antibiotiques.

Les **adsorbants intestinaux** sont indiqués en cas de douleurs associées à la diarrhée.

3 PRINCIPAUX EFFETS INDÉSIRABLES

Antidiarrhéiques	Manifestations/symptômes
Antisecrétoires intestinaux	Nausées, crampes intestinales, somnolence, réactions allergiques
Ralentisseurs du transit intestinal	Crampes abdominales, sécheresse buccale, nausées, somnolence, asthénie, réactions allergiques
Adsorbants intestinaux	Réactions allergiques

4 CONTRE-INDICATIONS ET INTERACTIONS MÉDICAMENTEUSES

Les **antidiarrhéiques sont déconseillés** lorsque la diarrhée s'accompagne de fièvre, de douleurs abdominales ou de sang dans les selles.

- Le **lopéramide** est contre-indiqué en cas de rectocolites hémorragiques et de colite pseudomembraneuse post-antibiotique, dans les diarrhées d'origine infectieuse et chez les enfants de moins de 2 ans.
- Le **racécadotril** est contre-indiqué en cas d'intolérance au fructose, de syndrome de malabsorption du glucose et du galactose, de syndrome dysentérique et de diarrhées post-antibiotiques.
- Les **adsorbants** ne doivent pas être administrés en cas de sténose du tube digestif ou de dilatation du gros intestin. Ils peuvent diminuer l'efficacité de nombreux médicaments. Il faut donc les prendre à distance des autres médicaments.

Principaux médicaments

Dénomination commune internationale	Nom de spécialité et forme galénique
ANTIBACTÉRIENS INTESTINAUX	
Fidaxomicine	DIFICLIR® cp, susp. buv.
Rifaximine	TIXTAR® cp
ANTISÉCRÉTOIRE INTESTINAL	
Racécadotril	DIARFIX® gélules, TIORFAN® gélules, sachet, susp. buv., TIORFANOR® cp, TIORFAST® gélules

Suite du tableau

ANTIDIARRHÉIQUES

PARTIE 16

Dénomination commune internationale	Nom de spécialité et forme galénique
ADSORBANTS INTESTINAUX	
Charbon	ACTICARBINE® cp, CARBACTIVE® gélules, CHARBON DE BELLOC® capsules, SPLENOCARBINE® glé, TOXICARB® susp. buv.
Charbon en association	CARBOLEVURE® gélules, CARBOSYLANE® gélules, CARBOSYMAG® gélules
Crospovidone	BOLINAN® cp
Diosmectite	SMECTA® sachet, SMECTALIA® sachet
RALENTISSEURS DE LA MOTRICITÉ INTESTINALE	
Lopéramide	DIARETYL® gélules, DIASTROLIB® lyoph. oral, IMODIUMCAPS® gélules, IMODIUMLINGUAL® lyoph. oral, IMODIUMLIQUICAPS® capsules, LOPERAMIDE® gélules
Lopéramide + Siméticone	IMODIUMDUO® cp
MICROORGANISMES ANTIDIARRHÉIQUES	
Lactobacillus	LENIA® gélules, LACTEOL® gélules, sachet
Saccharomyces	ULTRA-LEVURE® gélules, sachet

Conseils pratiques

- La réhydratation par voie orale est primordiale, en particulier chez les personnes âgées ou chez les nourrissons. L'alimentation devra incorporer le moins de résidus possible.
- Il faut rappeler que les antidiarrhéiques sont des médicaments symptomatiques. Pour les antidiarrhéiques vendus sans ordonnance, respecter la posologie et ne pas poursuivre le traitement pendant plus de deux jours sans avis médical.
- L'aspect et la fréquence des selles et éventuellement l'apparition d'une fièvre seront surveillés.

FICHE 114

LAXATIFS ET MÉDICAMENTS DE LA CONSTIPATION

La constipation correspond à une diminution de la fréquence des selles associée à une difficulté pour les évacuer. Contrairement à la constipation passagère, la constipation chronique doit faire l'objet d'une investigation et d'un traitement.
Les laxatifs sont des médicaments qui accélèrent le transit intestinal et l'émission des selles. Ils se différencient par leur mode d'action pour résoudre les problèmes de constipation.

PARTIE 16

1 ASPECTS PHARMACODYNAMIQUES

- Les **laxatifs lubrifiants**, à base d'huile de paraffine ou de vaseline, lubrifient les selles en les enduisant d'un film liposoluble. L'absorption d'eau est retardée. Les selles peuvent « glisser » facilement vers le rectum. Ils sont efficaces dans les 24 heures lorsque les selles sont dures.
- Les **laxatifs stimulants** sont des plantes (séné, cascara, aloès) ou des molécules de synthèse (bisacodyl). Ils agissent en 5 à 10 heures en augmentant la sécrétion d'eau et en stimulant la muqueuse intestinale. Ainsi, ils stimulent les contractions du tube digestif et permettent l'évacuation du contenu du tube digestif.
- Les **laxatifs de lest** sont composés de fibres végétales (graines d'ispaghul) insolubles et de mucilages qui augmentent le volume et modifient la consistance des selles pour déclencher le péristaltisme intestinal. Ils agissent en deux à trois jours.
- Les **laxatifs osmotiques** sont des sucres (lactulose, sorbitol…) ou des grosses molécules (macrogols ou PEG) ni digérés ni absorbés par l'organisme. Pour faciliter le transit, ils augmentent l'hydratation, le volume des selles et modifient leur consistance (selles plus molles).
- Les **suppositoires** et **lavements**, utilisés par voie rectale, ont l'avantage de la rapidité d'action (moins d'une heure). Ils déclenchent le réflexe de contraction au niveau rectal.
- Le **prucalopride** est un agoniste sélectif des récepteurs de la sérotonine (5-HT4), susceptible d'expliquer ses effets procinétiques.
- Le **bromure de méthylnaltrexone** est un antagoniste périphérique des récepteurs μ aux opioïdes au niveau des tissus du tractus gastro-intestinal, sans modifier les effets analgésiques à médiation opioïde sur le système nerveux central.

2 INDICATIONS

Les **laxatifs de lest** et les **laxatifs stimulants** sont les plus employés dans le traitement symptomatique des colopathies non organiques car leur toxicité est faible (surtout pour les laxatifs de lest).

Le **prucalopride** est indiqué dans le traitement symptomatique de la constipation chronique chez les adultes pour lesquels les laxatifs n'ont pas les effets escomptés.

Le **bromure de méthylnaltrexone** est indiqué dans le traitement de la constipation liée aux opioïdes lorsque la réponse aux laxatifs a été insuffisante chez les patients adultes âgés de 18 ans et plus.

Effets indésirables

Classe	Symptômes
Laxatifs osmotiques	Diarrhée, flatulences et crampes. À long terme, risque de constipation.
Laxatifs de lest	Ballonnements et flatulences.
Laxatifs lubrifiants	Diarrhées et crampes gastriques. Éviter d'aspirer l'huile de paraffine en raison d'un risque d'inflammation pulmonaire.
Laxatifs stimulants **Lavements**	Très irritants pour la muqueuse intestinale/rectale. Il faut éviter de les utiliser en cas de constipation chronique. Peuvent induire des troubles de l'hydratation, une colite iatrogénique (« maladie des laxatifs ») et une hypokaliémie.
Bromure de méthylnaltrexone	Douleurs abdominales, nausées, diarrhées et flatulences, réactions au site d'injection.

3 CONTRE-INDICATIONS ET INTERACTIONS MÉDICAMENTEUSES

Les **laxatifs sont contre-indiqués** en cas de douleurs abdominales d'étiologie inconnue, de saignements rectaux non expliqués, de crampes ou de coliques, de nausées ou vomissements.

L'**huile de paraffine** réduit l'absorption des vitamines liposolubles (A, D, E, K). Il faut donc espacer l'administration de ces vitamines par rapport à celle du laxatif.

Les **laxatifs stimulants** sont contre-indiqués dans les colopathies chroniques inflammatoires (rectocolite, maladie de Crohn), dans les syndromes occlusifs ou subocclusifs, chez les enfants de moins de 6 ans, au cours de la grossesse et de l'allaitement.

Ils ne doivent pas être utilisés en cas **de traitement par médicaments à visée cardiovasculaire** (antiarythmiques, digitaliques, diurétiques) en raison de l'hypokaliémie.

Le bromure de méthylnaltrexone est contre-indiqué en cas d'occlusion intestinale, allaitement, de dialyse et d'insuffisance hépatique sévère.

FICHE 114

PARTIE 16

Principaux médicaments

Dénomination commune internationale	Nom de spécialité et forme galénique
LAXATIFS LUBRIFIANTS	
Huile de paraffine	LANSOYL® gel oral, RESTRICAL® sol. buv.,
Huile de paraffine + Ispaghul	PARAPSYLLIUM® sachet
Docusate	JAMYLENE® cp
LAXATIFS STIMULANTS	
Bisacodyl	CONTALAX® cp, DULCOLAX® cp, suppos
Glycosides de séné	PURSENNIDE® cp, X-PREP® sachet
Glycosides de séné en association	MODANE® cp
Picosulfate de sodium	FRUCTINES au Picosulfate de sodium®, cp
Picosulfate de sodium en association	CITRAFLEET® sachet, PICOPREP® sachet
Boldine + Séné + Romarin	BOLDOFLORINE® cp, sachet
Séné	GRAINS DE VALS® cp
LAXATIFS DE LEST	
Ispaghul (graines de Psyllium)	PSYLIA® susp. buv., PSYLLIUM® graine, SPAGULAX MUCILAGE PUR® glé, sachet , SPAGULAX® glé, sachet,
Ispaghul en association	AGIOLAX® glé
Sterculia	NORMACOL® glé
Sterculia en association	POLY-KARAYA® glé

Suite du tableau

LAXATIFS ET MÉDICAMENTS DE LA CONSTIPATION

PARTIE 16

Dénomination commune internationale	Nom de spécialité et forme galénique
LAXATIFS OSMOTIQUES	
Magnésium oxyde	CHLORUMAGENE® susp. buv., MAGNESIE SAN PELLEGRINO® susp. buv.
Sels minéraux associés	COLOKIT® cp, IZINOVA® sol. buv.
Lactulose	DUPHALAC® sachet, sol. buv.
Lactitol	IMPORTAL® sol. buv., sachet
Lactulose en association	MELAXOSE® pâte orale, TRANSULOSE® gelée orale
Macrogol	FORLAX® sachet, TRANSIPEG® sachet, TRANSIPEGLIB® sachet
Macrogol en association	COLOPEG® sol. buv., FORTRANS® sol. buv., KLEAN PREP® sachet, MOVICOL® sachet, MOVIPREP® sol. buv. XIMEPEG sol. buv.
Sorbitol	SORBITOL DELALANDE® sachet, SORBITOL H2 PHARMA® sachet
LAVEMENTS	
Docusate sodique en association	NORGALAX® gel rectal
Lauryl sulfate en association	MICROLAX® sol. rectale
Phosphate disodique + Phosphate monosodique	NORMACOL LAVEMENT® sol. rectale
AGONISTE DES RECEPTEURS DE LA SEROTONINE	
Prucalopride	RESOLOR® cp
ANTAGONISTE DES OPIOÏDES	
Méthylnaltrexone bromure	RELISTOR® injectable
Naloxégol	MOVENTIG® cp
AUTRES LAXATIFS	
Glycérol	BEBEGEL® gel rectal, CRISTAL® suppos
Bicarbonate de sodium + Tartrate de potassium	EDUCTYL® suppos

Conseils pratiques

- Pour éviter la constipation, il est nécessaire d'adopter au quotidien une alimentation riche en fibres, afin d'améliorer le transit et l'évacuation des selles (fruits, légumes et céréales complètes sont les meilleures sources de fibres et permettent de prévenir la constipation naturellement). Il faut en outre boire suffisamment au cours de la journée, au minimum 1,5 litres d'eau, pour améliorer la consistance des selles. Une activité physique modérée quotidienne (marche, jardinage, jeux avec les enfants) stimule le système digestif, en particulier le côlon.
- Tous les laxatifs ont une efficacité plus ou moins intense selon la dose administrée. Afin d'amoindrir le risque d'effets indésirables, il est important de choisir le produit laxatif le plus adapté à chaque cas de constipation à traiter.
- Pour le traitement au long cours de la constipation chronique, il est moins risqué d'utiliser des laxatifs doux. Les plus utilisés sont les laxatifs de lest ou les laxatifs osmotiques qui facilitent l'élimination naturelle des selles et qui ont peu de toxicité dans les conditions normales d'utilisation.

Les laxatifs stimulants et ceux utilisés par voie rectale sont des laxatifs puissants. Leur action forte et rapide peut perturber le transit intestinal et induire des effets indésirables importants. Ils peuvent être employés ponctuellement pour traiter une constipation fonctionnelle occasionnelle ou réfractaire aux autres laxatifs. Leur durée d'utilisation doit être limitée quelques jours.

- Les laxatifs sont **souvent délivrés sans ordonnance** : leur utilisation doit rester ponctuelle et limitée dans le temps avec une surveillance de la fréquence et de la consistance des selles.
- **Ne pas utiliser de manière prolongée les laxatifs stimulants, ni les suppositoires** à la glycérine car ils sont irritants pour la muqueuse intestinale.
- Les **laxatifs de lest obligent à une consommation d'eau importante** pour renforcer leur action. Il faut les intégrer de manière progressive à l'alimentation pour éviter les ballonnements.

FICHE 115

ANTI-INFECTIEUX LOCAUX

Les médicaments anti-infectieux locaux sont généralement des topiques à usage cutané (ne sont pas traitées ici les préparations stomatologiques pour traitement oral local). Ils appartiennent aux antibiotiques, aux antifongiques, aux antiparasitaires et aux antiviraux.

PARTIE 17

1 ASPECTS PHARMACODYNAMIQUES

- Les **antibiotiques** sont des tétracyclines, l'acide fusidique, la mupirocine.
- Les **antifongiques** sont surtout des composés imidazolés et la terbinafine. Ils bloquent la synthèse de l'ergostérol, composé de la membrane plasmique de la cellule fungique.
- Les **antiparasitaires externes** sont des insecticides dirigés contre les poux. Les pyréthrinoïdes agissent sur la neurotransmission. Les organophosphorés (malathion) interviennent dans la transmission de l'influx nerveux en inhibant l'acétylcholinestérase des poux.

Contre le sarcopte de la gale, on utilise un pyréthrinoïde (perméthrine, esdépalléthrine), le benzoate de benzyle, ou l'association esdépalléthrine + pipéronyl butoxyde ou PBO qui potentialise l'action du pyréthrinoïde en empêchant sa détoxification par les insectes.

- Les **antiviraux** sont dirigés contre le virus herpès. L'aciclovir empêche la réplication virale par inhibition sélective de la synthèse de l'ADN viral (*voir Mémo « Antiviraux »*).

2 INDICATIONS

En dermatologie, **les anti-infectieux locaux sont utilisés pour traiter et souvent prévenir les infections superficielles d'origine bactérienne, virale, mycosique ou parasitaire**. En particulier, ils sont utilisés en traitement d'appoint des affections cutanées infectieuses ou susceptibles de se surinfecter.

L'efficacité du traitement dépend des modalités d'utilisation, en particulier la surface traitée, la quantité appliquée et la fréquence d'application.

Les **antibiotiques** ont peu d'indications thérapeutiques hors acné (*voir Mémo « Médicaments anti-acnéiques »*). Ils sont utiles dans le traitement de l'impétigo non sévère et le traitement préventif des gîtes staphylococciques.

Les **antifongiques** sont indiqués dans le traitement des mycoses peu étendues.

Les **antiparasitaires** sont indiqués dans le traitement des pédiculoses du cuir chevelu (infestation par les poux de tête) ou la gale.

Les **antiviraux** sont des médicaments anti-herpès. Leur efficacité contre le virus herpès est limitée. Ils sont indiqués dans le traitement des verrues et des condylomes.

Effets indésirables

Avec les topiques anti-infectieux, on observe des réactions allergiques locales ou des irritations locales.

Les pyréthrinoïdes peuvent engendrer des sensations cutanées anormales après une exposition cutanée. À fortes doses, ils peuvent provoquer des vertiges, maux de tête, nausées, contractions musculaires et, lors d'empoisonnement, peuvent apparaître des tremblements, une salivation et des convulsions. Le risque de convulsions existe chez le nourrisson et chez l'enfant.

3 CONTRE-INDICATIONS ET INTERACTIONS MÉDICAMENTEUSES

Les contre-indications principales sont les réactions allergiques à la molécule utilisée ou aux excipients.

Les pyréthrinoïdes sont contre-indiqués chez les enfants de moins de 30 mois.

Principaux médicaments

Dénomination commune internationale	Nom de spécialité et forme galénique
ANTIBACTÉRIENS LOCAUX	
Chlortétracycline	AUREOMYCINE® pommade
Acide fusidique	FUCIDINE® pommade
Sulfadiazine	FLAMMACERIUM®, FLAMMAZINE® crèmes
Povidone iodée	BETADINE® gel
Mupirocine iodée	MUPIDERM® pommade
ANTIHERPÉTIQUES LOCAUX	
Aciclovir	ACTIVIR®, HERPESEDERMYL®, KENDIX®, ZOVIRAX® crèmes
Docosanol	ERAZABAN® crème
ANTIPARASITAIRES EXTERNES	
Pyréthrines	ITEM K.O. LENTES® baume
Benzoate de benzyle	ASCABIOL® émulsion cutanée
Perméthrine	TOPISCAB® crème
ANTIFONGIQUES LOCAUX (CF. MÉMO « ANTIFONGIQUES »)	

Conseils pratiques

- Bien respecter les consignes figurant dans la notice du médicament (dose, fréquence, durée du traitement, modalités d'application cutanée).
- Dans le traitement des pédiculoses, le traitement des personnes infestées dans l'entourage est indispensable.
Les shampoings anti-poux constituent l'une des solutions les plus efficaces pour éliminer les poux. Ils peuvent être utilisés fréquemment et tuent les poux par asphyxie, éliminant l'infestation plus rapidement. Les lotions anti-poux sont recommandées en application après le lavage, pour prévenir les récidives et s'assurer de l'élimination des poux et des lentes. Le peigne anti-poux permet de se débarrasser définitivement des poux une fois pour toutes, il est nécessaire d'éliminer tous les œufs.
- Les antiparasitaires externes ne doivent pas être avalés. Le patient ne devra pas respirer le contenu des formes en lotion vaporisée et utilisera ces lotions dans un endroit aéré, à l'écart d'une flamme ou d'un objet incandescent.

FICHE 116

MÉDICAMENTS ANTI-ACNÉIQUES

L'acné est une maladie dermatologique inflammatoire du follicule pilosébacé constitué d'un poil associé à une glande sébacée. Les médicaments anti-acnéiques permettent de prévenir ou de traiter les manifestations de l'acné et ses complications médicales. Ce sont des traitements administrés par voie locale ou par voie générale, adaptés à la sévérité de l'atteinte acnéique.

PARTIE 17

1 ASPECTS GÉNÉRAUX

- Les **médicaments par voie générale** sont :

- des **antibiotiques** : il s'agit de tétracyclines (doxycycline, lymécycline et métacycline) ou de macrolides (érythromycine) dont le spectre permet d'atteindre les bactéries présentes dans les boutons (*Propionibacterium acnes*) ;

- des **hormones** : estrogènes (éthinylestradiol) associés à un anti-androgène (cyprotérone acétate) ou à un progestatif (norgestimate). Elles permettent de freiner la production et l'excrétion du sébum au niveau de la peau ;

- le **gluconate de zinc** : il s'agit d'un oligo-élément qui diminue la séborrhée et favorise la cicatrisation ;

- l'**isotrétinoïne** : dérivé de la vitamine A, elle agit sur la sécrétion du sébum et possède une action anti-inflammatoire au niveau des follicules pileux. Elle réduit la production de sébum, qui est le substrat essentiel à la croissance de la bactérie *Propionibacterium acnes*, et diminue ainsi la colonisation du canal pilaire par cette bactérie.

- Les **médicaments par voie locale** sont :

- le **peroxyde de benzoyle** ou des **antibiotiques locaux** (macrolides) : ils possèdent une activité inhibitrice sur le développement bactérien ;

- la **trétinoïne** : rétinoïde possédant une activité sur la sécrétion de sébum. Les rétinoïdes seuls ou en association permettent de déboucher les follicules pileux. Elle réduit la production de sébum, qui est le substrat essentiel à la croissance de la bactérie *Propionibacterium acnes*, et diminue ainsi la colonisation du canal pilaire par cette bactérie.

2 INDICATIONS

Le diagnostic de l'acné est réalisé après une osculation des lésions et en tenant compte des caractéristiques du patient (sexe, âge, prise de contraceptifs ou d'autres médicaments...).

Selon les lésions observées et leur étendue, le clinicien peut statuer sur le degré de sévérité de l'acné : mineure, modérée ou sévère (l'acné sévère augmente le risque de cicatrices durables). Il choisira un traitement adapté au patient et à cette sévérité.

Le traitement de l'acné fait appel à des médicaments destinés à être appliqués sur la peau, ou à d'autres destinés à être pris par voie orale. Le traitement devra ainsi être poursuivi plusieurs mois.

Les **traitements par antibiotiques** sont indiqués dans le traitement de l'**acné inflammatoire**. Le traitement est limité à trois mois en continu.

L'**isotrétinoïne** est indiquée dans le traitement des **formes sévères d'acné**, et des **formes étendues ou prolongées d'acné modérée** après échec des traitements usuels (pendant au moins trois mois).

Les **traitements locaux** de l'acné font appel à l'application de rétinoïdes, seuls ou associés, de peroxyde de benzoyle, d'antibiotiques ou d'acide azélaïque. Ces médicaments s'utilisent en une ou deux applications par jour pendant six à douze mois. Les rétinoïdes en application locale sont indiqués dans le traitement des **formes légères à sévères d'acné**.

Principaux effets indésirables

Classes	Symptômes
Cyclines	Réactions de photosensibilisation.
Isotrétinoïne	Sécheresse cutanée et des lèvres. Aggravation transitoire de l'acné en début de traitement et, plus rarement, des signes de dépression. Risque tératogène : doit être associée au traitement une contraception efficace chez les filles (au moins un mois avant de débuter le traitement et poursuivie 1 mois après l'arrêt du traitement). La prescription initiale est réservée aux médecins dermatologues. La durée de l'ordonnance est limitée à trois mois de traitement. Des tests sanguins de grossesse sont réalisés avant et durant le traitement.

3 CONTRE-INDICATIONS ET INTERACTIONS MÉDICAMENTEUSES

Avec les **antibiotiques**, l'exposition au soleil est contre-indiquée. Les cyclines sont contre-indiquées en association avec les antiacnéiques oraux à base d'isotrétinoïne et pendant la grossesse.

L'**isotrétinoïne est contre-indiquée durant la grossesse et l'allaitement**. Le port de lentilles de contact est à éviter pendant le traitement (risque de sécheresse des yeux), de même que les épilations à la cire et l'exposition au soleil. Il est déconseillé d'appliquer d'autres médicaments (crèmes locales). L'isotrétinoïne ne doit pas être associée aux médicaments contenant de la vitamine A (risque toxique augmenté).

FICHE 116

En France, les autorités de santé recommandent aux médecins de porter une attention particulière aux patients présentant des antécédents de dépression avant de prescrire l'isotrétinoïne.

Principaux médicaments

Dénomination commune internationale	Nom de spécialité et forme galénique
ADMINISTRÉS PAR VOIE GÉNÉRALE	
Doxycycline	DOXY® cp, DOXYLIS® cp, GRANUDOXY® cp, TOLEXINE® cp,
Lymécycline	TETRALYSAL® gélules
Erythromycine	ERY® cp
Ethinylestradiol + Cyprotérone	DIANE® cp, EVEPAR® cp, MINERVA® cp
Ethinylestradiol + Norgestimate	TRIAFEMI® cp
Ethinylestradiol + Dienogest	OEDIEN® cp, MISOLFA® cp
Isotrétinoïne	ISOTRETINOÏNE® caps., CONTRACNE® caps., CURACNE® caps., PROCUTA® caps.
Zinc gluconate	EFFIZINC® gélules, RUBOZINC® gélules, GRANIONS DE ZINC® sol. buv.
ADMINISTRÉS PAR VOIE LOCALE	
Acide azélaïque	FINACEA® gel, SKINOREN® crème
Adapalène	ADAPALENE® crème, gel, DIFFERINE® crème
Adapalène + Peroxyde de benzoyle	EPIDUO® gel
Clindamycine	ZINDACLINE® gel
Clindamycine + Trétinoïne	ZANEA® gel

Suite du tableau

MÉDICAMENTS ANTI-ACNÉIQUES

PARTIE 17

Dénomination commune internationale	Nom de spécialité et forme galénique
Erythromycine	ERYFLUID® lotion, ERYTHROGEL® gel
Isotrétinoïne	ROACCUTANE® gel
Trifarotène	AKLIEF® crème
Zinc + Cuivre + Soufre	DERMO SULFURYL® pom.
Peroxyde de benzoyle	CURASPOTAQUA® gel, CUTACNYL® gel,
Trétinoïne	EFFEDERM® crème, EPIDUO® gel, ERYLIK® gel, KETREL® crème, RETACNYL® crème, ZANEA® gel

Conseils pratiques

- Informer sur le respect de règles d'hygiène pour le soin de la peau quotidien.
Préférer un gel ou un pain « sans savon » qui dessèche moins la peau. Après la toilette, utiliser un soin hydratant pour peau à tendance acnéique. La qualité de l'hydratation permet de réguler la production de sébum et de protéger la peau.
- Les premiers signes d'amélioration apparaissent généralement après quatre à six semaines de traitement. Insister sur la poursuite impérative du traitement pendant toute la durée prescrite.
- Recommander l'utilisation d'un écran solaire adapté en cas d'exposition au soleil pendant le traitement par antibiotiques.
- Rappeler au patient que le suivi biologique de l'isotrétinoïne sera basé sur le dosage sanguin régulier du cholestérol, des triglycérides et des transaminases.

FICHE 117

MÉDICAMENTS DU CUIR CHEVELU

Le cuir chevelu se renouvelle rapidement avec élimination des cellules superficielles. Mais, en cas de dérèglement de ce renouvellement, on peut observer une desquamation du cuir chevelu sous forme de pellicules avec formation de croûtes. Certaines pathologies peuvent provoquer la formation de ces croutes (psoriasis, dermite séborrhéique associée à la prolifération du champignon *Malassezia*). L'alopécie correspond à la perte de cheveux. Elle peut être androgénétique ou révéler un problème de santé lié à la prise de certains médicaments (antinéoplasiques).

PARTIE 17

1 ASPECTS GÉNÉRAUX

La **pyridoxine** (phosphate de pyridoxal) est la forme active de la vitamine B6 utile dans de nombreuses réactions enzymatiques. Une carence en pyridoxine est observée lors de dermatite, d'anémie microcytaire et hypochrome, de convulsions et de névrites périphériques.

Les antifongiques (**sulfure de sélénium**, **ciclopirox olamine** et **kétoconazole**) sont actifs sur *Malassezia furfur*, levure responsable de l'état inflammatoire au cours de la dermite séborrhéique.

La bétaméthasone est un glucocorticoïde à visée locale et anti-inflammatoire. L'**acide salicylique** est un anti-inflammatoire utile dans les inflammations provoquées par le psoriasis. Il est souvent associé aux glucocorticoïdes dans des lotions. Le **méthoxsalène** (ou 8-méthoxypsoralène) possède un pouvoir photodynamisant qui sensibilise la peau à l'action des rayons ultraviolets solaires ou artificiels. Le **calcipotriol** analogue structurel de la vitamine D, permet la différenciation et inhibent la prolifération des kératinocytes in vitro. Le **calcitriol** inhibe la prolifération et stimule la différenciation des kératinocytes. Il inhibe la prolifération des cellules-T et normalise la production de nombreux facteurs inflammatoires. L'acitrétine est un analogue aromatique de synthèse de l'acide rétinoïque. Dans le psoriasis et dans les troubles de la kératinisation, l'acitrétine normalise les processus de prolifération cellulaire, de différenciation et de kératinisation de l'épiderme. L'action de l'acitrétine est uniquement symptomatique.

Le **minoxidil** stimule la croissance des kératinocytes *in vitro* et *in vivo* et la pousse des cheveux chez les sujets présentant une alopécie androgénétique.

2 INDICATIONS

Les **shampooings antipelliculaires** à base de zinc pyrithione, piroctone olamine, d'acide salicylique ou de sulfure de sélénium ont pour but d'assainir le cuir chevelu, de diminuer la production de sébum, d'apaiser les démangeaisons et réduire les irritations.

Par voie cutanée, la **pyridoxine** est utilisée dans le traitement d'appoint des états séborrhéiques de la peau et du cuir chevelu. De même, le **sulfure de sélénium** et le **kétoconazole** sont indiqués dans le traitement des **dermatoses séborrhéiques**.

Le **méthoxsalène** (en photochimiothérapie), le **calcipotriol**, l'acitrétine, le **calcitriol** (en topiques) sont indiqués dans le **traitement du psoriasis**.

Les **traitements anti-alopéciques** sont indiqués en cas de chute de cheveux modérée (alopécie androgénétique) chez le sujet de sexe masculin.

Principaux effets indésirables

Les lotions hydroalcooliques à base de **glucocorticoïdes** locaux provoquent des picotements ou des brûlures au niveau du cuir chevelu.

Les **traitements de la dermite séborrhéique** peuvent entraîner des irritations de la peau et un prurit. Dans de rares cas, ils peuvent provoquer un eczéma, une alopécie.

Le **finastéride** peut provoquer des troubles sexuels (troubles de l'érection). Sous **minoxidil**, on peut observer une aggravation de la chute des cheveux (**effluvium télogène**) en début de traitement avant de se stabiliser.

3 CONTRE-INDICATIONS ET INTERACTIONS MÉDICAMENTEUSES

Les spécialités à base de **kétoconazole** sont contre-indiquées chez les enfants de moins de 12 ans. Le contact du produit avec les yeux lors de l'utilisation des shampooings et lotions antipelliculaires est déconseillé.

Le **finastéride** est interdit chez la femme car il est tératogène. Il est contre-indiqué chez les personnes désireuses de réaliser un don du sang. Il fait en outre partie des produits « masquants » dans les pratiques de dopage aux anabolisants.

L'acitrétine ne doit pas être associée avec les tétracyclines : elle entraîne un risque d'hypertension intracrânienne.

FICHE 117

PARTIE 17

Principaux médicaments

Dénomination commune internationale	Nom de spécialité et forme galénique
ANTI-ALOPÉCIQUES	
Finastéride	FINASTERIDE® cp
Minoxidil	ALOPEXY® sol., ALOSTIL® sol., mousse, LONOTEN® cp, UNIPEXIL® sol.
ANTISÉBORRHÉIQUES (ET ANTIPELLICULAIRES)	
Pyridoxine	DERMO 6® sol.
Ciclopirox olamine	MYCOSTER® shamp., sol., pdre, crème, SEBIPROX® shamp.
Kétoconazole	KETODERM® gel, crème
TRAITEMENT DU PSORIASIS	
Bétaméthasone + Acide salicylique	DIPROSALIC® lotion, pom.
Méthoxsalène	MELADININE® cp, sol.
Calcipotriol	DAIVONEX® pom., crème
Calcipotriol + Bétaméthasone	XAMIOL® gel, DAIVOBET® gel, pom.
Calcitriol	SILKIS® pom
Acitrétine	SORIATANE® gél.

Conseils pratiques

- L'amélioration d'un état pelliculaire passe par le respect rigoureux de la prescription du dermatologue : régularité des traitements, durée d'application.
- Éviter l'application de colorations en cas d'état pelliculaire.
- Certains facteurs comme le stress aggravent les pathologies du cuir chevelu.
- Les traitements anti-alopéciques doivent être poursuivis durant des années sous peine de reprise de la chute des cheveux.

FICHE 118

COLLYRES ANTI-INFECTIEUX

Les médicaments utilisés en ophtalmologie dans le traitement des infections locales se présentent généralement sous la forme de collyres. Des gels et pommades ophtalmiques sont également des formes galéniques adaptées au traitement des pathologies infectieuses.

PARTIE 18

1 ASPECTS PHARMACODYNAMIQUES

- Les **médicaments antibiotiques** utilisés en ophtalmologie sont à base :
  - d'**acide fusidique** intervenant dans la synthèse des protéines des bactéries, en particulier Gram positives et anaérobies ;
  - de **tétracyclines** (chlortétracycline), d'**aminosides** (tobramycine), de **fluoroquinolones** (ciprofloxacine, norfloxacine, ofloxacine), de **macrolides** (azithromycine) ou autres (rifamycine, néomycine, polymyxine).
- Un médicament contient un **antiviral** : l'aciclovir. Il est actif sur le virus *Herpes simplex* (HSV) et Varicelle-zona (VZV) par inhibition de la thymidine kinase intervenant dans la synthèse de l'ADN viral.
- De nombreuses **associations antibiotiques/glucocorticoïdes ou antibiotiques/AINS** (indométacine) sont adaptées pour une action à la fois antibactérienne et anti-inflammatoire. Les glucocorticoïdes sont la triamcinolone et surtout la dexaméthasone.

2 INDICATIONS

Les **médicaments ophtalmiques antibiotiques** sont indiqués dans le traitement antibactérien local des conjonctivites, des kératites, des ulcères cornéens, des blépharites et de l'orgelet dus à des germes sensibles aux antibiotiques concernés.

Les **associations antibiotiques/glucocorticoïdes ou AINS** sont indiquées dans le traitement local anti-inflammatoire et antibactérien de l'œil et de ses annexes (suites de la chirurgie ophtalmologique, infections dues à des germes sensibles avec composante inflammatoire).

L'**aciclovir** est indiqué en pommade ophtalmique pour la prévention des récidives d'infections oculaires à HSV (kératites épithéliales après 3 récurrences par an ou en cas de facteur déclenchant connu, kératites stromales et kérato-uvéites après 2 récurrences par an), en cas de chirurgie de l'œil et dans le traitement des kératites et kérato-uvéites à HSV.

Principaux effets indésirables

Les topiques ophtalmiques peuvent provoquer des **allergies** (principes actifs, excipients).

La **présence d'anti-inflammatoires** ou de l'**aciclovir** dans quelques spécialités peut **irriter localement l'œil** (larmoiement, brûlure, hyperthermie conjonctivale).

En **utilisation prolongée**, les glucocorticoïdes peuvent provoquer une hypertension oculaire cortico-induite, une opacification du cristallin ou une kératite superficielle.

3 CONTRE-INDICATIONS ET INTERACTIONS MÉDICAMENTEUSES

Les médicaments anti-infectieux sont **contre-indiqués en cas d'allergie**. Les traitements à base de glucocorticoïdes sont contre-indiqués avec le **port de lentilles**. De même, les lentilles de contact ne doivent pas être utilisées en cas de conjonctivite bactérienne.

Lorsque plusieurs collyres sont utilisés, instiller les collyres à 15 minutes d'intervalle.

L'**utilisation d'un AINS** (indométacine) nécessite des précautions chez les patients sous anticoagulants oraux.

Principaux médicaments

Dénomination commune internationale	Nom de spécialité et forme galénique
ANTI-INFECTIEUX	
Acide fusidique	FUCITHALMIC® gel opht.
Tobramycine	TOBRABACT® collyre, TOBREX® collyre, pom. opht.
Chlortétracycline	AUREOMYCINE® pom. opht.
Ciprofloxacine	CILOXAN® collyre, pom. opht.
Norfloxacine	CHIBROXINE® collyre
Ofloxacine	EXOCINE® collyre, MONOOX® collyre, QUINOFREE® collyre
Azithromycine	AZYTER® collyre
Cefuroxime	APROKAM® inj., ICECA® inj.
Rifamycine	RIFAMYCINE® collyre, pom. opht.
Néomycine + Polymyxine	ATEBEMYXINE® collyre
Aciclovir	ACICLOVIR® pom. opht.

Suite du tableau

COLLYRES ANTI-INFECTIEUX

PARTIE 18

Dénomination commune internationale	Nom de spécialité et forme galénique
Trifluridine	VIROPHTA® collyre
Ganciclovir	VIRGAN® gel opht.
ANTI-INFECTIEUX EN ASSOCIATION	
Néomycine + Triamcinolone acétonide	CIDERMEX® pom. opht.
Dexaméthasone + Néomycine	CHIBRO CADRON® collyre
Dexaméthasone + Framycétine	FRAKIDEX® collyre, pom. opht.
Dexaméthasone + Néomycine + Polymyxine	MAXIDROL® collyre, pom. opht.
Dexaméthasone + Oxytétracycline	STERDEX® pom. opht.
Dexaméthasone + Tobramycine	TOBRADEX® collyre
Gentamicine + Indométacine	INDOBIOTIC® collyre

Conseils pratiques

- Le temps de contact pour un collyre ne dépasse pas quelques minutes. Pour les pommades ophtalmiques, le temps de contact est plus long mais elles troublent la vision (il faut les utiliser préférentiellement le soir avant le coucher).
- La durée de vie d'un collyre après ouverture est de 15 jours à 1 mois maximum.
- Bien se laver les mains avant et après chaque instillation oculaire.
- Jeter le récipient des formes unidose après utilisation, et ne pas le conserver pour une utilisation ultérieure.
- L'attention des sportifs doit être attirée sur le fait que les glucocorticoïdes peuvent induire une réaction positive des tests pratiqués lors de contrôles antidopage.

FICHE 119

MÉDICAMENTS ANTIGLAUCOMATEUX

Les médicaments antiglaucomateux sont généralement appliqués localement. Le glaucome est une maladie chronique qui se développe lorsque la pression du liquide intraoculaire s'élève. Le système d'écoulement de l'humeur aqueuse ne fonctionne plus correctement ou la production de liquides est trop importante. La conséquence est une élévation de la pression intraoculaire qui peut endommager le nerf optique avec perte de vision périphérique.

1 ASPECTS GÉNÉRAUX

PARTIE 18

- Les **sympathomimétiques** sont agonistes α_2-sélectifs. Ils diminuent la production d'humeur aqueuse et augmentent le flux sortant d'humeur aqueuse.
- Les **β-bloquants** sont β_1-sélectifs et non-sélectifs. Ils diminuent la production d'humeur aqueuse. Les non sélectifs assurent une meilleure protection du champ visuel et un moindre effet sur la pression.
- Les **parasympathomimétiques** (cholinergiques) exercent une action directe sur le muscle ciliaire longitudinal. Ils facilitent l'écoulement de l'humeur aqueuse.
- Les **inhibiteurs de l'anhydrase carbonique** diminuent la production d'humeur aqueuse.
- Les **dérivés des prostaglandines** augmentent le flux uvéoscléral et donc une baisse de la pression intra-oculaire.

2 INDICATIONS

En cas de **glaucome à angle ouvert**, le traitement est basé sur l'utilisation de β-bloquants, d'analogues des prostaglandines, d'inhibiteurs de l'anhydrase carbonique et de sympathomimétiques α. En cas de **glaucome par fermeture d'angle**, on fait appel aux inhibiteurs de l'anhydrase carbonique.

Principaux effets indésirables

Classes	Symptômes
Sympathomimétiques	Somnolence, fatigue, sécheresse de la bouche, apnée chez l'enfant.
β-bloquants	Hypotension (facteur de progression du glaucome). Chez les patients âgés, le risque de bradycardie et d'hypotension est important (risque de chute).
Inhibiteurs de l'anhydrase carbonique	Fatigue, paresthésies et choc anaphylactique.

Suite du tableau

Classes	Symptômes
Parasympatho-mimétiques	Crampes intestinales, myosis, pseudomyopie, bronchospasme.
Dérivés des prostaglandines	Hyperhémie conjonctivale, hypertrichose réversible des cils et coloration brune permanente de l'iris.

3 CONTRE-INDICATIONS ET INTERACTIONS MÉDICAMENTEUSES

Les **sympathomimétiques** (agonistes α) sont contre-indiqués avec les traitements à base d'IMAO (risque de fermeture de l'angle iridocornéen).

Les **β-bloquants** sont contre-indiqués chez les patients qui présentent un asthme, une broncho-pneumopathie chronique obstructive, une bradycardie, un bloc AV ou une insuffisance cardiaque.

Ils ne doivent pas être administrés avec les antagonistes calciques ou les digitaliques.

Les **parasympathomimétiques** ne doivent pas être associés aux prostaglandines (diminution de l'espace uvéoscléral, risque de décollement de la rétine).

Les **inhibiteurs de l'anhydrase carbonique** sont contre-indiqués en cas d'hypersensibilité, d'hyponatrémie et/ou d'hypokaliémie, d'insuffisance rénale ou hépatique, en cas de prise de diurétiques.

Principaux médicaments

Dénomination commune internationale	Nom de spécialité et forme galénique
SYMPATHOMIMÉTIQUES	
Apraclonidine	IOPIDINE® collyre
Brimonidine	ALPHAGAN® collyre, BRIMAZED® collyre
PARASYMPATHOMIMÉTIQUES	
Pilocarpine	ISOPTO-PILOCARPINE® collyre
Carbachol	MIOSTAT® inj. p voie intra-oculaire
Acétylcholine	MIOCHOLE® inj. p voie intra-oculaire
INHIBITEURS DE L'ANHYDRASE CARBONIQUE	
Acétazolamide	DIAMOX® cp, injectable
Dorzolamide	TRUSOPT® collyre
Brinzolamide	AZOPT® collyre

Suite du tableau

Dénomination commune internationale	Nom de spécialité et forme galénique
Brinzolamide + Brimonidine	SIMBRINZA® collyre
BÊTA-BLOQUANTS	
Timolol	GELTIM LP® gel opht., TIMABAK® collyre, TIMOPTOL® collyre, TIMOLOL LP® collyre
Timolol en association	AZARGA® collyre, COMBIGAN® collyre, COSOPT® collyre, DUALKOPT® collyre, DUOTRAV® collyre, GANFORT® collyre, XALACOM® collyre
Bétaxolol	BETOPTIC® collyre
Lévobunolol	BETAGAN® collyre
Cartéolol	CARTEOL® collyre, CARTEOL LP® collyre
ANALOGUES DES PROSTAGLANDINES	
Latanoprost	MONOPROST® collyre, XALATAN® collyre
Bimatoprost	LUMIGAN® collyre
Travoprost	TRAVATAN® collyre

Conseils pratiques

- Le traitement est très efficace s'il est suivi scrupuleusement quotidiennement. Il sera pris à vie avec un strict respect de la posologie.
- Le respect des horaires d'administration est nécessaire (si administration matin et soir, respecter un intervalle de 12 heures).
- L'espacement de 10 à 15 minutes lors de l'instillation des collyres est obligatoire si plusieurs collyres sont prescrits.
- La fermeture des yeux après l'instillation permet de fermer le canal lacrymo-nasal et évite ainsi le passage du collyre dans la circulation générale.
- La durée de vie d'un collyre après ouverture est de 15 jours à 1 mois maximum.
- Bien se laver les mains avant et après chaque instillation oculaire.

FICHE 120

COLLYRES MYDRIATIQUES

Les préparations mydriatiques permettent d'obtenir respectivement la dilatation (mydriase) de la pupille en bloquant le sphincter ou en stimulant le dilatateur de l'iris. Certains peuvent, en outre, entraîner la paralysie transitoire des muscles ciliaires ou cycloplégie.

1 ASPECTS PHARMACODYNAMIQUES

L'**atropine**, le **cyclopentolate** et le **tropicamide** sont des substances anticholinergiques parasympatholytiques. Elles inhibent les réponses aux stimulations cholinergiques du sphincter irien et du muscle ciliaire responsable de l'accommodation. Elles produisent ainsi une dilatation de la pupille (mydriase) et une paralysie de l'accommodation (**cycloplégie**).

PARTIE 18

La **phényléphrine** (ou néosynéphrine) est une substance sympathomimétique directe. Elle induit une mydriase par stimulation des récepteurs α-adrénergiques du muscle dilatateur de la pupille. Elle n'a pas d'effet cycloplégique.

La **lidocaïne** est un anesthésique local qui inhibe les flux ioniques nécessaires à l'initiation et à la conduction des impulsions nerveuses.

2 INDICATIONS

L'**atropine** en collyre est indiquée dans le traitement des inflammations uvéales, des réactions uvéales secondaires à une agression ou un traitement chirurgical, dans la cycloplégie pour réfraction (indispensable chez l'enfant strabique), en particulier en présence d'un strabisme accommodatif, et dans certains cas, pour réaliser une pénalisation optique dans le traitement de l'amblyopie en particulier unilatérale. L'atropine est indiquée dans la **dilatation préopératoire pour cataracte**, photocoagulation.

La **phényléphrine** est indiquée pour permettre une mydriase à visée diagnostique ou thérapeutique, une mydriase pré-opératoire.

Le **tropicamide** par voie intracamérulaire (chambre antérieure de l'œil) est indiqué dans la chirurgie de la cataracte afin d'obtenir une mydriase et une anesthésie intraoculaire au cours de l'intervention chirurgicale.

Principaux effets indésirables

Classes	Symptômes
Anticholinergiques et phényléphrine	Augmentation du risque de glaucome par fermeture de l'angle.
Anticholinergiques	Mydriase gênante avec troubles de l'accommodation, une allergie et une irritation locale. Peuvent entraîner des effets systémiques (agitation, confusion, sécheresse buccale, tachycardie).

Suite du tableau

Classes	Symptômes
Phényléphrine	Peut élever la pression artérielle et induire une tachycardie, des tremblements, des céphalées. Peut affecter les patients présentant une hyperthyroïdie, une athérosclérose ou des troubles prostatiques, et tous les sujets présentant une contre-indication à l'usage systémique d'amines vasopressives.

3 CONTRE-INDICATIONS ET INTERACTIONS MÉDICAMENTEUSES

Les **anticholinergiques** et la **néosynéphrine** sont contre-indiqués chez les patients à risque de glaucome par fermeture d'angle, et en cas d'allaitement.

Les **anticholinergiques** devront être utilisés avec prudence en **association aux traitements atropiniques** (thymoanaleptiques imipraminiques, antihistaminiques H1, antiparkinsoniens, antipsychotiques phénothiazidiques).

La **phényléphrine** est contre-indiquée chez certains sujets âgés atteints d'artériosclérose ou de pathologies cardio- ou cérébrovasculaires graves. Elle ne doit pas être associée aux IMAO non sélectifs, aux autres sympathomimétiques indirects, aux sympathomimétiques α adrénergiques.

La **spécialité MYDRANE®** ne doit pas être utilisée lors de l'allaitement maternel. La présence de **lidocaïne** doit être prise en compte chez les patients atteints d'épilepsie, de myasthénie, de troubles de la conduction cardiaque, d'insuffisance cardiaque congestive, de bradycardie, de choc sévère, d'insuffisance respiratoire ou d'insuffisance rénale.

Principaux médicaments

Dénomination commune internationale	Nom de spécialité et forme galénique
ANTICHOLINERGIQUES	
Atropine	ATROPINE® collyre
Tropicamide	MYDRIATICUM® collyre
Cyclopentolate	SKIACOL® collyre
SYMPATHOMIMÉTIQUES	
Phényléphrine	NEOSYNEPHRINE® collyre
ASSOCIATIONS	
Tropicamide + Phényléphrine + Lidocaïne	MYDRANE® injectable
Phényléphrine + Tropicamide	MYDRIASERT® insert opht.

Conseils pratiques

- La durée de vie d'un collyre après ouverture est de 15 jours à 1 mois.
- Bien se laver les mains avant et après chaque instillation oculaire.

FICHE 121

ANTI-INFECTIEUX URINAIRES

Les infections urinaires sont très fréquentes, particulièrement chez les femmes. La cystite simple correspond à une inflammation de la vessie et de l'urètre d'origine infectieuse. La pyélonéphrite est une infection bactérienne du rein et du bassinet. En général, les bactéries responsables sont d'origine intestinale (entérobactéries).

1 ASPECTS GÉNÉRAUX

Les agents anti-infectieux éliminés sous forme active dans les urines peuvent être utilisés dans le traitement des infections des voies urinaires.

Le traitement de première intention repose souvent sur l'**antibiothérapie** orale : bêtalactamines (pénicillines, céphalosporines), quinolones, fosfomycine, nitrofuranes. Un **antiseptique urinaire** appartenant aux sulfamides (sulfaméthizol) peut être indiqué en cas de cystite simple.

PARTIE 19

La **nitrofurantoïne** (qui appartient aux nitrofuranes) et la **fosfomycine** possèdent un large spectre d'activité (germes Gram+, Gram-, anaérobies). La **nitrofurantoïne** inhibe plusieurs systèmes enzymatiques bactériens. La **fosfomycine** inhibe la synthèse de la paroi bactérienne.

2 INDICATIONS

Lors de **cystites ou d'urétrites aiguës non compliquées**, il pourra être indiqué, soit un traitement **monodose en prise unique** après avoir vidé la vessie (fosfomycine trométamol en 1e intention), soit un **traitement antibiotique probabiliste court** (pivmécillinam sur 5 jours ou quinolones en prise unique ou nitrofurantoïne sur 5 jours), soit un **antiseptique urinaire** (sulfaméthizol) pendant 10 jours.

Lors de **cystite à risque de complication**, il pourra être prescrit durant 7 jours des antibiotiques adaptés à l'antibiogramme (pénicillines, céphalosporines, nitrofurantoïne, fosfomycine trométamol).

Lors de **pyélonéphrites** ou de **prostatites aiguës**, des antibiotiques devront être prescrits pendant 2 à 3 semaines, en fonction des résultats de l'antibiogramme.

Les **fluoroquinolones de 2e génération** sont indiquées dans le traitement d'infections génitales, urinaires et prostatiques (prostatites).

Les **antibiotiques utilisables en cas de cystite aiguë, durant la grossesse** sont :

- en antibiothérapie probabiliste : fosfomycine (en dose unique) ou pivmecillinam (durant 7 jours) ;
- suite à l'antibiogramme : amoxicilline (en 1re intention).

En plus du traitement anti-infectieux, pourront être prescrits, en fonction des symptômes, des **analgésiques** (paracétamol) et des **antispasmodiques** (phloroglucinol).

FICHE 121

■ Principaux effets indésirables (*voir Mémos familles antibiotiques*)

La **nitrofurantoïne** et la **fosfomycine** provoquent des nausées, vomissements et des manifestations allergiques (prurit, urticaire).

La **nitrofurantoïne** est responsable de l'apparition de fibrose pulmonaire et d'ictère. Elle induit également des effets neurologiques (vertiges, neuropathies périphériques).

3 CONTRE-INDICATIONS ET INTERACTIONS MÉDICAMENTEUSES (*voir Mémos familles antibiotiques*)

La **nitrofurantoïne** est contre-indiquée en cas d'insuffisance rénale. La **fosfomycine** est contre-indiquée en cas d'allergie.

L'administration concomitante de **métoclopramide** ralentit l'absorption de la **fosfomycine**.

La **prise d'antiacides** doit être effectuée à distance de l'administration de **nitrofurantoïne**.

PARTIE 19

■ Principaux médicaments

Dénomination commune internationale	Nom de spécialité et forme galénique
BETALACTAMINES	
Amoxicilline	CLAMOXYL® cp, gélules, pdre susp. buvable, injectable
Amoxicilline + Acide clavulanique	AUGMENTIN® cp, suspension buvable, injectable
Pivmécillinam	SELEXID® cp
Céfotaxime	CEFOTAXIME® injectable
Céfixime	OROKEN® cp, susp. buv.
MACROLIDES	
Azithromycine	ZITHROMAX MONODOSE® cp
QUINOLONES	
Ciprofloxacine	CIFLOX® cp, sol. buv., injectable

Suite du tableau

ANTI-INFECTIEUX URINAIRES

Dénomination commune internationale	Nom de spécialité et forme galénique
Norfloxacine	NORFLOXACINE® cp
Ofloxacine	MONOFLOCET® cp
AUTRES ANTIBACTERIENS URINAIRES	
Nitrofurantoïne	FURADANTINE® gélules
Fosfomycine trométamol	MONURIL® sachet
Triméthoprime	DELPRIM® cp
Cotrimoxazole	BACTRIM FORTE® cp

PARTIE 19

Conseils pratiques

- Les **règles d'hygiène** sont la base du traitement.
- Informer sur la nécessité de **boire beaucoup** (au moins 2 litres d'eau par jour, par petites quantités réparties tout au long de la journée) en évitant les boissons gazeuses et privilégiant les eaux de source.
- Consommer **certains aliments riches en vitamine C** ou de la vitamine C pour acidifier les urines. Consommer des aliments acidifiant les urines (agrumes, tomates). Limiter la consommation d'épices, d'excitants et d'alcool, d'aliments irritants.
- Chez l'enfant, ne pas utiliser de laits de toilette trop agressifs.
- Dans certaines circonstances (cystites aggravées, pyélonéphrites), l'identification de la bactérie en cause sera nécessaire. Un **examen cytobactériologique des urines** (ECBU) sera pratiqué.

MÉDICAMENTS DE L'INCONTINENCE URINAIRE ET DE L'ADÉNOME PROSTATIQUE

FICHE 122

L'incontinence urinaire correspond à des pertes incontrôlables et involontaires d'urine durant le jour ou la nuit. Les causes sont multiples : affaiblissement des muscles du plancher pelvien (périnée), « descente de vessie » chez la femme, grossesses et accouchements, trouble de la prostate (hypertrophie bénigne ou adénome de la prostate) ou chirurgie de la prostate, prise de certains médicaments (antidépresseurs, relaxants musculaires). Les médicaments pour l'incontinence urinaire sont des antispasmodiques. En cas d'hypertrophie bénigne de la prostate (HBP), on a recours aux alphabloquants et aux 5 ARI qui soulagent les signes urinaires sans supprimer l'adénome.

PARTIE 19

1 ASPECTS PHARMACODYNAMIQUES

- Les **alphabloquants** sont des antagonistes sélectifs des récepteurs α-1 adrénergiques postsynaptiques, en particulier pour ceux situés au niveau de la prostate, du trigone vésical et de l'urètre. Ils diminuent la résistance à l'évacuation hors de la vessie par une action directe sur le muscle lisse du tissu prostatique, ainsi que la pression urétrale.
- Les **inhibiteurs de la 5 alpha réductase** (ou 5 ARI) et les **extraits de *Serenoa repens*** permettent de diminuer les taux circulants de DHT (dihydrotestostérone), principal responsable de l'hypertrophie de la prostate. L'**extrait de *Pygeum africanum*** (prunier d'Afrique) possède un effet antiprolifératif sur les fibroblastes et myofibroblastes issus de cultures cellulaires de prostate humaine.
- Le **flavoxate**, inhibiteur de la phosphodiestérase, possède un effet antispasmodique musculotrope **sans effet anticholinergique** aux doses thérapeutiques. Il diminue le seuil d'excitation vésicale lors de la distension, augmentant ainsi la capacité vésicale, et possède des propriétés analgésiques.
- Les **antispasmodiques de type anticholinergique** (oxybutynine, toltérodine, solifénacine, trospium, fésotérodine) agissent par **antagonisme compétitif sur les récepteurs cholinergiques**.
- Le **mirabégron** est un **agoniste** puissant et sélectif des **récepteurs bêta 3-adrénergiques**. Il améliore la fonction de remplissage vésical en exerçant un effet myorelaxant sur la vessie.

2 INDICATIONS

- Les **alphabloquants** et les **inhibiteurs de la 5 alpha réductase** (5 ARI) sont indiqués dans le traitement des symptômes fonctionnels de l'hypertrophie bénigne de la prostate (HBP). Les **5 ARI** sont indiqués en outre dans la réduction du risque de rétention aiguë d'urine (RAU) et de chirurgie chez les patients ayant des symptômes modérés à sévères de l'HBP.

Le **flavoxate**, les **antagonistes des récepteurs cholinergiques** et le **mirabégron** sont indiqués dans l'impériosité urinaire avec ou sans fuite, exclusivement en cas de vessie instable. L'oxybutynine est indiquée, en outre, chez l'enfant dans l'énurésie nocturne.

Principaux effets indésirables

Classe	Symptômes
Alphabloquants	Hypotension orthostatique, lipothymies, étourdissements, sensations vertigineuses, céphalées, nausées, diarrhée, constipation, sécheresse buccale, allergies (éruptions cutanées).
Antispasmodiques anticholinergiques	Sécheresse de la bouche, constipation, troubles de l'accommodation, anorexie, mydriase, tachycardie, nausées, rougeur du visage, agitation, impuissance, et troubles de la miction (la réduction de la dose diminue l'incidence de ces effets indésirables).
Mirabégron	Tachycardie et infections urinaires.

3 CONTRE-INDICATIONS ET INTERACTIONS MÉDICAMENTEUSES

Tous les traitements de l'incontinence et de l'HBP sont contre-indiqués en cas d'hypersensibilité au principe actif/excipients.

Les **alphabloquants** sont contre-indiqués en cas d'antécédents d'hypotension orthostatique.

La prudence s'imposera en cas d'association au traitement par des **antagonistes du calcium** (antihypertenseurs) : le risque d'hypotensions sévères est majoré.

Les **antispasmodiques anticholinergiques** sont contre-indiqués en cas :

- d'occlusion intestinale ou d'obstruction urinaire importante,
- de mégacôlon toxique, de colite ulcéreuse sévère, d'atonie intestinale,
- de myasthénie, de glaucome par fermeture de l'angle,
- de tachyarythmie,
- d'hernie hiatale avec reflux gastro-œsophagien,
- d'allaitement.

Leur utilisation n'est pas recommandée chez les enfants de moins de 5 ans.

Le **mirabégron** est contre-indiqué chez les patients présentant une hypertension artérielle sévère non contrôlée. La prudence est recommandée en cas d'administration concomitante avec des médicaments à index thérapeutique étroit métabolisés par le CYP2D6 : antiarythmiques (flécaïnide, propafénone), thymoanaleptiques tricycliques (imipramine).

FICHE 122

Principaux médicaments

Dénomination commune internationale	Nom de spécialité et forme galénique
ALPHABLOQUANTS	
Alfuzosine	XATRAL® cp, XATRAL LP® cp
Tamsulosine	MECIR LP® cp, OMEXEL LP® cp, OMIX LP® gélules.
Tamsulosine + Dutastéride	COMBODART® gélules
Térazosine	DYSALFA® cp, HYTRINE® cp
Silodosine	SILODYX® gélules, UROREC® gélules
INHIBITEURS DE L'ALPHA-5-TESTOSTERONE REDUCTASE (INHIBITEURS DE LA 5 ARI)	
Finastéride	CHIBRO-PROSCAR® cp
Dutastéride	AVODART® capsules
AUTRES MÉDICAMENTS DE L'HBP	
Extrait lipidostérolique de *Serenoa repens*	PERMIXON® gélules
MÉDICAMENTS DE L'INCONTINENCE URINAIRE	
Flavoxate	URISPAS® cp
Oxybutinine	DITROPAN® cp
Toltérodine	DETRUSITOL® cp
Solifénacine	VESICARE® cp, susp. buv.
Trospium	CERIS® cp, TROSPIPHARM® cp
Fésotérodine	TOVIAZ® cp
Mirabégron	BETMIGA® cp LP
Desmopressine	MINIRINMELT® lyoph oral

Conseils pratiques

- Éviter de consommer des aliments ou des boissons qui augmentent le besoin d'uriner ou qui sont susceptibles d'irriter la vessie (café, thé et alcool). Ne pas trop boire avant le coucher. Éviter de fumer.
- En cas d'excédent de poids, la perte de cet excédent soulage la pression exercée sur l'abdomen.
- Vider complètement la vessie lors de la miction. Uriner régulièrement toutes les quatre heures, avant d'en avoir envie.

FICHE 123

PRODUITS DE CONTRASTE IODÉS

Un produit de contraste est un médicament qui augmente artificiellement le contraste permettant de visualiser une structure anatomique (ex : un organe) ou pathologique (ex : une tumeur) naturellement peu ou pas contrastée, et que l'on aurait donc du mal à distinguer des tissus voisins.

1 ASPECTS GÉNÉRAUX

- On utilise la capacité des **produits de contraste iodés** (ou PCI) à absorber les rayons X. L'efficacité des produits de contraste iodés est proportionnelle à leur teneur en iode.
- Du fait de son numéro atomique élevé (Z = 53), l'iode majore l'atténuation des rayons X, essentiellement par **effet photo-électrique**. L'atténuation du signal dans un tissu est fonction de la densité radiologique du tissu.

L'iode, en tant qu'élément chimique, peut entraîner une toxicité par interaction avec la thyroïde. C'est la raison pour laquelle, cet élément a été intégré dans une « enveloppe moléculaire » cyclique à base benzénique, rendue hydrophile évitant ainsi sa métabolisation.

PARTIE 20

- Les PCI sont des produits qui dérivent du tri-iodobenzène. Ces produits sont incolores, hydrosolubles (sauf le Lipiodol® utilisé pour les lymphographies) et stables dans de bonnes conditions de conservation (à l'abri de la chaleur, de la lumière et des rayons X : les rayonnements électromagnétiques fragilisent la liaison iode/noyau benzénique, avec apparition de iodures).
- On distingue :

- **les produits de haute osmolalité** (PHO) : rapport atomes d'iode / particules = 3/2 (1,5). Ce sont tous des **monomères ioniques**. Osmolarité entre 1 500 et 2 200 mOsm/kg.
- **les produits de basse osmolalité** (PBO) : rapport atomes d'iode / particules = 3/1 ou 6/2 (3). Ce sont des **monomères non ioniques** (1 cycle benzénique portant 3 atomes d'iodes). Osmolarité entre 600 et 900 mOsm/kg.
- **les produits iso-osmolaires** (PIO) : rapport atomes d'iode / particules = 6/1 (6). Ce sont **des dimères non ioniques** portant 6 iodes par molécule. Osmolarité proche de 300 mOsm/kg.

- Les PCI **ne diffusent pas hors du secteur intravasculaire** dans les territoires protégés par la barrière hémato-encéphalique (BHE). Il n'y a **pas de passage intracellulaire** significatif sauf en cas de lésion membranaire. En raison de leur caractère hydrophile, les PCI ne subissent pas de métabolisme et n'ont pas d'organe cible. L'**élimination** essentielle (95 à 99 %) **est rénale**, par filtration glomérulaire sans sécrétion tubulaire ni réabsorption.

2 INDICATIONS

Les PCI sont administrés par voie parentérale (surtout IV) pour l'opacification du compartiment extracellulaire lors des **examens radiographiques conventionnels** ou lors des **examens tomodensitométriques** (scanner). Ils peuvent être utilisés par voies orale/rectale lors de l'opacification du tube digestif dans les **explorations scanographiques**, en particulier en cas de contre-indication des produits à base de sulfate de baryum.

3 PRINCIPAUX EFFETS INDÉSIRABLES

Certains des effets indésirables des PCI sont d'ordre général **liés aux mouvements d'eau** ou aux **réactions d'hypersensibilité**. D'autres sont plus spécifiques d'un organe ou appareil.

L'injection d'un PCI PHO ou PBO entraîne un appel d'eau important dans le secteur interstitiel. Cet appel d'eau participe à la **vasodilatation périphérique** (sensation de chaleur, diminution, phénomènes douloureux à l'injection par voie intra-artérielle) et entraîne une **hypervolémie plasmatique**. Les mouvements d'eau seront d'autant plus marqués que l'état du patient est précaire. L'une des complications est l'**œdème aigu du poumon** (dyspnée, tachycardie).

Les **réactions d'hypersensibilité** sont allergiques (anaphylaxie, atopie, angioedème) ou non allergiques (histaminolibération). L'iode n'est pas responsable de ces réactions.

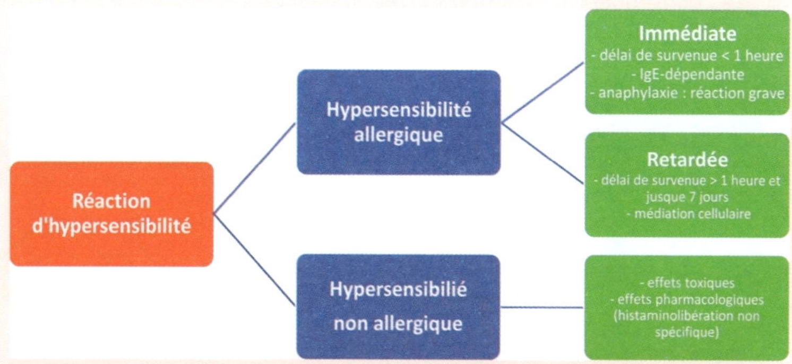

Classification des réactions d'hypersensibilité selon l'Académie européenne d'allergologie et d'immunologie clinique (EAACI)

Les **complications rénales** des PCI se manifestent par une toxicité rénale : une **Insuffisance Rénale Aiguë Post-Contraste (IRA-IC)**. Il s'agit d'une insuffisance rénale aiguë (IRA). La NIPC est définie par une élévation de plus de 44 μmol/L de la créatininémie dans les 48 à 72 heures suivant l'injection, en l'absence d'autres étiologies. Certains patients admis en salle de cathétérisme cardiaque sont particulièrement à risque de développer une NIPC en raison de leurs comorbidités. 70 % de ces IRA sont modérées et guérissent complètement sans dialyse. 10 % régressent incomplètement après dialyse. 20 % des IRA resteront irréversibles.

4 CONTRE-INDICATIONS ET INTERACTIONS MÉDICAMENTEUSES

- L'**insuffisance rénale** ne constitue pas une contre-indication absolue à la réalisation d'un examen radiologique utilisant une injection de PCI (dosage de la créatinine plasmatique).
- L'injection d'un PCI n'est pas recommandée lors d'une **grossesse** mais peut être réalisée après appréciation du rapport bénéfice/risque. Chez une femme allaitante, il faut interrompre cet **allaitement** durant 48 h (l'iode passe dans le lait et peut agir sur la thyroïde de l'enfant).
- En cas de traitement par **β-bloquant**, il faudra surveiller attentivement ces patients (pas de signes cliniques en cas de modifications cardiovasculaires induites par le PCI).
- La **metformine** (hypoglycémiant) induit la production de lactates éliminés par le rein. Mais, en cas d'insuffisance rénale, l'acidose lactique peut avoir de graves conséquences. Il sera donc recommandé d'interrompre le traitement par metformine le jour de l'examen avec injection de PCI pour une durée de 48 h après l'injection de PCI. Le traitement par metformine est ensuite réintroduit après contrôle de la fonction rénale (dosage de la créatininémie et de la clairance à la créatinine).
- L'**hydratation** du patient avec 2 litres d'eau riche en sodium et en bicarbonates est importante pendant les 24 h qui précèdent et les 24 h qui suivent l'injection de PCI.

Principaux médicaments

Dénomination commune internationale	Nom de spécialité et forme galénique
PRODUITS DE HAUTE OSMOLALITÉ (PHO)	
Amidotrizoate Na-Megl	RADIOSELECTAN URINAIRE® injectable, GASTROGRAFINE® sol. buv./rect.
Ioxitalamate Na	TELEBRIX SODIUM® injectable
Ioxitalamate Megl	TELEBRIX GASTRO® sol. orale/rectale

Suite du tableau

FICHE
123

Dénomination commune internationale	Nom de spécialité et forme galénique
PRODUITS DE BASSE OSMOLALITÉ (PBO)	
Non ioniques	
Iopamidol	IOPAMIRON® injectable
Iohexol	OMNIPAQUE® injectable
Iopromide	ULTRAVIST® injectable
Ioversol	OPTIRAY® injectable, OPTIJECT® injectable
Iobitridol	XENETIX® injectable
Ioméprol	IOMERON® injectable
PRODUITS ISO-OSMOLAIRES (PIO)	
Iodixanol	VISIPAQUE® injectable
PRODUITS DE CONTRASTE NON HYDROSOLUBLES	
Esters éthyliques d'acides gras iodés	LIPIODOL® injectable

PARTIE 20

Conseils pratiques

- Les réactions indésirables aux PCI sont imprévisibles chez les patients qui n'en ont jamais reçu comme chez ceux qui en ont déjà reçu sans incident. **L'iode n'est pas à l'origine de ces réactions.**
- Insister sur l'**hydratation** avec une eau minéralisée 24 h avant et 24 h après l'examen avec PCI.
- Informer son médecin ou le radiologue lors d'antécédents de réaction allergique aux produits de contraste iodés.
- Signaler à son médecin ou au radiologue les effets indésirables survenus après injection de PCI.
- En raison d'un risque particulier d'insuffisance rénale aiguë, demander l'âge du patient (risque chez les personnes de plus de 65 ans), si le patient souffre d'un diabète ou s'il prend des médicaments néphrotoxiques.
- En cas de clairance inférieure à 30 mL/mn (injection intra-veineuse et injection artérielle de « second passage ») ou inférieure à 45 mL/min (injection intra-artérielle de « 1er passage »), l'administration de produits de contraste iodés nécessite l'avis impératif du néphrologue.
- Demander au patient un dosage de la créatininémie de moins de 3 mois lorsque le patient présente une pathologie rénale connue, de l'hypertension artérielle, un diabète sucré.

FICHE 124

PRODUITS DE CONTRASTE À BASE DE SULFATE DE BARYUM

Le sulfate de baryum $BaSO_4$, poudre blanche cristalline au poids moléculaire élevé, opaque aux rayons X, est insoluble, non digéré ni absorbé dans le tube digestif.

1 ASPECTS GÉNÉRAUX

Dès les premiers examens radiographiques, on commence à penser à utiliser des produits modifiant les contrastes radiologiques. En 1910, le sulfate de baryum, peu toxique, est alors sélectionné pour améliorer le diagnostic lors des examens digestifs.

Le **baryum**, de numéro atomique 56, a la propriété d'accroître fortement l'absorption des rayons X. **Utilisé par voie orale ou par voie rectale**, il tapisse le tube digestif dont il va permettre la localisation précise sur les images radiologiques.

2 INDICATIONS

PARTIE 20

- Le **sulfate de baryum** est utilisé comme opacifiant radiologique du tube digestif. Les préparations à base de sulfate de baryum sont administrées :

- par **voie orale** pour l'opacification du tube digestif haut (TOGD : **transit œsogastroduodénal**)
- par **voie rectale** pour l'opacification du colon et du rectum (**lavement baryté**)
- par **sonde** (examen par entéroclyse) au niveau de l'angle duodéno-jéjunal (ange de Treitz) pour **opacification de l'intestin grêle**.

- Les différents examens du tube digestif à base de sulfate de baryum sont :

- la **réplétion** : organe rempli de la suspension pour diagnostiquer des lésions situées sur les bords (niches/lacunes) et des déformations de l'organe (tumeurs de voisinage) ;
- la **couche mince ou mucographie** : suspension ruisselant sur la muqueuse pour diagnostiquer des lésions de la muqueuse ou des épaississements de pli ;
- le **double contraste** : suspension associée à de l'air (ou CO_2) qui déplisse la muqueuse et apporte un contraste négatif pour voir les bords et les faces de la muqueuse déplissée.

Principaux effets indésirables

Le risque majeur est représenté par le passage du sulfate de baryum dans la circulation sanguine avec risque d'embolie. On décrit deux types de complications :

- **réactions d'hypersensibilité** : qui restent exceptionnelles et feraient intervenir les additifs utilisés dans les préparations, voire les latex des canules, plus que la résorption intestinale du produit, très faible ;
- **en cas de perforations préexistantes du tube digestif**, la présence de fines particules de sulfate de baryum entraîne une réaction inflammatoire grave au niveau péritonéal.

3 CONTRE-INDICATIONS ET INTERACTIONS MÉDICAMENTEUSES

Le **sulfate de baryum** est **contre-indiqué en cas de syndrome occlusif ou de perforation** confirmés ou suspectés, en cas d'atrésie de l'œsophage, en cas d'hypersensibilité à l'un des composants de la spécialité. Les examens précédant ou suivant immédiatement une intervention sur le tube digestif sont également contre-indiqués.

La suspicion ou le risque de perforations conduisent à utiliser des produits de contraste iodés hydrosolubles (GASTROGRAFINE®, TELEBRIX GASTRO®) pour le tube digestif.

Toute exploration radiologique digestive doit être évitée chez la femme enceinte.

Principaux médicaments

Dénomination commune internationale	Nom de spécialité et forme galénique
Sulfate de baryum	MICROPAQUE® susp. buv./rectale, MICROPAQUE SCANNER® susp. buv, MICROTRAST® pâte orale

Conseils pratiques

- Les suspensions à base de sulfate de baryum ont tendance à sédimenter, il est donc nécessaire de les agiter avant de les utiliser.
- Insister sur la nécessité du jeûne avant les examens par voie orale ou par voie rectale.

PRODUITS DE CONTRASTE UTILISÉS EN IRM

FICHE 125

En IRM (imagerie par résonance magnétique), l'utilisation de produits de contraste a pour but d'améliorer la visualisation des lésions d'organes ou des vaisseaux. Une seule catégorie de produits de contraste est commercialisée : les produits gadolinés paramagnétiques.

1 ASPECTS GÉNÉRAUX

C'est en 1988 que les premiers produits de contraste à base de Gadoliniumont commencent à être utilisés en France pour les examens en IRM.

Les paramètres du contraste tissulaire en IRM relèvent des **caractéristiques des tissus** (densité protonique, valeur des temps de relaxation T1 et T2) et de la **pondération des séquences** :

- le mécanisme d'action des produits de contraste en IRM est indirect : ils accélèrent la vitesse de relaxation des noyaux d'hydrogène les environnant en diminuant les temps de relaxation T1 et/ou T2 ;
- ces agents ont des effets compétitifs sur le signal, à la fois positifs (rehaussement du signal) et négatifs (diminution du signal) ;

PARTIE 20

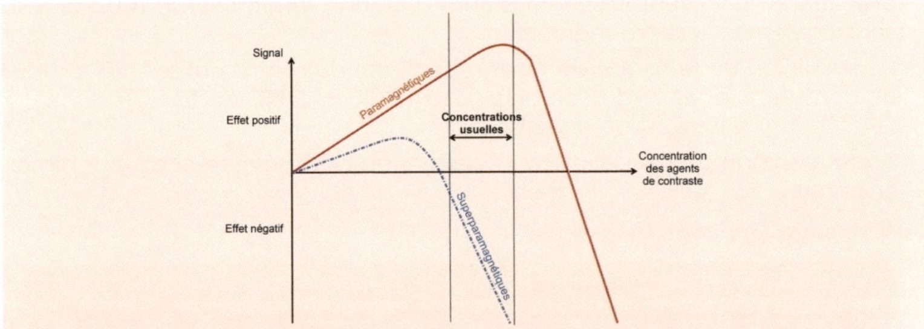

Effet sur le signal selon la catégorie et la concentration de l'agent de contraste

- les **agents paramagnétiques** sont globalement considérés comme des **agents de contraste positifs** (sur les séquences pondérées en T1, l'accumulation de contraste au niveau des lésions, se manifeste comme un hypersignal). Le principe actif est un lanthanide, le **gadolinium** (ion toxique entrant en compétition avec les ions calcium endogènes, qui ne devient biocompatible que sous forme de chélates de gadolinium ou **contrastophores**). Dans la structure macrocyclique, le gadolinium est lié plus étroitement à l'agent chélatant que dans la structure linéaire, et est donc moins susceptible de libérer du gadolinium libre dans le corps. Comme les PCI, les produits gadolinés sont des traceurs des espaces extracellulaires. Ils sont éliminés par les reins (demi-vie de l'ordre de 80 à 100 minutes).
- les agents superparamagnétiques (composés de nanoparticules d'oxyde de fer) ne sont plus commercialisés en France depuis 2017.

2 INDICATIONS DES AGENTS PARAMAGNÉTIQUES

- **Macrocycliques** : ils sont indiqués dans les explorations dans le cadre des pathologies cérébrales et médullaires, du rachis et autres pathologies du corps entier (dont angiographie), des pathologies cérébrales et médullaires, du rachis et du corps entier, pour les IRM des territoires crâniens et rachidiens, angiographie, IRM du foie ou des reins, arthrographie (ARTIREM®).
- **Linéaires** : ils sont indiqués dans les explorations cérébrales et médullaires, du rachis, corps entier, l'imagerie du foie (excrétion biliaire) et du système nerveux central, les angiographies.

Principaux effets indésirables

Les **produits gadolinés** sont généralement très bien tolérés. Les **réactions d'intolérance** sont de même type que celles notées lors des injections de PCI, mais restent **toutefois plus rares** et sont **généralement plus minimes** (nausées, céphalées, altération du goût, paresthésies de type fourmillements, picotements, engourdissements).

L'administration de certains produits gadolinés peut induire une **fibrose systémique néphrogénique** (FSN), pathologie très rare mais grave, chez les patients insuffisants rénaux sévères.

Remarque : La FDA, en décembre 2017, a émis de nouvelles mesures pour alerter les professionnels de santé et les patients sur la rétention du gadolinium après une IRM utilisant en particulier les produits gadolinés de structure linéaire.

3 CONTRE-INDICATIONS ET INTERACTIONS MÉDICAMENTEUSES

Les contre-indications des produits de contraste en IRM sont :

- **allergie** au médicament.
- **grossesse** : l'injection n'est pas recommandée mais pas de contre-indication. Le gadobénate de diméglumine a une toxicité sur les fonctions de reproduction chez l'animal. Le risque potentiel dans l'espèce humaine n'est pas connu. Il ne devra donc pas être utilisé au cours de la grossesse sauf cas de nécessité absolue.

PRODUITS DE CONTRASTE UTILISÉS EN IRM

Principaux médicaments

Dénomination commune internationale	Nom de spécialité et forme galénique
STRUCTURE LINÉAIRE	
Gadobénate diméglumine (Gd-BOPTA)	MULTIHANCE® injectable
Gadoxétate disodique (Gd-EOB-DTPA)	PRIMOVIST® injectable
STRUCTURE MACROCYCLIQUE	
Gadotéridol (Gd-HP-DO3A)	PROHANCE® injectable
Gadobutrol (Gd-DO3A-butrol)	GADOVIST® injectable GADOVISTAUTO® injectable GADOVISTMANUEL® injectable PYXCYCLIC® injectable
Gadotérate (Gd-DOTA)	ARTIREM® injectable CLARISCAN® injectable DOTAREM® injectable

Conseils pratiques

L'IRM utilise un champ magnétique. Des corps étrangers métalliques au niveau de l'œil, ou présents dans un matériel chirurgical métallique au niveau du crâne, un pacemaker, peuvent être influencés ou mobilisés au cours de l'examen. Prévenir **avant l'examen** de l'existence de ces éléments.

FICHE 126

LES PRODUITS DE CONTRASTE ULTRASONORES (PCUS)

L'examen d'imagerie par échographie a l'avantage d'être non douloureux. Il n'y avait donc pas nécessité d'injecter des agents de contraste en ultrasonologie, d'autant que leur efficacité restait limitée et qu'ils étaient relativement toxiques.
Mais, comme dans les autres techniques d'imagerie, l'augmentation de l'intensité du signal Doppler facilite les explorations difficiles, en particulier pour l'étude des vaisseaux transcrâniens, hépatiques et rénaux.
Depuis quelques années ont donc été développés des produits de contraste ultrasonores (PCUS) performants.

1 AGENTS DE TYPE MICROBULLES

- Les PCUS se caractérisent par une grande diversité dans leur composition chimique et leur mode d'action. Pour modifier le contraste en échographie, deux mécanismes ont été envisagés :
  - l'**augmentation de la réflectivité du sang** et donc de l'intensité du signal Doppler, sans spécificité d'organe. Le PCUS reste dans le compartiment sanguin ;
  - la **captation du PCUS par un organe** (foie, rate, etc.) ou un système particulier. Elle dépend des propriétés de surface du PCUS.
- Certains PCUS ont un comportement mixte.
- Le principal effet utilisé par les PCUS est l'augmentation de l'intensité du faisceau ultrasonore rétrodiffusé. L'efficacité d'une particule comme réflecteur dépend en particulier de son rayon et de la différence entre sa compressibilité et celle du milieu.

Les PCUS sont constitués de très petites microbulles ($< 8\ \mu m$) gazeuses stabilisées par une paroi biocompatible tels que les protéines, les lipides ou les polymères. Leur différence réside principalement dans la paroi qui encapsule la microbulle.

- Puisque la densité et surtout la compressibilité des microbulles sont très différentes de celles du plasma, les microbulles ont été retenues comme de très bons réflecteurs des ondes ultrasonores.

2 PCUS UTILISABLE EN FRANCE

SONOVUE® injectable est le seul PCUS commercialisé en France.

Il est constitué de **microbulles** renfermant un gaz inerte, l'**hexafluorure de soufre**. Pour l'utiliser, il faut additionner extemporanément au lyophilisat une solution de chlorure de sodium à 9 mg/ml (0,9 %) suivie d'une agitation vigoureuse. Ceci entraîne l'apparition de microbulles d'hexafluorure de soufre en suspension.

Les **microbulles** ont un diamètre moyen d'environ 2,5 μm, avec 90 % d'entre elles ayant un diamètre inférieur à 6 μm et 99 % un diamètre inférieur à 11 μm. 1 ml de SONOVUE® contient 8 μl de microbulles.

L'interface entre les bulles d'hexafluorure de soufre et le milieu aqueux agit comme un **réflecteur du faisceau d'ultrasons**, améliorant ainsi l'échogénicité du sang et augmentant le contraste entre le sang et les tissus environnants. L'intensité du signal réfléchi dépend de la concentration en microbulles et de la fréquence du faisceau d'ultrasons.

L'insonification des microbulles, au cours de l'examen, provoque leur destruction. À la fin de l'examen, les microbulles se dissolvent dans le plasma sanguin.

3 PRINCIPAUX EFFETS INDÉSIRABLES ET CONTRE-INDICATIONS

Les **effets indésirables** le plus fréquemment rapportés ont été des céphalées, des réactions au point d'injection avec hématome, sensation de brûlure et paresthésie au point d'injection et des douleurs au point d'injection.

SONOVUE® ne doit pas être administré chez les patients présentant une **hypersensibilité à l'hexafluorure de soufre** ou à l'un de ses autres composants.

Son emploi est contre-indiqué chez les patients, ayant présenté récemment un **syndrome coronarien aigu** ou atteints d'une **cardiopathie ischémique instable**. De plus, il est contre-indiqué chez les patients présentant une **hypertension artérielle pulmonaire sévère** et une **hypertension systémique non contrôlée**.

LES MODIFICATEURS DU COMPORTEMENT EN IMAGERIE MÉDICALE

FICHE 127

Toute technique qui diminue les effets des mouvements des tissus/organes sur les images radiographiques ou par IRM améliore l'investigation.
Les mouvements respiratoires donnent naissance à un aspect flou aux contours des structures digestives et à des artefacts fantômes qui dégradent l'image du tube digestif et des organes de l'abdomen supérieur.
Le péristaltisme intestinal est à l'origine d'une dégradation de la résolution spatiale.
La qualité d'un examen tomodensitométrique des artères coronaires dépend de la fréquence cardiaque. Au-dessus de 70/minute, le risque d'avoir un examen de qualité médiocre est important.

1 MODIFICATEURS EN IMAGERIE DIGESTIVE

Les modificateurs du comportement sont utilisés pour les examens de radiologie digestive depuis très longtemps, en particulier pour l'imagerie en double contraste du tube digestif.

PARTIE 20

A ANTISPASMODIQUES

Avant l'acquisition scanographique, un agent hypotonique peut être administré par voie IV pour réduire les artéfacts cinétiques liés au péristaltisme et les faux positifs à type de spasmes ou d'invaginations fonctionnelles.

Les **antispasmodiques** sont les médicaments destinés à traiter les spasmes au niveau du tube digestif, des voies génito-urinaires. Les spasmes correspondent à des contractions intenses, brutales de la musculature lisse.

La contraction des muscles lisses dépend de la **composante parasympathique du système nerveux autonome**. Le blocage de la conduction de l'influx nerveux au niveau musculaire induit donc un relâchement des muscles et une levée du spasme.

La levée du spasme peut également être liée à une **action directe sur le muscle lisse**.

Aspects pharmacodynamiques

Il existe deux grandes classes d'antispasmodiques :

- les **antispasmodiques anticholinergiques** : ils agissent au niveau nerveux autonome en **bloquant les récepteurs de l'acétylcholine**, neurotransmetteur du système parasympathique. Il s'agit de l'atropine et de la scopolamine ;
- les **antispasmodiques musculotropes** : ils agissent au niveau du muscle lui-même et favorisent sa décontraction (ex : inhibition de l'entrée du calcium, agoniste enképhalinergique). Il s'agit de la papavérine, du

phloroglucinol, du pinavérium, de l'alvérine, de la mébévérine et de la trimébutine.

Principaux effets indésirables

Les **anticholinergiques** présentent les effets indésirables suivants : troubles de l'accommodation oculaire avec mydriase, augmentation de fréquence cardiaque, sécheresse buccale, constipation et rétention urinaire.

Les **antispasmodiques musculotropes** peuvent générer des réactions cutanées allergiques et des manifestations épigastriques.

Contre-indications et interactions médicamenteuses

Les **anticholinergiques** sont contre-indiqués en cas d'allergie connue au médicament, en cas d'adénome de la prostate et de glaucome.

Les **autres antispasmodiques** sont contre-indiqués en cas d'allergie au médicament concerné.

Médicaments utilisés

Dénomination commune internationale	Nom de spécialité et forme galénique
ANTICHOLINERGIQUES	
Atropine sulfate	ATROPINE SULFATE® injectable
NON ANTICHOLINERGIQUES	
Phloroglucinol	SPASFON® cp, lyoph. oral, suppos, injectable
Trimébutine	DEBRIDAT® cp TRIMÉBUTINE® injectable

B HYPOTONIQUE

Le GLUCAGEN KIT® injectable (chlorhydrate de glucagon **humain biogénétique**) est indiqué dans le traitement des hypoglycémies sévères qui peuvent survenir chez les diabétiques insulinotraités et pour le diagnostic.

Il exerce, outre son action hyperglycémiante, une **inhibition de la tonicité et de la motilité des muscles lisses dans les explorations du tractus gastro-intestinal**.

En tant qu'inhibiteur de la motilité, il est utilisé :

- dans les **explorations du tractus gastro-intestinal**, comme la radiographie par double contraste de l'endoscopie ;
- lors des **examens d'imagerie** suivants : tomodensitométrie (TDM), résonance magnétique nucléaire (RMN) et angiographie numérisée (DSA).

Effets indésirables

Des **réactions allergiques**, plus ou moins sévères, ont été signalées.

L'allergène n'est pas le polypeptide constitutif du glucagon mais plutôt des traces de protéines animales présentes dans les préparations commerciales.

Il faut s'informer sur les antécédents d'allergie au glucagon et respecter les contre-indications : glucagonome, diabète notamment insulinodépendant, phéochromocytome.

C AGENT PÉRISTALTIQUE

Aspects pharmacodynamiques

Le métoclopramide (PRIMPERAN® cp, MÉTOCLOPRAMIDE® injectable) est un neuroleptique antagoniste de la dopamine. Il prévient les vomissements par blocage des sites dopaminergiques. Il augmente l'amplitude des ondes de contractions œsophagiennes, le tonus du sphincter inférieur de l'œsophage, la vitesse de vidange gastrique. Il normalise le péristaltisme gastroduodénal et augmente le péristaltisme du grêle.

Il est **utilisé en prémédication pour faciliter l'intubation naso-jéjunale**. Utilisé juste avant l'intubation, il est utile pour faciliter sa progression en favorisant le péristaltisme gastrique et grêle. Il est administré en IV avant le geste médical.

Principaux effets indésirables

- Troubles de la **circulation sanguine et lymphatique** : leucopénie, neutropénie, agranulocytose.
- Troubles du **système immunitaire** : réactions allergiques dont anaphylaxie.
- **Système endocrinien** : stimulation de la prolactine (prolactinémie): augmentation du volume mammaire, gynécomastie, galactorrhée, troubles de menstruation, troubles de la libido.
- Troubles **psychiatriques** et troubles du **système nerveux central** : assoupissement, fatigue, irritabilité (symptômes réversibles à l'arrêt du médicament).
- Troubles **cardiaques** et **vasculaires** : hypotension (particulièrement avec la forme injectable), hypertension, tachycardie (supraventriculaire).
- Autres effets : polyurie, incontinence.

Contre-indications

- **Le métoclopramide n'est utilisable que chez les adultes.**
- Il est contre-indiqué :

- en cas d'**hypersensibilité au principe actif** ou à l'un des excipients conformément à la composition ;
- chez les personnes ayant présenté précédemment des **dyskinésies tardives aux neuroleptiques ou au métoclopramide**.

- Ce médicament ne doit pas être utilisé :
- lorsque la stimulation de la motricité gastro-intestinale présente un danger (hémorragie gastro-intestinale, obstruction mécanique ou perforation digestive) ;
- en cas de phéochromocytome confirmé ou suspecté en raison de poussées hypertensives possibles ;
- en cas d'intolérance connue au métoclopramide ou à l'un des composants, voire à la procaïnamide (analogue de structure) ;
- en combinaison avec la lévodopa en raison de l'antagonisme mutuel ;
- chez les femmes qui allaitent (il passe dans le lait maternel ; des effets du métoclopramide sur le système nerveux central du nouveau-né allaité ne peuvent pas être exclus). Si un traitement par métoclopramide devait s'avérer indispensable, le sevrage du nouveau-né est recommandé.

2 MODIFICATEURS EN IMAGERIE CARDIAQUE

La qualité d'un examen tomodensitométrique des artères coronaires est dépendante de la fréquence cardiaque.

Les **β-bloquants** sont des médicaments **antagonistes des récepteurs β-adrénergiques** $\beta 1$ et $\beta 2$ noradrénergiques.

Pour les examens en imagerie cardiaque, on sera amené à utiliser des bêta-bloquants cardiosélectifs.

Caractéristiques pharmacologiques

- Les **récepteurs β_1** sont essentiellement présents au niveau cardiaque. Par conséquent, les β-bloquants ralentissent le rythme cardiaque, diminuent la pression artérielle afin de réduire la charge de travail imposée au cœur.
- Les **récepteurs β_2** sont prédominants au niveau vasculaire, bronchique et utérin. Les β-bloquants provoquent, par conséquent, une augmentation des résistances des voies aériennes et une réduction du VEMS (volume expiratoire maximum seconde) et une vasoconstriction périphérique.
- Les modificateurs du comportement cardiaque sont cardiosélectifs. Ils agissent uniquement sur la fréquence cardiaque sans risque de bronchospasme.

Principaux effets indésirables

Les principaux effets indésirables observés sont :
- une bradycardie sévère (par effets chronotrope et dromotrope négatifs),
- une aggravation d'une vasoconstriction périphérique préexistante,
- une bronchoconstriction,
- une asthénie,
- le refroidissement des extrémités par effet vasoconstricteur,

- une insomnie et des cauchemars,
- des troubles digestifs (diarrhées, gastralgies, nausées et vomissements),
- une impuissance.

Contre-indications et interactions médicamenteuses

Les β-bloquants sont **contre-indiqués** en cas d'allergie connue aux produits, d'asthme sévère et broncho-pneumopathie chronique obstructive (BPCO), d'insuffisance cardiaque non contrôlée par traitement d'hypotension, de bloc auriculo-ventriculaire, de bradycardie inférieure à 45/min et chez les patients présentant un syndrome de Raynaud, ou de phéochromocytome non traité.

Principaux médicaments

Dénomination commune internationale	Nom de spécialité et forme galénique
BÊTA-BLOQUANTS CARDIO-SÉLECTIFS (sélectivité β1)	
Aténolol	TENORMINE® cp, injectable
Esmolol	ESMOCARD®, BREVIBLOC® injectable
Métoprolol	LOPRESSOR® cp, LOPRESSOR LP® cp, SELOKEN® cp, SELOKEN LP® cp, SELOZOK LP® cp

INDEX DES MÉDICAMENTS

B

INDEX DES MÉDICAMENTS

E

INDEX DES MÉDICAMENTS

G

H

INDEX DES MÉDICAMENTS

INDEX DES MÉDICAMENTS

N

INDEX DES MÉDICAMENTS

O

P

INDEX DES MÉDICAMENTS

INDEX DES MÉDICAMENTS

T

U

V

MAQUETTE : PHILIPPE SABIN
MISE EN PAGE : MAURY
JANVIER 2024 – 01 – MV-MP/JV